Kohlhammer

Störungsspezifische Psychotherapie

Herausgegeben von
Anil Batra und Alexandra Philipsen

Weitergeführt von
Anil Batra und Fritz Hohagen

Begründet von
Anil Batra und Gerhard Buchkremer

Eine Übersicht aller lieferbaren und im Buchhandel angekündigten Bände der Reihe finden Sie unter:

https://shop.kohlhammer.de/stoerungsspezifische-psychotherapie

Claudia Wilhelm-Gößling
Cornelie Schweizer
Charlotte Dürr
Kristina Fuhr
Dirk Revenstorf

Hypnotherapie bei Depressionen

Ein evidenzbasiertes Manual für die psychotherapeutische Arbeit

Mit Beiträgen von Martin Braun, Elsbeth Freudenfeld, Wolfram Dorrmann, Heinz-Wilhelm Gößling, Clemens Krause, Ortwin Meiss und Bernhard Trenkle

2., überarbeitete Auflage

Verlag W. Kohlhammer

2., überarbeitete Auflage 2025

Gesamtherstellung: W. Kohlhammer GmbH, Heßbrühlstr. 69, 70565 Stuttgart
produktsicherheit@kohlhammer.de

Print:
ISBN 978-3-17-044091-3

E-Book-Formate:
pdf: ISBN 978-3-17-044092-0
epub: ISBN 978-3-17-044093-7

Geleitwort zur Buchreihe

Wer in die Vergangenheit blickt, stellt fest: Psychotherapie ist immer im Wandel.

Nach einer Phase der methodenspezifischen Diversifizierung spielen in der heutigen ambulanten und stationären Versorgung von Patientinnen und Patienten mit psychischen Erkrankungen störungsspezifische Behandlungsansätze eine zunehmende Rolle. In vielen Fällen sind diese verhaltenstherapeutisch geprägt und multimodal aufgebaut. Dabei werden nicht nur schulenübergreifend wirksame Behandlungskomponenten, sondern auch Erkenntnisse zu Basisvariablen der psychotherapeutischen Arbeit verwendet und integriert.

Die Reihe »Störungsspezifische Psychotherapie« hat die störungsspezifische Entwicklung bereits im Jahr 2004 aufgegriffen und bietet mittlerweile für über 20 Störungsbilder evidenzbasierte Manuale an. Klassische Themen wie die Therapie von Angst- oder Essstörungen, Suchterkrankungen oder Psychosen wurden um störungsspezifische Anleitungen für die Behandlung von Symptomen, Syndromen oder speziellen Fragestellungen (Tourettesyndrom, Adipositasbehandlung, Insomnie, stationäre Behandlungsbesonderheiten u.v.m.) ergänzt und durch einzelne Manuale zu Techniken und verwandten Methoden in der Psychotherapie (Achtsamkeitstraining, Hypnotherapie, Interpersonelle Therapie) erweitert.

Die Reihe »Störungsspezifische Psychotherapie« wurde 2004 begründet von Anil Batra und Gerhard Buchkremer, in der Folge weitergeführt von Anil Batra und Fritz Hohagen und mittlerweile herausgeben von Anil Batra und Alexandra Philippsen. Die Buchreihe wird fortlaufend erweitert und aktualisiert, wobei neue Techniken, alternative Vorgehensweisen und die aktuelle Studienlage berücksichtigt werden. Damit sollen die Bände psychotherapeutisch arbeitenden Ärztinnen und Ärzten, Psychologinnen und Psychologen in der praktischen Arbeit neben einer Einführung in die besondere Problematik verschiedener Erkrankungen auch konkrete Anleitungen, online abrufbare praxisnahe Tools sowie Techniken und Vorgehensweisen auch in therapeutisch herausfordernden Situationen zur Verfügung stellen.

Wir hoffen, Ihnen mit dieser Reihe hilfreiche Anregungen für die klinische Praxis geben zu können.

Anil Batra, Tübingen
Alexandra Philipsen, Bonn

Geleitwort von Dr. Burkhard Peter

Dieses Manual ist in mehrfacher Hinsicht ein besonderes Buch:

- Es ist überaus *praxisrelevant:* Für die psychoherapeutische Praxis stellt es 30 Module vor, die hier auf die hypnotherapeutische Behandlung von Depression ausgerichtet sind, auf andere Störungsbilder aber leicht übertragen werden können. Diese Module werden nicht nur inhaltlich erklärt, sondern auch mit konkreten verbalen Induktions- und Anwendungs-Texten ausgestattet. (Im Zusatzmaterial befindet sich zusätzlich eine Reihe therapeutischer Geschichten und Metaphern, die für die hypnotherapeutische Arbeit hilfreich sind und die mit einem Link von der Kohlhammer Website heruntergeladen werden können.)
- Es ist *theoretisch fundiert:* Dieser anwendungsbezogene Praxisteil stützt sich auf die verständliche Darstellung hypnotherapeutischer Prinzipien für die Psychotherapie im Allgemeinen und für die Behandlung von Depressionen im Besonderen.
- Es ist *wissenschaftlich evaluiert:* Auf Grundlage dieses Manuals wurde der hypnotherapeutische Strang einer randomisierten kontrollierten Studie (RCT) an der Universität Tübingen durchgeführt, in welcher Hypnotherapie mit kognitiver Verhaltenstherapie verglichen wurde. Damit handelt es sich um das erste empirisch evaluierte Hypnosemanual überhaupt.

Vierzig Jahre nach Gründung der Milton Erickson Gesellschaft für klinische Hypnose (M.E.G.) stellt diese Tübinger Depressionsstudie einen entscheidenden Schritt auf dem Weg der Anerkennung von Hypnotherapie bei affektiven Störungen dar, und dieses Buch demonstriert anschaulich deren praktische Durchführung.

Mit großer Anerkennung und herzlichem Dank an die Autorinnen und Autoren, Forscherinnen und Forscher.

München, Februar 2020
Dipl.-Psych. Dr. phil. Burkhard Peter
Gründungsvorsitzender M.E.G. (1978–1984)

Geleitwort von Dr. Gunther Schmidt

Das hier vorliegende Manual stellt für den Bereich der Hypnotherapie, nicht nur bei diagnostizierten Depressionen, sondern generell eine wichtige Pionierleistung dar. Für den deutschsprachigen Raum ist es das erste Manual überhaupt, welches die moderne, ressourcenorientierte Hypnotherapie sowohl theoretisch, v.a. aber in klaren, sehr übersichtlichen und praktisch sofort umsetzbaren Schritten für eine spezifische Anwendung darlegt. Darüber hinaus bietet es auch viele Strategien, die sehr wirksam auch auf andere Beschwerdebilder und Anliegen angewendet werden können.

Jede Psychotherapeutin oder jeder Psychotherapeut, die oder der mit als depressiv diagnostizierten Klientinnen oder Klienten arbeitet, weiß, wie schwierig es oft ist, Betroffene dabei zu unterstützen, sich wieder aus oft apathischem Opfer-Erleben und quälender Bedrückung heraus zu bewegen. Gleichzeitig zeigen weltweit die Forschungsergebnisse für diesen Bereich, dass Psychotherapie alleine oder (z.B. bei sehr schweren Symptomen) mit begleitender medikamentöser Unterstützung klar zu besseren Ergebnissen führt als z.B. Pharmakotherapie alleine, was leider in der Praxis bei vielen niedergelassenen Professionellen noch keineswegs wirksam genug durchgedrungen ist. Jedes Forschungsergebnis, welches die Wirksamkeit von Psychotherapie in diesem Bereich belegt, ist deshalb wichtig. Die hier vorliegende Arbeit ist hervorgegangen aus solcher Forschung und ist gleichzeitig deren systematische Grundlage.

Das Erscheinen dieses Manuals freut mich aber auch noch aus anderen Gründen. Viele Kolleginnen und Kollegen, die schon lange gerade bei Menschen mit depressiver Dynamik Hypnotherapie mit außerordentlich gutem Erfolg anwenden, dafür aber keine systematischen evidenzbasierten Forschungsergebnisse vorlegen konnten, können nun mit gutem Gefühl auch auf gut beforschte überzeugende Ergebnisse hinweisen. Denn dieses Manual ist entstanden als Basis-Konzept für genau solche Forschung. Die Milton Erickson Gesellschaft (M.E.G.), bei der ich seit früher Zeit ihres Bestehens die Ehre habe, ihr anzugehören und in ihr mitwirken zu können, hatte sich ja mit umfassendem Konsens aller ihrer Gremien und ihrer Mitglieder entschlossen, diese Forschung mit erheblichen finanziellen Mitteln und mit den tatkräftigen therapeutischen Beiträgen erfahrener Mitglieder aus ihren Reihen zu unterstützen und bei der Umsetzung aktiv zu helfen. Diese Forschung wäre ohne die M.E.G. so nicht möglich gewesen. Auch damit hat die M.E.G. einmal mehr einen wertvollen Dienst geleistet, der weit hinausgeht über die üblichen Funktionen einer Fachgesellschaft. Dafür möchte ich ausdrücklich danken.

Dieses Manual kann auch, da bin ich sicher, für viele Psychotherapeutinnen und Psychotherapeuten, die ihren als depressiv diagnostizierten Klientinnen und Klienten schnelle und wirksame Hilfe anbieten wollen, deutlich mehr Sicherheit und klare Orientierung für die Umsetzung effektiver hypnotherapeutischer Strategien geben, gerade angesichts der Vielfalt von Konzepten, die manchmal für Professionelle auch wirken können wie eine »Konfusionstechnik«, da sie teilweise sehr unterschiedliche, manchmal auch widersprüchliche Strategien empfehlen.

Auch hinsichtlich eines weiteren wesentlichen Aspekts finde ich es sehr wertvoll. Es gibt neben der stringenten Systematik eines logisch präzise aufbereiteten praktischen Vorgehens auch einen klar verstehbaren, strukturierten Überblick über wesentliche Grundaspekte der modernen Hypnotherapie. Auch in unserer heutigen Zeit erscheint mir gerade dies sehr notwendig im Feld der Psychotherapie, da es immer noch auch unter vielen Professionellen anderer psychotherapeutischer Fachrichtungen (und bei »Laien« ohnehin) viele teilweise bizarre Missverständnisse und Vorurteile über Hypnotherapie gibt, die sehr hinderlich wirken dafür, dass diese so effektive und gleichzeitig so wertschätzende und achtungsvolle Methode mehr bedürftigen Menschen zugänglich gemacht wird. Denn die moderne Hypnotherapie, insbesondere die Konzepte in ihr, die aufbauen auf den Arbeiten von Milton Erickson, bietet in umfassender und absolut kongruenter Form ein psychotherapeutisches Vorgehen, welches belegbar konsequent ermöglicht, dass sich Klientinnen und Klienten in ihrer Einzigartigkeit und Autonomie kongruent gewürdigt erleben und dabei meist schnell und nachhaltig wirksam dabei unterstützt werden können, ihre im eignenen unbewussten Erfahrungsrepertoire »schlummernden« Kompetenzen und Potenziale zieldienlich zu aktivieren. Die hier dargelegte Hypnotherapie stellt also beweisbar das diametrale Gegenteil dar von den so oft völlig abschreckend schrägen Vorstellungen über Hypnose, wie sie z. B. in den häufig sehr entwürdigenden Szenarien einer Bühnenhypnose und »Blitzhypnosen« etc. vermittelt werden.

Dieses Manual bietet in seriöser Weise auch viel hilfreiches Anschauungsmaterial dafür, solch ungünstige Missverständnisse über dieses so wertvolle und wirksame Verfahren zu vermitteln. Ich wünsche ihm auch deshalb den hoffentlich großen Erfolg, den es aus meiner Sicht sehr verdient.

Dr. med. Dipl. rer. pol. Gunther Schmidt
Leiter des Milton-Erickson-Instituts Heidelberg
Ärztlicher Direktor der sysTelios-Klinik für psychosomatische Gesundheitsentwicklung Waldmichelbach-Siedelsbrunn

Geleitwort von Bernhard Trenkle

Das ist das erfolgreiche Projekt, vor dem wir international von den Expertinnen und Experten mehrfach gewarnt wurden. Wir haben uns für dieses Forschungsvorhaben bei internationalen Spezialistinnen und Spezialisten für Hypnose und Depression Rat eingeholt. Sowohl Michael Yapko, der mehrere Fachbücher zum Thema Hypnose und Depression verfasst hat, als auch der Direktor der Milton H. Erickson Foundation, Jeffrey Zeig, haben geraten, Verhaltenstherapie ohne Hypnose mit Verhaltenstherapie mit Hypnose zu vergleichen und so zu belegen, dass Hypnose in der Depressionstherapie sinnvoll ist.

Wir wollten jedoch unsere in der therapeutischen Arbeit bewährten Konzepte erstmalig zu einem eigenständigen Hypnotherapie-Manual zusammenstellen und dieses neue Manual mit dem »Goldstandard« (randomisiertes Kontrollgruppen-Design) der psychotherapeutischen Depressionstherapie vergleichen. Die kognitive Verhaltenstherapie war natürlich schon Jahrzehnte eingeführt und das entsprechende Behandlungsmanual überprüft, als wirksam belegt und sicher im Verlauf der langen Entwicklung modifiziert und optimiert.

Das Erstellen unseres Manuals war dann doch nicht so einfach und unkompliziert. Vorteilhaft war, dass die beteiligten Ausbilderinnen und Ausbilder der Milton H. Erickson Gesellschaft für Klinische Hypnose seit über 30 Jahren Erfahrung haben, fortgeschrittene Psychotherapeutinnen oder Psychotherapeuten verschiedener Schulen hypnotherapeutisch fortzubilden. Von dorther lagen aus diesen Seminaren schon viele Konzepte und Texte für Therapiestunden vor. Wie man so etwas nun in ein Manual packt, das Therapiestunde für Therapiestunde einen sinnvollen Aufbau hat und das dann von verschiedenen Therapeutinnen oder Therapeuten bei ganz unterschiedlichen Patientinnen und Patienten eingesetzt werden kann, das war für fast alle von uns Neuland.

Zahlreiche erfahrene Therapeutinnen und Therapeuten und Ausbilderinnen und Ausbilder wie Ortwin Meiss, Heinz-Wilhelm Gössling, Clemens Krause, Wolfram Dorrmann, Martin Braun, Elsbeth Freudenfeld sowie die Autorinnen und Autoren dieses Buches und ich selbst haben da wichtige Vorarbeit geleistet, Sitzungen erarbeitet und viele erfahrenen Kolleginnen und Kollegen zu Rate gezogen. Ich selbst habe meine vielfältigen internationalen Kontakte genutzt, um bei internationalen Spezialistinnen und Spezialisten Know-how zu erfragen.

Dabei waren die große Forschungs- und Therapieerfahrung von Prof. Dirk Revenstorf sowie die psychiatrische und psychotherapeutische Erfahrung der Chefärztin einer psychiatrischen Klinik, Claudia Wilhelm-Gössling, besonders wertvoll. So wurden durch die Synergie aller Beteiligten die Einzelteile zu einem so sinnvollen und erfolgreichen Ganzen zusammengefügt.

Das zugegebenermaßen etwas tollkühne Risiko hat sich gelohnt. Das in diesem Buch dargelegte Manual hat sich als genauso wirksam erwiesen wie die bekanntermaßen effektive kognitive Verhaltenstherapie nach Aaron Beck. Wir glaubten, das von unserer klinischen Erfahrung her zu wissen, und die Rückmeldungen unserer verhaltenstherapeutischen Kolleginnen und Kollegen mit Hypnoseausbildung gingen in diese Richtung. Wirklich hochkarätig wissenschaftlich belegt war das bisher noch nicht.

Die Leserinnen und Leser bekommen mit diesem Buch kompakt drei bis vier Jahrzehnte klinischer Erfahrung von vielen Kolleginnen und Kollegen im Bereich Hypnotherapie für die Behandlung von Depression komprimiert in 30 Modulen für 20 Sitzungen als Grundlage für die therapeutische Arbeit mit depressiven Klientinnen und Klienten.

Damit lässt sich hervorragend arbeiten und damit liegt ein geschlossenes, als wirksam belegtes hypnotherapeutisches Behandlungskonzept für die Therapie von Depressionen vor.

Der Pionier moderner Hypnotherapie war gegen das Gründen von Therapieschulen und meinte, jede Patientin und jeder Patient wäre absolut individuell, sozusagen mit einer eigenen Therapieschule, zu behandeln. Das Behandlungsmanual lässt Spielraum für das individuelle Maßschneidern von Therapien auf spezielle Situationen. Das Manual der kognitiven Verhaltenstherapie war genauso wirksam. Frühere Studien hatten schon belegt, dass kognitive Verhaltenstherapie in Kombination mit Hypnotherapie der reinen Verhaltenstherapie überlegen ist.

Die Kombination von bewährten, überprüften Methoden und Techniken und das individuelle Eingehen auf besondere Situationen kombiniert mit der Offenheit für wirksame Konzepte anderer Therapieansätze dürfte in der Summe für die Patientinnen und Patienten den meisten Erfolg bringen.

In diesem Sinne ist diesem bahnbrechenden Pionierwerk ein großer Erfolg zu wünschen.

Bernhard Trenkle, Dipl.-Psych., Dipl.-Wi.-Ing.
Präsident der International Society of Hypnosis ISH (2018–2021)

Inhalt

Teil C Verzeichnisse

Inhalt der Onlinematerialien

Wichtige Informationen sowie den Link, unter dem die Zusatzmaterialien verfügbar sind, finden Sie in am Ende von ▶ Kap. 8 am Ende des Bands.

Karteikarten

Karteikarte 1: Basisinformationen (▶ Kap. 4.1)
Karteikarte 2: Erste Tranceerfahrung (▶ Kap. 4.2)
Karteikarte 3: Sicherer Ort (▶ Kap. 4.3)
Karteikarte 4: Ballonfahrt – Basismodul (▶ Kap. 5.1)
Karteikarte 5: Tieftrance und Posthypnotische Suggestion (▶ Kap. 5.2)
Karteikarte 6: Einflechten (▶ Kap. 5.3)
Karteikarte 7: Kompetenzstärkung (▶ Kap. 5.4)
Karteikarte 8: Loslassen (▶ Kap. 5.5)
Karteikarte 9: Lösungserfahrungen (▶ Kap. 5.6)
Karteikarte 10: Zukunftsprojektion (▶ Kap. 5.7)
Karteikarte 11: Lösungsvision Kinotechnik (▶ Kap. 5.8)
Karteikarte 12: Selbsthypnose – Basismodul (▶ Kap. 5.9)
Karteikarte 13: Paradiesort (▶ Kap. 6.1)
Karteikarte 14: Schlafstörungen – Grübeln (▶ Kap. 6.2)
Karteikarte 15: Wieder einschlafen (▶ Kap. 6.3)
Karteikarte 16: Kindheitserfahrungen (▶ Kap. 6.4)
Karteikarte 17: Ballonfahrt – Aufbaumodul (▶ Kap. 6.5)
Karteikarte 18: Kompetenzerfahrung (▶ Kap. 6.6)
Karteikarte 19: Stellvertreter-Technik (▶ Kap. 6.7)
Karteikarte 20: Der »Genug-Ort« (▶ Kap. 6.8)
Karteikarte 21: Interaktionsmuster (▶ Kap. 6.9)
Karteikarte 22: Vom Grübeln zum Handeln (▶ Kap. 6.10)
Karteikarte 23: Sinnfindung (▶ Kap. 6.11)
Karteikarte 24: Suizidalität (▶ Kap. 6.12)
Karteikarte 25: Neutralisieren von lebensfeindlichen Botschaften (▶ Kap. 6.13)
Karteikarte 26: Krisenintervention – akute Suizidalität (▶ Kap. 6.14)

Karteikarte 27: Bestandsaufnahme – Zwischenresümee (▶ Kap. 7.1)
Karteikarte 28: Rückfallprophylaxe 1 – Selbsthypnose Aufbaumodul/Ziele verwirklichen (▶ Kap. 8.1)
Karteikarte 29: Rückfallprophylaxe 2 – Zeitprogression nahe Zukunft (▶ Kap. 8.2)
Karteikarte 30: Abschlusssitzung (▶ Kap. 8.3)

Arbeitsblätter

Arbeitsblatt 1: Onlinematerialien zur Strukturbezogenen Hypnotherapie (▶ Kap. 3)
Arbeitsblatt 2: Onlinematerial – Sprachmodelle der Hypnotherapie (▶ Kap. 3.2)
Arbeitsblatt 3: Onlinematerial – Motivierung und Basisinformationen (▶ Kap. 4.1)
Arbeitsblatt 4: Onlinematerial – Erste Tranceerfahrung (▶ Kap. 4.2)
Arbeitsblatt 5: Trance im Wortlaut – Innerer Sicherer Ort (▶ Kap. 4.3)
Arbeitsblatt 6: Trance im Wortlaut – Ballonfahrt Basismodul und Ballonfahrt Aufbaumodul (▶ Kap. 5.1 und 6.5)
Arbeitsblatt 7: Trance im Wortlaut – Tieftrance und Posthypnotische Suggestion (▶ Kap. 5.2)
Arbeitsblatt 8: Fallbeispiel – Tieftrance und Posthypnotische Suggestion (▶ Kap. 5.2)
Arbeitsblatt 9: Trance im Wortlaut – Ressourcenaktivierung – Loslassen (▶ Kap. 5.5)
Arbeitsblatt 10: Trance im Wortlaut – Ressourcenaktivierung – Lösungserfahrungen (▶ Kap. 5.6)
Arbeitsblatt 11: Onlinematerial – Lösungsvision Kinotechnik (▶ Kap. 5.8)
Arbeitsblatt 12: Onlinematerial – Selbsthypnose – Basismodul (▶ Kap. 5.9)
Arbeitsblatt 13: Onlinematerial – Innerer Paradiesort (▶ Kap. 6.1)
Arbeitsblatt 14: Onlinematerial – Schlafstörungen – Grübeln (▶ Kap. 6.2)
Arbeitsblatt 15: Onlinematerial – Kindheitserfahrungen (▶ Kap. 6.4)
Arbeitsblatt 16: Fallbeispiel zur Durchführung – Kompetenzerfahrung (▶ Kap. 6.6)
Arbeitsblatt 17: Fallbeispiel – Stellvertreter-Technik (▶ Kap. 6.7)
Arbeitsblatt 18: Trance im Wortlaut – Der »Genug-Ort« (▶ Kap. 6.8)
Arbeitsblatt 19: Onlinematerial – Interaktionsmuster (▶ Kap. 6.9)
Arbeitsblatt 20: Fallbeispiel — Suizidalität (▶ Kap. 6.12)
Arbeitsblatt 21: Onlinematerial – Neutralisieren von lebensfeindlichen Botschaften (▶ Kap. 6.13)
Arbeitsblatt 22: Onlinematerial – Krisenintervention: akute Suizidalität (▶ Kap. 6.14)
Arbeitsblatt 23: Bestandsaufnahme – Zwischenresümee (▶ Kap. 7.1)
Arbeitsblatt 24: Onlinematerial – Rückfallprophylaxe 1 – Selbsthypnose Aufbaumodul/Ziele verwirklichen (▶ Kap. 8.1)

Arbeitsblatt 25: Onlinematerial – Rückfallprophylaxe 2 – Zeitprogression nahe Zukunft (▶ Kap. 8.2)
Arbeitsblatt 26: Trance im Wortlaut – Abschlusssitzung (▶ Kap. 8.3)

Metaphern

Überblick über die thematisch gruppierten Geschichten und Metaphern[1]:

Opfer sein

1. Der erste Preis
2. Das Kreuz, das nicht passt
3. Die Kokosnuss
4. Wer hat die Tonne hierher gestellt?
5. Binde dein Kamel fest
6. Das geliehene Geld
7. Frosch und Skorpion

Hilflosigkeit

8. Der Elefant
9. Der Baum
10. Die Frösche im Milchtopf

Kognitive Stile/Rigidität

11. Göttliche Erlaubnis
12. Das perfekte Kamel
13. Das Glück lag am Wegesrand
14. Die Mönche
15. Das Gewächshaus

Kognitive Stile/negative Sichtweisen

16. Der beste Verkäufer
17. Faul in der Sonne
18. Die Macht der Gewohnheit
19. Schritt zur Seite

---

1 Die Bedeutung des Begriffs »Metapher«, wie sie im Buch verwendet wird, geht über die sprachwissenschaftliche Bedeutung hinaus und schließt stellvertretend auch »Parabeln« und »Erzählungen«, die mit bildhaften Übertragungen spielen, mit ein.

Perspektiven

Wahlmöglichkeiten und Veränderungen

Pacing und Leading

Verschiedenes

Teil A Hintergrund

1 Einleitung

Kristina Fuhr

Depressionen sind zu einer Volkskrankheit geworden. Bezogen auf die mit einer Krankheit gelebten Lebensjahre (Years lived with Disease/Disability, YLD), die regelmäßig von der Weltgesundheitsorganisation (WHO) erhoben werden, sind psychische Störungen weiterhin der Hauptgrund für chronische Erkrankungen in der europäischen Bevölkerung (GBD 2019 Mental Disorder Collaborators 2022). Dabei standen Depressionen mit etwa 7,5 % bereits im Jahr 2015 mit an vorderster Stelle für YLD (Global Health Estimates 2015; World Health Organization 2017). Es scheint, als wären die Prävalenzen für die Major Depressionen in den letzten Jahren angestiegen, wenn man beispielsweise die Prävalenzraten in den USA in den letzten Jahrzehnten miteinander vergleicht (Kessler et al. 2003; Kessler et al. 2012). Dabei wurden im Jahr 2003 Lebenszeitprävalenzen von 16–20 % (Kessler et al. 2003), zehn Jahre später bereits von knapp 30 % berichtet (Kessler et al. 2012). Die 12-Monatprävalenz dagegen liegt kontinuierlich um die 7–10 % (Kessler et al 2003, 2012; Jacobi et al. 2014). Das Ersterkrankungsalter hat sich hin zu jüngeren Jahrgängen verschoben, die meisten Betroffenen erkranken bereits vor dem 31. Lebensjahr (Jacobi et al. 2004). Welchen Einfluss die Covid-19-Pandemie auf die Prävalenzraten hat, muss in einigen Jahren abschließend diskutiert werden. Erste Hinweise zeigen eine Zunahme der Prävalenzen, speziell von Depressionen (COVID-19 Mental Disorders Collaborators 2021). Insgesamt mehr als 300 Mio. Menschen leiden unter Depressionen und machen etwa 4,4 % der Weltbevölkerung aus (World Health Organization 2017). In Deutschland liegt die Ein-Jahres-Prävalenz ebenfalls bei etwa 10 %, wobei in der Regel etwa doppelt bis zwei Drittel so viele Frauen im Vergleich zu Männern betroffen sind (Jacobi et al. 2014; Steinmann et al. 2012). In weniger als 20 % der Fälle kann eine depressive Episode chronisch verlaufen, aber auch wenn es zu vollständigen Remissionen kommt, besteht oft ein erhebliches Rezidivrisiko. In mind. 50 % aller Fälle kommt es nach einer ersten depressiven Episode zu weiteren Episoden, wobei das Rezidivrisiko mit jeder Episode ansteigt, nach der dritten Episode liegt es bereits bei 90 % (Belsher und Costello 1988; BÄK et al. 2022). Depressionen weisen außerdem sehr hohe Komorbiditätsraten auf, insbesondere mit anderen psychischen Störungen, so zeigen um die 60 % mind. eine weitere und knapp 25 % sogar drei oder mehr komorbide Störungen (Jacobi et al. 2014), häufig finden sich darunter Angststörungen (50 %), aber auch substanzbezogene Störungen (30 %), somatoforme Störungen oder Persönlichkeitsstörungen. Es zeigen sich aber auch Komorbiditäten mit verschiedensten körperlichen Erkrankungen, u. a. Herz-Kreislauf-Erkrankungen oder Diabetes (für einen Überblick siehe DGPPN et al. 2015, S. 18–19). Die gute Nachricht ist, dass die Dauer einer depressiven Episode durch eine Behandlung um etwa die Hälfte auf im Mittel 16 Wochen verkürzt werden kann (Kessler et al. 2003). Die schlechte Nachricht ist, dass nur 42% aller Betroffenen eine adäquate Behandlung erhalten (Kessler et al. 2003; DGPPN et al. 2015). Nach wie vor ist es deswegen wichtig, die Situation für Betroffene zu verbessern. Viele Fälle bleiben auch in Deutschland nicht adäquat im Gesundheitssystem versorgt. Deswegen werden bestehende Behandlungsmöglichkeiten erweitert sowie alternative Therapiemöglichkeiten gestestet und in vielen Studien wissenschaftlich evaluiert.

1.1 Diagnose der Depression

Depressive Episoden sind gekennzeichnet von Traurigkeit und Interessensverlust (als Hauptkriterien), fast täglich anhaltend über mindestens zwei Wochen. Hinzu kommen Symptome wie Selbstwertverlust oder Schuldgefühle, Schlafstörungen und Appetitstörungen, Erschöpfung, Suizidgedanken, schlechte Konzentration, aber auch Antriebsstörungen. Die Symptome führen zu Beeinträchtigungen bei Arbeits- und Schulleistungen und in anderen Bereichen. Unterschieden wird zwischen einzelnen oder rezidivierenden Episoden, klassifiziert außerdem nach aktuellem Schweregrad. Je nach aktueller Ausprägung, früheren Episoden sowie Vorerfahrungen bzw. Präferenzen für eine bestimmte Behandlung, haben verschiedene Gesellschaften und Gremien in der nationalen Versorgungsleitlinie anhand der empirischen Evidenz verschiedene Behandlungsempfehlungen abgeleitet (DGPPN et al. 2015; BÄK et al. 2022). Bezüglich der Diagnosestellung ist anzumerken, dass sich die Kriterien für eine depressive Episode im Großen und Ganzen auch bei den neuesten Entwicklungen der Klassifikationssysteme (z. B. DSM-5, American Psychiatric Association 2013, und ICD-11, World Health Organisation 2019/2021) nicht verändert haben, auch wenn jede Depression anders aussehen kann, z. B. durch eine unterschiedliche Kombination der verschiedenen Symptome. Gerade das heterogene Bild der Depressionen (melancholischer Typus, atypische oder agitierte Form der Depression, Schlafstörungen, die im Vordergrund stehen, oder auch chronische Verläufe etc.) macht es schwer, eine geeignete standardisierte Behandlung zu finden, welche das jeweilige Symptombild adäquat adressieren kann.

1.2 Leitlinienempfehlungen für die Behandlung

Die nationale S3-Versorgungsleitlinie zur unipolaren Depression (DGPPN et al. 2009, 2015; BÄK et al. 2022) begründet ihre Empfehlungen zur Diagnosestellung und Behandlung auf die aktuelle Evidenz, die zudem im Expertenkonsensus erarbeitet und formuliert werden. Vorrangig werden dafür Übersichtsarbeiten sowie

Ergebnisse randomisiert kontrollierter klinischer Studien (RCTs) als wissenschaftliche Grundlage herangezogen. Die aktuellste Leitlinienversion, Reports und Bearbeitungen sind unter https://www.leitlinien.de/nvl/ abzurufen.

Die nationale Versorgungsleitlinie zur Depression ist eine der umfangreichsten Leitlinien und eine der wenigen, die sich speziell auf die in Deutschland am weitesten verbreitete psychische Erkrankung bezieht. Entsprechend detailliert werden hier die verschiedenen Behandlungsansätze vorgestellt, Hintergründe über das nationale Versorgungssystem gegeben und entsprechende Empfehlungen für die einzelnen Behandlungsansätze anhand deren Evidenz abgeleitet. Die Leitlinie empfiehlt z. B. bei leichten bis mittelschweren depressiven Episoden die Anwendung einer Psychotherapie allein oder alternativ zu einer medikamentösen Behandlung. Dies gilt mit Ausnahme der schweren Depression, bei der eine Kombinationsbehandlung empfohlen wird (BÄK et al. 2022). Nach wie vor gilt die kognitive Verhaltenstherapie (KVT) als evidenzbasiert mit dem höchsten bzw. eindeutigsten Empfehlungsgrad. Insbesondere für die KVT liegen inzwischen die meisten Studien und Belege in Form von RCTs, aber auch diversen Meta-Analysen und anderen Überblicksartikeln vor (DGPPN et al. 2009, 2015). In der aktuellen Version der Leitlinie (BÄK et al. 2022) werden Evidenzen für die Richtlinienverfahren, die vom Versorgungssystem abgedeckt werden (KVT, Tiefenpsychologisch fundierte Psychotherapie, Analytische Psychotherapie und Systemische Therapie) dargestellt und bei den Empfehlungen schulenübergreifend von Psychotherapie gesprochen, ohne die KVT vorrangig zu behandeln. Die vorliegende Literatur belegt, dass bei leichten und mittelgradigen (teilweise auch bei schweren) Formen der depressiven Störung psychotherapeutische Verfahren kurzfristig ähnlich wirksam sind wie medikamentöse Therapien und langfristig sogar höhere Wirksamkeit insbesondere auf die Verhinderung von Rückfällen aufweisen (z. B. Hollon et al. 2005, DGPPN et al. 2015). Ein anderer Überblicksartikel konnte zeigen, dass psychologische Interventionen (z. B. KVT oder Verhaltensaktivierung) gegenüber der üblichen Standardbehandlung, aber auch gegenüber einer strukturierten Pharmakotherapie überlegen waren (Cuijpers et al. 2011). Ein kritischer Review (Turner et al. 2008), der auf eine Verzerrung bei der Veröffentlichung von Studienergebnissen hinsichtlich einer Überschätzung der Wirksamkeit von Antidepressiva hinweist, kann wiederum für die weitere Psychotherapieforschung optimistisch stimmen.

1.3 Psychotherapie bei Depression

Insgesamt zeigte sich im überwiegenden Teil der für die Leitlinie betrachteten Studien und Überblicksartikel entweder eine Überlegenheit oder Äquivalenz der Wirksamkeit von KVT im Vergleich zu anderen Behandlungsbedingungen. Einige der Meta-Analysen zeigten, dass die KVT in der Akutbehandlung gegenüber Warteliste, Pharmakotherapie und anderen Psychotherapieansätzen (Interpersonelle Psychotherapie, psychodynamische Therapie, supportive Therapie oder Entspannungsverfahren) in der Reduktion depressiver Symptome im Mittel nach 16 Wochen überlegen war (z. B. Gloaguen et al. 1998; Gaffan et al. 1995). Andere hingegen fanden keine Unterschiede in der Wirksamkeit der KVT und der psychodynamischen Therapie oder anderer Ansätze (Shinohara et al. 2013; Mazzucchelli et al. 2009). Zwei Meta-Analysen, die sich explizit mit der Wirksamkeit von psychodynamischen Kurzpsychotherapien befassten, fanden eine äquivalente Wirksamkeit wie für die KVT oder Interpersonelle Psychotherapie (Crits-Christoh et al. 1992; Leichsenring 2001). Des Weiteren wurden auch systematisch verschiedene Psychotherapieformen in ihrer Wirksamkeit miteinander verglichen, wie z. B. die KVT und die Psychodynamische Therapie, wobei sich eine äquivalente Wirksamkeit der psychodynamischen Therapie gegenüber der KVT zeigte, was als weitere Evidenz für die Wirksamkeit der Psychotherapie allgemein gewertet wurde (z. B. Driessen et al. 2014).

Trotz der vielversprechenden Evidenz für die Wirksamkeit der Psychotherapie bei Depressionen liegen die Erfolgsquoten bei der KVT nur bei etwa 50 % (z. B. Luty et al. 2007). Mit dem Ziel einer Optimierung und Verbesserung der klinischen Wirksamkeit psychotherapeutischer Angebote für unipolar-depressive Störungen werden immer wieder neue Behandlungsansätze entwickelt und beforscht. So wurden Verfahren der sog. dritten Welle der Verhaltenstherapie z. B. im Rahmen der Schematherapie (Young et al. 2003, 2007), der emotionsfokussierten Therapie (Greenberg und Watson 2006) sowie der Cognitive Behavioral Analysis System for Psychotherapy (CBASP) (McCollough 2003) in den letzten Jahrzehnten stärker beforscht. In der Leitlinie (BÄK et al. 2022) werden sowohl CBASP als auch die Achtsamkeitsbasierte Kognitive Therapie als Weiterentwicklung der KVT aufgrund der Anzahl vorliegender Studien beschrieben.

1.4 Stellenwert der Hypnotherapie

Erste Erwähnungen fand die Hypnotherapie (HT) in der klinischen Literatur bereits im 18. Jh. Bis heute liegen jedoch erst wenige randomisierte kontrollierte Studien (RCTs) zu hypnotherapeutischen Methoden, insbesondere zur Behandlung von Depressionen, vor. Frühe Studien befassten sich mehr mit klinischen Einzelfallberichten (z. B. Erickson und Kubie 1941; Yexley 2007). Die Hypnotherapie findet deswegen auch keinerlei Erwähnung in der aktuellen S3-Versorgungsleitlinie zur Depression. Auch wenn es einige RCTs gibt, in denen unter Hypnose eine mittlere Wirksamkeit gefunden wurde (Flammer und Bongartz 2003), so beziehen sich die meisten der Studien mehr auf medizinische als psychische Störungen, zudem wurde in der Regel nicht mit einer vergleichbaren Behandlung, sondern mit einer Kontrollgruppe ohne Behandlung verglichen, was die Generalisierbarkeit der Ergebnisse limitiert. In der bislang einzigen Stellungnahme des Wissenschaftlichen Beirats

Psychotherapie (WBP)[2] zur Hypnotherapie (Wissenschaftlicher Beirat Psychotherapie 2006) besteht eine wissenschaftliche Anerkennung nur für die Rauchentwöhnung, die Begleitung im Methadonentzug sowie bei der Behandlung von psychophysiologischen Störungen, nicht aber für die Behandlung der Depression.

Eine Meta-Analyse zur Effektivität der HT zusätzlich zur KVT belegt additive Effekte der Hypnose auf verschiedene medizinische Probleme und einige Angstsymptome (z. B. Kirsch et al. 1995). Was die Effektivität der HT bei Depressionen angeht, so liegen bisher zwar einige Studien vor, die jedoch methodische Schwierigkeiten aufweisen. Es gibt inzwischen zwei Meta-Analysen zur Behandlung von depressiven Symptomen mit HT (Shi et al. 2009; Milling et al. 2019), die eine signifikante Reduktion der Symptomatik nachweisen konnten, teilweise wurden aber auch Studien miteinbezogen, bei denen Personen mit lediglich selbstberichteten erhöhten depressiven Symptomen untersucht wurden oder eine zufällige Zuteilung zu den Studienbedingungen nicht eindeutig erkennbar war. Eine zufällige Zuteilung und eine diagnostizierte depressive Störung wären aber Voraussetzung für eine Anerkennung durch den Wissenschaftlichen Beirat Psychotherapie oder für eine Berücksichtigung für die Leitlinien. Ein Update der Meta-Analyse zu additiven Effekten der HT (Ramondo et al. 2021) fand auch bei der Behandlung von Depressionen Effekte der HT zusätzlich zur KVT im Vergleich zur alleinigen Behandlung mit KVT. Die Studienlage zur Evidenz der Hypnotherapie bei Depressionen mit Stand 2022, die alle veröffentlichten RCTs in dem Bereich berücksichtigte, ist in einem narrativen Review zusammengefasst (Fuhr et al. 2022). In einer RCT, die eine Gruppentherapie mit HT mit Yoga (jeweils zusätzlich zu Psychoedukation) und einer Bedingung mit reiner Psychoedukation verglich, zeigte sich zwar eine Symptomreduktion für Patientinnen und Patienten mit Dysthymie bzw. Depression, allerdings unterschied sich die Gruppe mit HT bezüglich des Anteils von Personen in Remission nicht signifikant von der Kontrollgruppe mit reiner Psychoedukation (Butler et al. 2008). Eine neuere Studie zeigte eine Überlegenheit der hypnotherapeutischen Behandlung gegenüber Gestalttherapie in Kombination mit KVT und einer Kontrollgruppe in Bezug auf die Reduktion der depressiven Symptomatik (Gonzalez-Ramirez et al. 2017). In beiden Studien handelte es sich tatsächlich um Patientinnen und Patienten in klinisch diagnostizierter depressiver Episode. Die Fallzahl war allerdings extrem gering und die Auswahl der Patientinnen und Patienten für die Studie sowie die Zuteilung zu den Bedingungen bleibt unklar bzw. quasi-experimentell. Dagegen zeigte sich die »kognitive Hypnotherapie«, die aus einer Kombination von KVT mit zusätzlichen hypnotherapeutischen Elementen bestand, der reinen Behandlung mit KVT überlegen (Alladin und Alibhai 2007). An dieser Studie ist kritisch anzumerken, dass ein zusätzlicher Effekt der HT auch darauf zurückzuführen sein könnte, dass in dieser Bedingung zusätzliche Interventionen stattgefunden hatten, so dass eine Äquivalenz der beiden Bedingungen im Hinblick auf die erhaltene »Dosis« nicht gegeben war und somit auch die Ergebnisse nicht vergleichbar sind. Bislang fehlten insofern noch weitere

2 Der Wissenschaftliche Beirat Psychotherapie (WBP) befasst sich mit der wissenschaftlichen Anerkennung von psychotherapeutischen Verfahren und Methoden in Deutschland und besteht aus Mitgliedern der Landespsychotherapeuten- und Landesärztekammern.

Wirksamkeitsnachweise insbesondere auf Basis von RCTs, speziell zur Behandlung von Depressionen mit HT im Vergleich mit der kognitiven Verhaltenstherapie.

Das hier präsentierte Manual wurde im Rahmen einer Psychotherapiestudie zum Vergleich von Hypnotherapie mit kognitiver Verhaltenstherapie in Deutschland systematisch zusammengestellt. Das RCT wurde durchgeführt, um zeigen zu können, dass HT im Vergleich zur KVT bezogen auf die Reduktion der depressiven Symptomatik nicht unterlegen ist. Als Vergleichsbedingung wurde die KVT gewählt, die in den Behandlungsleitlinien mit der höchsten Evidenz empfohlen wird. Die Studie wurde zwischen 2014 und 2018 am Universitätsklinikum Tübingen durchgeführt und finanziell von der Milton Erickson Gesellschaft (M. E.G.) unterstützt. Verschiedene Hypnotherapeutinnen und Hypnotherapeuten der M. E.G. haben für die Anwendung in der Studie das hier präsentierte Manual als eine Sammlung verschiedener therapeutischer Strategien aus dem Bereich der hypnotherapeutischen Arbeit zusammengestellt. Neu an dem Manual ist, dass die verschiedenen hypnotherapeutischen Module in ein strukturbezogenes Modell der Hypnotherapie (▶ Kap. 3), und somit in ein psychodynamisches Verständnis, eingebettet sind.

In der Studie wurden insgesamt 152 Patientinnen und Patienten mit aktueller noch leichter oder mittelgradiger depressiver Episode jeweils zur Hälfte einer Behandlung mit HT oder KVT randomisiert zugewiesen. Die Dauer der ambulanten Einzelbehandlung beinhaltete jeweils bis zu 20 Sitzungen in einem Zeitraum von sechs Monaten. Nach Ende der psychotherapeutischen Behandlung mit HT oder KVT sowie sechs und zwölf Monate später wurden alle Studienteilnehmerinnen und Studienteilnehmer bezüglich ihrer Symptomatik – durch für die Studienbedingung blinde Diagnostikerinnen und Diagnostiker – nachbefragt. Die Teilnahme an der Studie war mit der 12-Monats-Katamnese für die Patientinnen und Patienten nach insgesamt anderthalb Jahren beendet (für den Studienablauf siehe Fuhr et al. 2017). Im Rahmen der durchgeführten Studie konnte gezeigt werden, dass die HT der KVT nicht unterlegen war (Fuhr et al. 2021). Die Nicht-Unterlegenheit konnte sich auch dreieinhalb Jahre nach Behandlungsende an einem Teil der Gesamtstichprobe finden (Fuhr et al. 2023).

In den folgenden Kapiteln wird eine kurze Einführung in die Hypnotherapie gegeben (▶ Kap. 2), das strukturbezogene Modell vorgestellt, das der Anwendung der Module des Manuals zugrundeliegt (▶ Kap. 3), um schließlich in Teil B vertieft in die Hypnotherapeutische Depressionstherapie einzutauchen und die einzelnen Module der Behandlung zu erläutern (▶ Kap. 4–8 in Teil B).

2 Einführung in die Hypnotherapie

Dirk Revenstorf

2.1 Allgemeines

Bestimmte Dinge werden in jeder Therapie ähnlich ablaufen, egal ob es um eine kognitiv-verhaltenstherapeutische, tiefenpsychologische, humanistische, systemische oder eine andere Art der Behandlung geht. Derartige Aspekte sind z. B. Einfühlung, Interesse zeigen, Exploration von aktuellen Themen oder von Erfahrungen seit bzw. in der letzten Sitzung. Hypnotherapie unterscheidet sich allerdings im sprachlichen Duktus von anderen Therapieformen, da dem »Pacing« besondere Bedeutung gegeben wird (s. u.). Pacing im hypnotherapeutischen Sinne bedeutet, als Therapeutin oder Therapeut zunächst ganz an die Gefühlswelt, die Gedanken, die vorherrschenden Sinnesmodalitäten und das gezeigte Verhalten der Patientin oder des Patienten anzuknüpfen, die Äußerungen der Patientin oder des Patienten dabei (eventuell sogar wortwörtlich) zu wiederholen sowie ggf. auch schon mit einigen eingestreuten Bemerkungungen zu ergänzen und so ein vertieftes Verständnis für das jeweilige Erleben des oder der Anderen zum Ausdruck bringen. Darüber hinaus ist das Besondere an der Hypnotherapie die Einbeziehung eines veränderten Bewusstseinszustandes, der durch die Hypnose ausgelöst wird. Dieser Zustand hat spezifische Charakteristika, die therapeutisch auf unterschiedliche Weise genutzt werden können und hier kurz beschrieben werden.

Hypnose ist ein traditionelles Heilverfahren, das eine der Urformen der Psychotherapie darstellt, wenn man Mesmers Gruppensitzungen im 18. Jahrhundert als Vorläufer psychotherapeutischer Behandlung versteht. Er sah die Heilung in einer vermuteten Regulierung von Energieströmen im Organismus. Die heutige Hypnotherapie, die sich im 20. Jahrhunderts unter dem Einfluss des amerikanischen Psychiaters Milton H. Erickson entwickelte (Erickson und Rossi 2006), ist eine breit angelegte Methode mit einem vollkommen anderen Verständnis von Psychotherapie und Heilung. Sie verfügt über eine Vielzahl von Techniken, die praktisches Handwerkszeug zur Erreichung bestimmter medizinischer und psychotherapeutischer Ziele liefern. Hypnotherapie im Sinne von Erickson ist in erster Linie an Problemlösung und Gesundung und erst in zweiter Linie an Ursachenforschung und Diagnostik orientiert.

Hypnose, bzw. »hypnotische Trance« ist nach neueren neurobiologischen Erkenntnissen ein veränderter Bewusstseinszustand, in dem die Aufmerksamkeit fokussiert, die Absorption in Vorstellungen intensiviert und gleichzeitig die (kritische) Selbstreflexion vermindert ist, und in dem die Begrifflichkeiten der Alltagsvernunft in den Hintergrund treten (Revenstorf, Peter und Rasch 2023; Revenstorf 2017;

Peter und Revenstorf 2018). Dadurch entsteht eine größere Durchlässigkeit zu körperlichen Prozessen, zur Erinnerung, zum emotionalem Erleben, ein eher intuitiver Zugang zu Bildern sowie eine erhöhte Suggestibilität. Hypnotische Trance geht im Allgemeinen mit einer Innenwendung der Aufmerksamkeit und einer größeren gedanklichen Freiheit einher, als sie das Alltagsbewusstsein zulässt, wodurch innere »Suchprozesse« und neue assoziative Verknüpfungen erleichtert werden. Die menschliche Informationsverarbeitung besteht nach konstruktivistischer Auffassung, die sich neurophysiologisch gut untermauern lässt, nicht etwa darin, sich direkt an der Wahrnehmung der Realität, im Sinne von S. Freud am Lustprinzip oder im Sinne von B. F. Skinner an der positiven Vertärkung zu orientieren. Vielmehr besteht Orientierung des Organismus darin, aus bisheriger Erfahrung konstruierte Modelle der Realität auf Wahrnehmungen und Handlungentwürfe im Sinne J. Piagets als Assimilationsversuch anzuwenden und dann die mangelnde Präzision der Vorhersage im günstigen Fall durch Akkomodation der Modelle zu verbessern (Laukkonen und Slagter 2021). Diese impliziten Modelle entstehen anhand der Alltagsvernunft und dem Selbstbild – d. h. neurophysiologisch gesehen unter Einfluss des Default-Mode-Netzwerkes (mit Beteiligung des präfrontalen Kortex und des Prekuneus). Genau dieses Netzwerk, das schweifende Gedanken und theoretische Spekulationen generiert, ist in der hypnotischen Trance mehr oder weniger außer Kraft gesetzt. Das heißt, dass im Zustand der hypnotischen Trance keine gedankliche Überarbeitung der Wahrnehmungen und Handlungsentwürfe stattfindet, was wiederum bedeutet, dass die oben erwähnten Modelle der Realität unterlaufen werden und sich der Organismus mit dem Input der Sinnesorgane und der Interozeption, mit Bildern, Erinnerungen und Suggestionen vorbehaltlos befasst. Gewissermaßen ohne stille Kommentare wie: »Das kann doch gar nicht funktionieren« (Ratio) oder »Kann ich das? Was werden die anderen denken?« (Selbstbild) u. ä. Hypnotische Trance könnte man daher einen Zustand der »Ichlosigkeit« nennen, in dem das Alltags-Ich mit seinen vorgefassten Begriffen und Vorstellungen (ähnlich wie im Traum) vorübergehend außer Kraft gesetzt wird.

Diese vorbehaltlose Verarbeitung ist unterhalb des komplexen Assimilationsprozesses angesiedelt und mehr am Hier und Jetzt, der sinnlichen Wahrnehmung, der auftauchenden Bilder und Gedanken orientiert und weniger an dem, was war und dem, was sein wird. Das bringt eine erhöhte Durchlässigkeit von Bildern und somatischen Prozessen mit sich und kann zur Beeinflussung medizinischer und psychosomatischer Probleme, zur Unterbrechung motorischer Muster, zur Erweiterung des Selbstbildes und anderer kognitiv-affektiver Schemata sehr nützlich sein, wie Erickson immer wieder betont hat und wie es in seinen Prinzipien (s. u.) zum Ausdruck kommt.

Wissenschaftstheoretisch favorisiert die Hypnotherapie daher einen Standpunkt, in dem davon ausgegangen wird, dass Denken und Verhalten durch Schemata gesteuert werden, in die bestimmte, begrenzende Konzeptionen bezüglich der Umwelt und des Selbstverständnisses eingehen. Der veränderte Bewusstseinszustand der hypnotischen Trance erleichtert eine Revision von solchen Sichtweisen und Haltungen, an denen der Organismus aus Gründen der Gewohnheit und Bahnung festhält, obwohl sie zugegebenermaßen dysfunktional geworden sind. Die allgemeinen hypnotischen Phänomene (Katalepsie, Zeitverzerrung, Amnesie, Hypermnesie, sensorische Illusionen) zeigen anschaulich, wie weit die Alltagsvernunft in der Trance zurücktreten kann. Sie sind experimentell gut untersucht worden, wogegen manche der theoretischen Annahmen der Erickson'schen Hypnotherapie, z. B. bezüglich der Wirkungsweise strategischer Interventionen oder der Notwendigkeit von Amnesie und Konfusion bisher eher spekulativ sind.

Ein wesentliches Merkmal hypnotherapeutischer Arbeit liegt im ressourcenorientierten Vorgehen, d. h. der Ausrichtung auf die Fähigkeiten und noch unentwickelten Potenziale der Patientin oder des Patienten und nicht auf deren Defiziten. Während die defizitorientierte psychiatrische Diagnostik eher zu einer Selbstwertschwächung der Patientin oder des Patienten beiträgt, wird mit dem »Utilisationsprinzip« darauf hingearbeitet, Selbstheilungskräfte zu mobilisieren. Symptome – etwa Suchtverhalten, Phobien, Zwänge, Somatisierungen und zum Teil auch Schmerzen – werden als (meist obsolete) Lösungsversuche für bestimmte Probleme verstanden. Dafür wird in der Therapie eine Alternative angestrebt, die sich vom Problemverhalten dadurch unterscheidet, dass dafür bisher ungenutzte eigene Möglichkeiten der Patientin oder des Patienten einbezogen (utilisiert) werden.

Mehr als in anderen Therapieformen wird das Behandlungsangebot auf die Individualität der Patientin oder des Patienten abgestimmt. Es richtet sich nicht so sehr nach einem neu zu erlernenden Soll-Zustand, sondern versucht den Ist-Zustand und manchmal sogar das Symptom selbst für eine Veränderung zu nutzen. So entdeckte Erickson in der Wohnung einer vereinsamten, in ihre Depression versunkenen alten Dame ein (einsames) Usambarveilchen und animierte sie, Usambaraveilchen zu züchten und sie schließlich auf dem Wochenmarkt zu vertreiben. Die Betonung der individuellen Besonderheiten unterstützt auch die Entwicklung einer positiven therapeutischen Beziehung. Dabei dient der charakteristische Interaktionsstil des Gegenübers als Hinweis für die Gestaltung der Therapiebeziehung, was auch in Hinblick auf die Psychodynamik der Beziehung und eine eventuelle Strukturschwäche (»Ich-Struktur-Niveau« ► Kap. 3.3) von Interesse ist. Mit Eigenschaften wie »Ressourcenorientierung«, »Utilisation« und veränderter Informationsverarbeitung bei inneren »Suchprozessen« erweist sich die Hypnotherapie als eine flexible Methode, die auch mit anderen Therapieformen kombiniert werden kann.

Ein Unterschied zu anderen Therapieformen besteht im Verzicht auf absolute Transparenz des Vorgehens in der Hypnotherapie und dem Vertrauen auf unbewusste Verarbeitungsprozesse. Es wird angenommen, dass die Patientin bzw. der Patient aufgrund einer (momentanen) Verengung des Erlebens nicht in der Lage ist, Ressourcen bewusst zu nutzen und ihr bzw. ihm dazu in hypnotischer Trance aufgrund der Vorbehaltlosigkeit der mentalen Verarbeitung besser geholfen werden kann. Das gelingt manchmal eher indirekt mithilfe von Strategien der Utilisation, der Verlagerung auf einen Nebenschauplatz mit Kaskadeneffekt, der Destabilisierung und der Beiläufigkeit (s. u.).

Empirische Belege der Wirksamkeit hypnotherapeutischer Interventionen liegen in unterschiedlichsten Bereichen vor, wie in der Schmerz- und Angstbehandlung und bei Verhaltensstörungen wie Tabakabusus und Übergewicht (Hagl 2020; Revenstorf, Peter und Rasch 2023). Hypnotherapie wurde 2006 vom Wissenschaftlichen Beirat Psychotherapie (WBP) der Bundesregierung als Behandlungsmethode für bestimmte Indikationen anerkannt (Wissenschaftlicher Beirat Psychotherapie 2006).

2.2 Die Haltung in der Hypnotherapie

In der Tradition des 19. und 20. Jahrhunderts wurde Hypnose als autoritäres Verfahren der Fremdsuggestion verstanden, die durch die in Trance erhöhte Suggestibilität besser rezipiert wird. Dagegen kann das Vorgehen Ericksons dadurch charakterisiert werden, dass an die Eigeninitiative der Patientin oder des Patienten appelliert wird. Ericksons Grundhaltung beinhaltet, die Patientinnen und Patienten auf die bereits erlernten Möglichkeiten zurückzuführen und dabei zu unterstützen, einen Weg zu beschreiten, der ihr oder ihm möglichst entgegenkommt (Pacing). In der Hypnotherapie wird versucht, es der Patientin und dem Patienten leicht zu machen, die Therapieangebote im Rahmen seiner bzw. ihrer kognitiven, emotionalen und sozialen Möglichkeiten anzunehmen. Einem Menschen, dem es wichtig ist, die Kontrolle über die Situation zu behalten, wird z. B. die Alternative angeboten, mit offenen oder geschlossenen Augen in Trance zu gehen, um ihm so einen Entscheidungsspielraum zu lassen. Mit einem skeptischen Menschen wird man dessen Zweifel teilen (z. B. »Ich weiß nicht, ob Sie heute schon wirklich tief in Trance gehen können«). Er wird nicht belehrt, selten wird ihm gut zugeredet und man wird darauf bedacht sein, ihm nichts »überzustülpen«. Die therapeutische Trance-Induktionen wurde von jeher als mütterlich fürsorglich und zugleich väterlich Sicherheit gebend verstanden (Ferenci 1909). Dabei wird im Auge behalten, Hypnose nicht im Dienste des eigenen Narzissmus zu verwenden, und darauf verzichtet, die Deutungshoheit an sich zu nehmen. Letzteres ist verbunden mit der Bereitschaft »zurück zu rudern«, wenn der »Rapport« verloren zu gehen droht.

Die Therapeutin oder der Therapeut suggeriert nicht Veränderungen, die ihm oder ihr vernünftig erscheinen, sondern überlässt es den internen »Suchprozessen« der Patientin oder des Patienten, was der nächste Schritt ist und welcher Lösungsweg für sie bzw. ihn passt. Die drei Prinzipien Ressourcenorientierung, Utilisation und Anregung von »Suchprozessen« entsprechen weitgehend dem, was auch Humanisten wie Carl Roger oder Fritz Perls unter einer angemessenen Psychotherapie verstehen.

In der Hypnotherapie wird davon ausgegangen, dass das Symptom ein Lösungsversuch ist, der unter bestimmten Umständen und zu einer bestimmten Zeit funktional gewesen sein kann, aber obsolet geworden ist. Beispielsweise wird dem strengen und strafenden Gewissen vieler Depressiver (»Über-Ich« ▶ Kap. 3.3, »Genug-Ort« ▶ Kap. 6.8) eine gute Absicht unterstellt – etwa dafür zu sorgen, dass man Anerkennung erhält, sich nicht abgelehnt fühlt etc. Diese gute Absicht gilt es anzuerkennen und auf anderem Wege zu erreichen, etwa durch Mitgefühl sich selbst gegenüber. Dadurch kann das Gewissen mit der Zeit milder und vielleicht sogar unterstützend werden. Es geht also nicht um die Beseitigung eines Defizits, sondern um eine Erweiterung des Erfahrungsspektrums und des Selbstverständnisses. Dabei kommen Ericksons therapeutische Prinzipien zur Anwendung, hier noch einmal zusammengefasst:

- *Utilisation:* Die individuellen Merkmale (z. B. Werthaltungen) und Interaktionsmuster (z. B. Kontrollbedürfnis) inkl. des Symptoms und des sog. »Widerstands« (Selbstbestimmtheit) werden für die Veränderung genutzt. Ein Sonderfall der »Utilisation« ist die Technik des »Pacings« und »Leadings«, wobei die Patientin bzw. der Patienten therapeutisch zunächst gespiegelt wird, um dann allmählich kleine Veränderungen in die Darstellung einfließen zu lassen.
- *Minimale Veränderung mit Kaskadeneffekt:* Um die Veränderung einzuleiten, wird oft an einer scheinbar irrelevanten Stelle, auf die die Patientin oder der Patient nicht vorbereitet ist, sozusagen auf einem Nebenschauplatz, begonnen. War das erfolgreich, ergibt sich unter Umständen eine Neuorganisation des Gesamtsystems im Sinn eines Domino- oder Kaskadeneffektes.
- *Destabilisierung:* Um das Aufgeben festgefahrener Positionen und Verhaltensmuster zu erleichtern, kann durch affektive, kognitive oder interaktive Destabilisierung (»Konfusion«) die mentale Beweglichkeit der Patientin oder des Patienten wiederhergestellt werden. In der Folge ist die Problemlösung oder Annahme einer förderlichen Suggestion erleichtert. Destabilisierung eignet sich als therapeutisches Prinzip bei Vorliegen einer rigiden (neurotischen) Persönlichkeitsstruktur. Bei emotionaler Instabilität hingegen, bei der es eher um Förderung einer besseren Strukturiertheit geht (»Ich-Struktur« ▶ Kap. 3.4.3), ist eine Destabilisierung nicht empfehlenswert.
- *Beiläufigkeit:* Um den Widerstand zu umgehen, hat Erickson diverse Kommunikationsmuster vorgeschlagen, die die relevante Information indirekt vermitteln (»Einbettung«, »Implikation«, »Stellvertreter«, »Negation der Negation«, »Pacing« und »Leading«).
- *Schutz des Unbewussten:* In hypnotischer Trance gefundene Lösungen können manchmal noch nicht in die Rationalität des Alltagsdenkens integriert werden. In diesem Fall sollte Zeit für eine implizite Konsolidierung der Inhalte gelassen werden. Dazu erweist sich eine vorläufige oder teilweise Amnesie bzw. Ablenkung vom Thema als nützlich, bis eine Konsolidierung stattgefunden hat. Auch können unwillkürliche Körperreaktionen als implizites Signalsystem (Ideomotorik) verwendet werden, um das unbewusste, präverbale Einverständnis für bestimmte Veränderungschritte einzuholen.
- *Nichtwissen und Absichtslosigkeit:* Um die Patientin oder den Patienten in seiner oder ihrer Kreativität und der Selbstheilungskompetenz nicht zu behindern, legte Erickson es nahe, sich soweit wie möglich diagnostischer Kategorien und Hypothesen über Motive und Ziele der Patientin oder des Patienten zu enthalten bzw. sie kurzfristig zu revidieren. Allerdings ist für depressive Menschen Kreativität ebenso wie Entscheidungsfähigkeit oft eine Überforderung. Daher ist es speziell bei Depressiven und anderen Menschen in verzweifelten Situationen, wie z. B. bei akutem Trauma oder Verlust, sinnvoll, ihnen direkt und zielorientiert mit Rat und Tat praktisch zur Seite zu stehen.

- *Suggestionen:* Sowohl »direkte Suggestionen«, z. B. als »Posthypnotische Aufträge«, wie auch indirekte Suggestionen durch Bilder und Metaphern oder eingestreute Suggestionen werden als hilfreich erachtet.
- *Suchprozesse:* Die Patientin oder der Patient wird zu Projektionen angeleitet (»Bildschirmtechniken«) und bei der progressiven Entwicklung von Lösungsvisionen oder der regressiven Suche nach Ressourcen bzw. der Aufarbeitung von belastenden Situationen in Trance begleitet.
- *Ideomotorik:* »Ideomotorische Signale« werden als Quelle des impliziten Wissens, z. B. mit der Methode der »Handlevitation« (▶ Kap. 5.8), genutzt, um u. a. die Toleranz für die Konfrontation mit einer belastenden Situation zu überprüfen.

Bei der Anwendung dieser Prinzipien wird klar, dass durch die Einbeziehung unbewusster Prozesse auch das, was im emotionalen Gedächtnis in Form von Bindungsmustern gespeichert ist, in der Hypnotherapie berührt wird. Und zwar zum einen als Erfahrungen, die im Hintergrund Handlungen und Befindlichkeit beeinflussen und Ressourcen für einen Veränderungsprozess darstellen, oder als solche, die korrigiert werden können. Zum anderen können die gebahnten Beziehungsmuster, ohne explizit analysiert zu werden, bei der Gestaltung der therapeutischen Beziehung berücksichtigt werden. So kann man etwa einer Person, die auf Hamonie und Kontakt in der Beziehung angewiesen ist, bei der »Handlevitation« durch Berührung und Anheben des Handgelenks helfen, was man bei einem Menschen, dem es wichtig ist, eine gewisse Distanz zum Anderen aufrecht zu erhalten, unterlassen würde. Insofern ist es wichtig, die Psychodynamik der Störung und die Beziehung zwischen Patientin bzw. Patient und Hypnotherapeutin oder Hypnotherapeut (im Sinne von Übertragungs- und Gegenübertragungsprozessen) in besonderem Maße zu beachten. Dabei sollte man im Blick behalten, dass der Zustand der hypnotischen Trance mit erhöhter Vulnerabilität einhergeht und großes Vertrauen zur Therapeutin oder zum Therapeuten erfordert. Manche Techniken sind daher vor allem für Menschen mit stabilen Ich-Funktionen hilfreich und müssen im Falle einer geringer integrierten Ich-Struktur im Sinne einer stärkeren Führung und Strukturvorgabe modifiziert werden (»Ich-Funktionen« ▶ Kap. 3.4). Hier ist Transparenz der therapeutischen Inhalte tatsächlich wichtig sowie das Angebot von Selbstkontrollmöglichkeiten und das Erlernen von Selbsthypnose. Die Therapeutin oder der Therapeut überprüft ständig, ob die hypnotischen Suggestionen (ebenso wie andere Angebote) rezipiert werden. Anhand von nonverbalen körperlichen Reaktionen (etwa Atmung, Mimik, Körperbewegungen, Schwitzen, Zeichen von Anspannung) der Patientin oder des Patienten wird entschieden, ob beispielsweise eine Nachfrage oder (intuitive) Veränderung der Vorgehensweise angebracht ist. Ebenso ist es wichtig, als Therapeutin oder der Therapeut darauf zu achten, wann die Patientin oder der Patient vom Wert der Behandlung nicht mehr überzeugt ist (Abbruchgedanken) und dies als ein wertvolles Signal aufzunehmen, um eine Bilanz zu ziehen und bisherige Hypothesen zu revidieren. Zur Fürsorglichkeit gehört auch, dass für eine hypnotische Trance – selbst wenn sie nicht explizit eingeleitet wurde – eine (allein schon aus versicherungstechnischen Gründen) geeignete Rückführung (»Reorientierung«) angeboten wird, damit keine Schäden aufgrund von mangelnder Wachheit nach Verlassen der Therapiesitzung auftreten.

Zusammengefasst: Hypnotherapie orientiert sich während des gesamten Therapieprozesses an den Zielen, Symptomen, Bedürfnissen und Besonderheiten jeder einzelnen Patientin und jedes einzelnen Patienten und regt innere »Suchprozesse« an. Hypnotherapie vermeidet im Allgemeinen pädagogisch, didaktisch oder intellektualisierend vorzugehen. Das bedeutet, dass alle Module in diesem Buch mit den aktuellen und konkreten Themen und Problemen der Patientin oder des Patienten abgeglichen und auf diese bezogen werden müssen. Hierbei helfen neben dem, was die Patientin oder der Patient sprachlich ausdrückt, auch – insbesondere während des Trancezustandes – die nonverbalen körperlichen Reaktionen (Atmung, Mimik u.s.w.) sowie ideomotorische Signale.

2.3 Hypnotherapeutische Basisstrategien

Hypnose ist, obwohl die älteste, auch eine zeitgemäße Therapieform, weil sie in sehr praktischer Weise integrativ ist und von einer psychosomatischen Ganzheit ausgeht. Sie nimmt außerdem eine Brückenfunktion zwischen Medizin und Psychologie ein, da sie somatische und psychische Prozesse ineinander verwebt. Hypnotherapie ist in ihrem Ansatz sowohl psychodynamisch (Berücksichtigung unbewusster Prozesse) wie systemisch (Berücksichtigung der Selbstorganisation) verwurzelt. Sie entspricht in vielen ihrer grundlegenden Annahmen einem humanistischen Menschenbild und bezieht sich auf Lernprozesse, z. B. durch Hausaufgaben wie in der Verhaltenstherapie. Da es sich um eine vielschichtige Kommunikationsform handelt, erleichtert Hypnose den Zugang zu diversen Ebenen des Erlebens. Im Spektrum der unterschiedlichen Manifestationen der Depression (somatisch, kognitiv, affektiv, sozial) sollte die Therapie zunächst an der Stelle ansetzen, wo die Patientin oder der Patient am ehesten ansprechbar ist, und erst später dort, wo die größeren Hürden für seine oder ihre Entwicklung liegen. Daraus resultiert ein starkes Interesse an der Individualisierung des therapeutischen Angebots[3].

Hypnotherapie geht auf verschiedenen Ebenen mit dem Problem der Patientin oder des Patienten um. Auf der *Symptomebene* z. B. kann es darum gehen, bei einem depressiven Menschen die Aktivierung im Alltag zu fördern. Auf der *Konfliktebene* kann man die Bewältigung einer früheren Erfahrung hypnotisch unterstützen, z. B. den Konflikt mit einem abwertenden Vater. Es kann eine *explizite* Lösung des Problems angestrebt werden, wenn das Ziel und der Lösungsweg bekannt sind: etwa die Bereitstellung eines »Sicheren Ortes« zur Stabilisierung. Und es kann *implizit*

3 Letzteres gilt es insbesondere vor dem Hintergrund dieses Manuals zu berücksichtigen. Die Manualisierung hypnotherapeutischer Trancen zielt unseres Erachtens gerade nicht auf eine standardisierte hypnotherapeutische Behandlung. Vielmehr soll das Manual Therapeutinnen und Therapeuten in ihrer praktischen, individualisierten Anwendung ihres hypnotherapeutischen Wissen weiter befähigen und unterstützen, sowie in einem systematisch-orientierenden Sinne die Grundlage für die weitere wissenschaftliche Untersuchbarkeit der Hypnotherapie leisten.

nach einer Lösung gesucht werden, wenn der Weg und das Ziel nicht klar sind, z. B. bei Entscheidungsprozessen. Die implizite Unterstützung kann auf mindestens zwei Arten geschehen: Nämlich durch *ideomotorisches Befragen* des »Unbewussten«, d. h. des impliziten (stillen) Wissens nach Polanyi (1985) mit Hilfe von unwillkürlichen Körperreaktionen (»Handlevitation« ▶ Kap. 5.8). Oder es kann mit *Metaphern* implizit eine Erweiterung des semantischen Kontextes durch »Suchprozesse« angestoßen werden (»Therapeutische Geschichten und Metaphern« ▶ Kap. 2.5 und Online-Zusatzmaterial). Schließlich kann Hypnose neben den genannten spezifischen Vorgehensweisen auch *unspezifisch* zur Beruhigung, Distanzierung, zur Förderung einer Akzeptanzhaltung sowie als fürsorgliche Unterstützung seitens der Therapeutin oder des Therapeuten genutzt werden.

Nachdem diese generellen Strategien der Hypnotherapie erläutert wurden, sollen hier einige spezifische Interventionsformen aufgelistet werden, um einen Einblick in die Vielfalt der hypnotischen Vorgehensweisen zu geben. Ohne Anspruch auf Vollständigkeit ergibt sich folgendes Repertoire an »Basistechniken« der Hypnotherapie:

1. Permissive oder direktive Kommunikation nach Bedarf und Ich-Struktur
2. »Einstreuung« und Mehrfachbotschaften (▶ Kap. 2.4.3 und ▶ Kap. 3.3.1)
3. Umdeutung (»Reframing«) von Misserfolgen, Symptomen etc.
4. Kreierung von Ressourcen-Orten (»Sicherer Ort«, »Wohlfühl-Ort« u.s.w.)
5. »Affektbrücke« und »Ressourcensuche« und deren Transfer (»Ankern«)
6. »Formale Trancen« oder »beiläufige Trance-Einleitung« nach Bedarf
7. »Regressive Rekonstruktion« und Versorgung von traumatischen Erfahrungen
8. »Progressive Vorgehen« zur Kreation von Lösungsvisionen
9. Monologische Induktion zur suggestiven Nutzung der Trance
10. Dialogische Induktion zur explorativen Nutzung der Trance
11. »Direkte Suggestion« bei bekanntem Lösungsweg
12. Divergente »Suchprozesse« bei nicht-bekanntem Lösungsweg
13. »Externalisierung« von Zielvorstellungen und Symptomen (z. B. Anthropomorphisierung des Symptoms als »Ungebetener Hausgast«)
14. Verwendung von »Symbolen« und »Metaphern« zur impliziten Kontext-Erweiterung
15. »Kinotechnik« zur »partiellen Dissoziation« und sukzessiven Annäherung
16. »Ideomotorik« zur Berücksichtigung impliziten Wissens (▶ Kap. 5.8)
17. Nutzung von Übertragung in Hypnose für »Nachbeelterung« in bestimmten Situationen
18. »Posthypnotische Suggestionen« für den Transfer in den Alltag

2.4 Überschneidungen

2.4.1 Magie

Es ist nicht zu übersehen und für manche Menschen auch verstörend, dass der Hypnose etwas Numinoses anhaftet. Sie berührt – zumindest in der Volksmeinung – Abgründe wie die Aufdeckung unangenehmer, bisher gut gehüteter Geheimnisse, den Kontrollverlust über eigene Affekte, das Ausgeliefertsein an die Hypnotiseurin bzw. den Hypnotiseur durch Manipulation und den Verdacht von Hokuspokus. Hypnotherapie ist in der Vorstellung vieler Menschen nahe der oft peinlichen, beschämenden und entwürdigenden Showhypnose angesiedelt. Achtsamkeit, die ähnlich wie die Hypnose einen veränderten Bewusstseinszustand darstellt, in dem die schweifenden Gedanken zurücktreten, macht dagegen keine Angst; sie bezieht ihre Legitimation aus der schlichten und weitgehend transparenten Vorstellung von Meditation und schließt zudem eine spirituelle Entwicklung mit ein. Daher muss für die Akzeptanz der Hypnose unter Umständen etwas getan werden, um bei Bedarf irreführende Vorstellungen der Patientin oder des Patienten zu revidieren.

2.4.2 Tiefenpsychologie

Freud stellte Anfang des 20. Jahrhunderts in der hypnotischen Trance eine starke Übertragungsreaktion fest, die er erotisch interpretierte. Später stellte man fest, dass die Trance selbst auch ohne Hypnotiseur als ein veränderter Bewusstseinszustand hergestellt werden kann. Dieser Zustand, der primärprozesshaftes Denken auslösen kann, begünstigt Regression und in der Folge eine Übertragung. Ein wesentliches Prinzip der Hypnose besteht außerdem darin, dass die Patientin oder der Patient durch gesteigerte Erinnerungsfähigkeit und eine verminderte Abwehr in hypnotischer Trance abgespaltene Erlebnisse erinnern kann, die in der Hypnose mithilfe einer Rekonstruktion bewältigt werden könnten. In einem psychodynamischen Verständnis kann Hypnose somit regressive Prozesse auslösen, aufdeckend auf dissozierte oder affektiv belastete Inhalte wirken und die Übertragungs-Gegenübertragungs-Beziehung zwischen Therapeutin bzw. Therapeut und Patientin bzw. Patient verändern.[4]

Aus der Sicht der Tiefenpsychologie Jungs (1921, S. 444–528) ermöglicht hypnotische Trance eine Dissoziation der dominanten Persönlichkeitsstruktur (»Ich-Komplex«). Dabei wird die Kohärenz stiftende Funktion des Alltags-Ich an die Therapeutin oder den Therapeuten delegiert und verdrängte Ich-Anteile können wahrgenommen werden, die sonst im Hintergrund bleiben – wie »Anima«, »Animus« oder »Schatten« (Hall 1982).

4 Wohl unter anderem aus den hier genannten Gründen ist Hypnose in der Einzelbehandlung nicht Teil der Interventionen der tiefenpsychologisch fundierten oder analytischen Psychotherapie im Sinne der geltenden Richtlinientherapie in der BRD, wohingegen Hypnose in der Einzelbehandlung als übende bzw. suggestive Intervention in der Verhaltenstherapie Anwendung finden kann (vgl. dazu Gemeinsamer Bundesausschuss (G-BA) 2020).

Hypnotherapie beschäftigt sich mit verschiedenen Ebenen der Kommunikation als Zugang nicht nur zu den bewussten, sondern auch zu den unbewussten Schichten. Es wird zunächst das *Wachbewusstsein* zur Schaffung des »Rapports« und für die Tranceinduktion angesprochen, das *Vorbewusste* für auftauchende »hypnoide« Bilder und das *Trancebewusstsein* zur abwehrfreien Bearbeitung belasteter Inhalte sowie schließlich die *Subliminalebene* durch die Verwendung auditiv markierter »Einstreusuggestionen«. Metaphern vermitteln außerdem Inhalte auf einer symbolischen Ebene, die nicht durch Argumente, sondern durch Analogieschluss überzeugen (s. u.). Hypnotherapie stellt daher ein umfassendes Instrument zur Anregung und Begleitung therapeutischer Prozesse dar.

2.4.3 Verhaltenstherapie

Für die Verhaltenstherapie ergeben sich verschiedene Schnittstellen mit der Hypnose. Traditionell wird Verhaltenstherapie als Veränderung des beobachtbaren Verhaltens und der Herstellung von Bedingungen verstanden, die diese begünstigen (Auslöser, Kompetenzen, Kontingenzen). Durch Übung, Rollenspiel und Exposition werden Neu- oder Umlernprozesse angestoßen. Auch gehört zur Verhaltenstherapie die in-sensu-Vorbereitung bestimmter in-vivo- Erfahrungen, dabei vertritt die Imagination die Realitätserfahrung. So können z. B. phobische Reize in der Vorstellung desensibilisiert oder Konfrontationen mit schwierigen Personen in der Phantasie vorgenommen werden.

Man kann therapierelevante Inhalte auf mindestens vier verschiedene Arten nahebringen: durch Erfahrung, durch Vorstellung, sprachlich-argumentativ oder sprachlich-metaphorisch. Während in der Verhaltenstherapie in vivo, in sensu und argumentativ sowie durch Selbstbeobachtung oder Modellbeobachtung gearbeitet und die direkte Erfahrungsebene betont wird, nutzt Hypnotherapie außerdem paraverbale und metaphorische Ausdrucksmöglichkeiten und zielt damit auch auf die subliminale und die symbolische Ebene der Kommunikation ab. Hypnose wird als Technik verwendet, in dem die Imagination und Fokussierung eines bestimmten Inhalts quasi-reale Qualität annimmt. Dadurch können *progressiv* neue Erfahrungen vorbereitet oder *regressiv* formative Erfahrungen in sensu revidiert werden. Die in Trance erhöhte Empfänglichkeit für Suggestionen und intensivierte Vorstellung spielen als probeweise Erfahrung dabei gleichermaßen eine Rolle. *Indirektheit* wird genutzt, um zieloffene »Suchprozesse« zu fördern, sowie Haltungen, Verhalten und Vorstellungen zu bahnen, die bewusst abgewehrt werden. Auf der anderen Seite können *direkte* Verschreibungen als »Posthypnotische Suggestionen« den Transfer aus dem Tranceerleben in den Alltag erleichtern.

Die verschiedenen Therapieschulen setzen mit ihren Interventionen an den unterschiedlichen Aspekten der Depression an und können sich synergetisch ergänzen. So können kognitive Interventionen, wie Psychoedukation oder Erklärungsmodelle, dazu beitragen, Schuldgefühle oder negative Attribuierungen argumentativ zu entkräften. Hypnotherapeutisch können »indirekte Suggestionen« der Patientin oder dem Patienten z. B. durch die »Einstreutechnik« und Metaphern Informationen nahebringen, ohne sie oder ihn direkt zu belehren. Zur Entlastung von Schuld und Scham kann z. B. folgende Formulierung verwendet werden: »... und ist es nicht so, manchmal gibt es schicksalhafte Verknüpfungen ... und Kinder sind nicht verantwortlich für das Glück ihrer Eltern ... auch wenn es in einem bestimmten Alter ganz natürlich ist, dass Kinder auf eine solche Art denken ... und heute können Sie ...«

2.4.4 Achtsamkeit

Die Ähnlichkeit und Überschneidungen von Achtsamkeitsmeditationen und Hypnose sind vielfältig und augenfällig. Beide Methoden bedienen sich z. B. der Fokussierung der Aufmerksamkeit, häufig auf die Wahrnehmung körperlicher Empfindungen (Atmung) und ähnlich wie auch bei bestimmten Entspannungsmethoden. Was Hypnotherapie von Achtsamkeit deutlich unterscheidet ist, dass erstere die Veränderung zum Ziel hat, die Patientin oder den Patienten aus dem gegenwärtigen Erleben (»Problemtrance«) in die Vergangenheit (»Regression«) oder in die Zukunft (»Progression«) zu führen. Dagegen ist es ein Prinzip der Achtsamkeit, das gegenwärtige Erleben zu fokussieren und nichts zu verändern, sondern alles so zu akzeptieren, wie es ist. Ein weiteres Unterscheidungsmerkmal ist das Anstreben vollkommener Bewusstheit in der Achtsamkeit, während in der Hypnose die Möglichkeit besteht, sich durch »Dissoziation« und sogar »Amnesie« von belastenden Reizen und Erinnerungen zu distanzieren. Auch spielt das Übertragungs- und Gegenübertragungs-Geschehen in der Achtsamkeitsmeditation keine größere Rolle, während die Hypnotherapie die Beziehungsdynamik zwischen Therapeutin oder Therapeut und Patientin bzw. Patient nutzt, um die kindliche Lernhaltung der Patientin oder des Patienten zu fördern. In der Achtsamkeit dagegen bleibt die Patientin bzw. der Patient erwachsen.

Achtsamkeit ist wie jede andere Meditation als Selbstanwendungsmethode gedacht. Hypnose dagegen profitiert von einer kompetenten Anleitung durch speziell geschulte Therapeutinnen oder Therapeuten – auch wenn »Selbsthypnose« eine wichtige Transferfunktion in den Alltag darstellt. Man kann nicht darüber hinwegsehen, dass Achtsamkeit, obwohl sie wie die Hypnose eine heilsame Bewusstseinstechnik ist, leichter angenommen wird, da sie keine Befürchtungen auslöst, einfacher strukturiert ist und in der Selbstanwendung alltagstauglicher ist als Hypnose.

2.4.5 Systemische Therapie

Hypnotherapie hat systemische Charakteristika, wenn man die kognitiv-emotionale Verarbeitung und das Verhalten der Patientin oder des Patienten als System mit unterschiedlichen inneren Anteilen versteht, wie etwa Richard Schwartz' Ansatz der inneren Familie (Schwartz 1997) oder Gunther Schmidts Arbeiten zur hypnosystemische Therapie (Schmidt 1985). Unter Interventionen, die systemische Eigenschaften nutzen, fallen die strategischen Aspekte z. B. der Konfusionstechnik als »Destabilisierung« des kognitiven Systems. Auch die Verwendung von Humor und Überraschung dient der Destabilisierung des kognitiv-emotionalen Systems ebenso wie die Provokation von Widerstand durch eine vorgetäuschte Negation therapeutischen Fortschritts. Auch minimale strategische Veränderungen im Verhalten, indem zunächst nur ein Teil verändert wird und der Rest sich als Folge umorganisiert, gehören zum Repertoire der an Erickson orientierten Hypnotherapie.

2.5 Therapeutische Geschichten und Metaphern

2.5.1 Funktionen von Metaphern

Geschichten, Metaphern, Gleichnisse, Märchen, Mythen, Parabeln und Fabeln sind immer in allen Kulturen verwendet worden, um Erfahrungen weiterzureichen, Identität zu schaffen, Veränderungs- und Übergangsprozesse zu fördern und Einfluss auszuüben. Sie werden erzählt, um zu unterhalten und um direkte oder auch indirekte Mitteilungen zu machen. Durch Geschichten und Metaphern Einfluss auf menschliches Verhalten zu nehmen, hat eine lange Tradition. Die historischen Beispiele reichen von Platos »Höhlengleichnis« bis zu den Gleichnissen Jesu und Buddhas. Auch die Erzählungen Homers, die Fabeln Äsops oder Lafontaines enthalten Belehrungen über Lebensphilosophie und moralisch richtiges Handeln. Jeder kennt aus seiner Kindheit Märchen, in denen böses Verhalten bestraft und gutes belohnt wird. Und schließlich kann man die Märchensammlung von 1001 Nacht, die etwa um 800 nach Christus entstand, als erste dokumentierte Therapie mittels Metaphern betrachten.

Milton H. Erickson verwendete in seinem Ansatz moderner Hypnose häufig und außerordentlich geschickt Geschichten zu therapeutischen Zwecken. Er hielt die indirekte Kommunikation in manchen Fällen der traditionellen Hypnose mit ihren direkten Suggestionen für überlegen. Es ließ sich auch empirisch nachweisen, dass dies z. B. für die Bewältigung chronischer Schmerzen zutrifft (Hoppe 1983). Indirekte und metaphorische Suggestionen können effektiver sein als der alltagssprachliche Diskurs, da diese dem Zuhörer die Freiheit der Interpretation und damit Selbstbestimmung überlassen.

Geschichten lassen sich zu therapeutischen Zwecken in allen Therapiephasen einsetzen. Außerdem weisen das Hypnotisieren und das Erzählen von Geschichten formale Ähnlichkeiten auf: Es gibt jeweils eine aktive Erzählerin oder einen Erzähler bzw. eine Hypnotiseurin oder einen Hypnotisieur und eine passiv-rezipierende Zuhörerin bzw. einen Zuhörer. Die erzählende Person kann dabei, wie eine Hypnotiseurin bzw. ein Hypnotiseur, auf minimale nonverbale Rückmeldungen der zuhörenden Person achten und dementsprechend den Ablauf der Geschichte modifizieren.

Eine Zusammenstellung verschiedener therapeutischer Geschichten und Metaphern findet sich in den Onlinematerialien.

Die Funktionen von Metaphern sind vielseitig. Sie können einerseits der Distanzierung von einer festgefahrenen Situation dienen, regen andererseits Erinnerungen oder neue Assoziationen an und lösen innere Bilder aus. Im Einzelnen ergeben sich folgende Anwendungen:

1. »Rapport« (durch Aufgreifen von Metaphern und Sprachfiguren der Patientin oder des Patienten)
2. Bindung der Aufmerksamkeit durch affektiv geladene Geschichten wie Witze
3. »Beiläufigkeit«, denn es geht in der Metapher scheinbar nicht um die Patientin oder den Patienten
4. Widerstand umgehen, denn Geschichten handeln nicht von der Patientin oder dem Patienten selbst
5. »Konfusion« durch rätselhafte oder humorvolle Aussagen
6. Trägermaterial für Einstreuungen (siehe Ericksons Fall »Tomaten-Joe« in Haley 1978)
7. Auslösen von »Suchprozessen« (»Die drei Türen«; siehe Onlinematerialien, Metapher 31)
8. Stimulation von Umstrukturierungen durch unerwartete Wendungen in der Geschichte
9. Diagnostische Hinweise, wenn eine bestimmte, in eine Metapher verpackte Information angenommen wird
10. Informationsvermittlung
    - über psychologische Prozesse (»Der Einbeinige«; Onlinematerialien, Metapher 32)
    - um physiologische Prozesse auszulösen (z. B. Organbeschreibung: Blutstillung als Stausee)
    - zur Vermittlung allgemeingültiger Moral und ethischer Werte (Fabeln)
    - zur Ich-Stärkung, zum Abbau von Hilflosigkeit (»Steinpalme«; siehe Onlinematerialien, Metapher 33)
    - um Zukunft zu bahnen (»Raupen-Metamorphose«; siehe Onlinematerialien, Metapher 34)
    - um Hausaufgaben vorzubereiten (»Das Portrait des Vogels«; siehe Onlinematerialien, Metapher 35)

2.5.2 Theorie der Metapher

Der linguistischen Theorie (Kurtz 1997) nach beruht die kommunikative Wirkung einer Metapher auf einer Interaktion des Inhalts des Themas der Patientin oder des Patienten mit dem Inhalt der Metapher, wobei die Metapher auf bildhafte Weise eine übergeordnete Thematik vermittelt, sodass diese lediglich indirekt zur Sprache kommt und der Zuhörerin bzw. dem Zuhörer Raum lässt für eigene Interpretationen. Der gebahnte Bereich im assoziativen Netzwerk zu einem Thema scheint sich durch die Ausschmückung mit Metaphern sprunghaft zu erweitern, da die verbale Repräsentation dabei durch eine visuelle, akustische, szenische und affektive Repräsentation ergänzt wird, was zur Aktivierung nicht nur des semantischen, sondern auch des episodischen und eventuell des Körpergedächtnisses führt. Durch Metaphern wird der Phantasie und Intuition bei der Problemlösung mehr Raum gegeben. Häufig enthalten sie überraschende Wendungen, die einen Perspektivenwechsel der Zuhörerin oder des Zuhörers begünstigen (»Turandot«; siehe Onlinematerialien, Metapher 38), indem sie über die gewohnten Gedankengänge und Vorstellungen hinausgehen. Die Restriktivität des logischen Denkens dagegen führt oft nur zu ähnlichen Lösungsversuchen, die weiter in die Schwierigkeiten hineinführen (Lösungen erster Ordnung, Watzlawick et al. 1974), anstatt durch Perspektivwechsel die Probleme aufzulösen.

Drückt die Therapeutin oder der Therapeut sich mithilfe von »Metaphern« aus, dann generiert die Patientin bzw. der Patient aus dem Gesagten eigene Bilder in den Begriffen der eigenen Erfahrung. Das heißt, dass die Therapeutin oder der Therapeut sich nicht sicher sein kann, wohin die Metapher führt und in welcher Weise die Patientin oder der Patient sie für sich verarbeitet, nämlich gemäß seiner bzw. ihrer eigenen Lebenswelt. Wird »Baum« als Metapher für Wachstum oder Standhaftigkeit verwendet, so werden sich die Assoziationen einer Försterin zum Wort »Baum« von denen eines Sägewerkbesitzers oder einer Spaziergängerin vermutlich unterscheiden. Wird eine Erzählung über einen Hund eingeflochten, so wird diese von einer Briefträgerin mit anderen Erlebnissen verknüpft als von einem Tierschützer. Die Vielschichtigkeit an Bedeutungen, die eine Metapher auszeichnet, regt zu »Suchprozessen« an, die – auch für die Therapeutin oder den Therapeuten – zu überraschenden Ergebnissen führen können.

Da es um eigene Lösungen der Patientin oder des Patienten geht, sind Metaphern eher selten Belehrungen oder indirekt vermittelte Vorschläge für eine bestimmte Lösung, sondern stellen Impulse für einen divergenten inneren »Suchprozess« dar. Die Therapeutin bzw. der Therapeut kann davon ausgehen, dass die Patientin oder der Patient wahrscheinlich etwas anderes aus der Metapher macht als von Therapeutin oder Therapeut vermutet. Wenn eine Geschichte erzählt wird, geht die Patientin bzw. der Patient davon aus, dass sich die Therapeutin oder der Therapeut etwas dabei gedacht hat. Sie oder er weiß jedoch noch nicht, mit welcher Intention die Geschichte erzählt wurde. Dadurch wird die individuelle Suche nach einer Bedeutung der Geschichte gefördert.

Der Linguist Kurtz beschreibt die Wirkung einer Metapher als einen nonrationalen Vorgang, in dem sich das spezifischen Thema, wie in einer Liebesaffäre, der Metapher zögerlich hingibt – zögerlich, weil die Relevanz der Metapher nach den Regeln der gewohnten Alltagsvernunft nicht stringent nachvollziehbar ist. Damit die Metapher gut angenommen wird, sollte sie vier Merkmale haben:

- *Analogie:* Es muss eine gewisse thematische Schnittmenge zwischen dem persönlichen Anliegen der Patientin oder des Patienten und der Metapher gegeben sein, sodass die Inhalte von Thema und Metapher sich verbinden lassen, doch sollte die Analogie nicht zu deutlich sein, um die Suche nicht zu verhindern (Beispiele für depressive Patientinnen und Patienten ► Kap. 2.5.3).
- *Verfremdung:* Die Metapher sollte aus einem anderen semantischen Kontext stammen (Tierwelt, Historie, Märchen), sodass die Patientin oder der Patient vom eigenen Thema abgelenkt ist und die Analogien beiläufig rezipiert werden.
- *Reibungsfläche:* Die Metapher sollte eine gewisse Spannung erzeugen, die nach Auflösung drängt, was dadurch geschieht, dass eine unerwartete Wendung (s. u.)

die Dissonanz auflöst. Wie etwa im »Märchen von Turandot«, dessen Grausamkeit durch die Liebe überwunden wird (siehe Onlinematerialien, Metapher 38).
- *Transformation:* Da die Patientin bzw. der Patient in einer Sackgasse steckt, soll die Metapher eine Wendung enthalten (Zauber, Reifung, Glück, Verdienst, Gnade etc.), die die Patientin bzw. der Patient in eigener Weise in seinen oder ihren Lebenskontext übersetzt (etwa die Verwandlung der Raupe in einen Schmetterling) und dabei ihren bzw. seinen semantischen Raum so erweitert, dass dies eine Befreiung aus der Sackgasse möglich erscheinen lässt.

2.5.3 Metaphern in der Arbeit mit depressiven Patientinnen und Patienten[5]

Eine depressive Patientin bzw. ein depressiver Patient reagiert besonders empfindlich gegenüber Belehrungen und Anweisungen. Sie oder er empfindet dies leicht als Abwertung und Botschaft, dass sie bzw. er es nur richtig machen müsse, dann würde schon alles besser werden, was impliziert, dass sie bzw. er es bisher nicht hinbekommen hat. Geschichten, die belehrend und erzieherisch daherkommen, werden bei depressiven Patientinnen und Patienten Widerstand und Ablehnung provozieren. Dies sollte unbedingt vermieden werden. Geschichten sollte man sparsam verwenden und beiläufig einflechten. Die »Beiläufigkeit« kann man durch verschiedene Stilelemente erreichen.

Sich selbst oder einen anderen als Adressat bezeichnen: Dies hat den Vorteil, dass die Patientin oder der Patient die Geschichte auf sich beziehen kann, aber nicht muss. Einleitende Wendungen könnten sein:

- »Mir selbst wurde einmal eine Geschichte erzählt, die ich nicht richtig verstanden habe, die ich aber irgendwie interessant fand …«
- »Ein Patient erzählte einmal die folgende Geschichte …«
- »Einer Freundin von mir wurde einmal die folgende Geschichte erzählt …«
- »In einer Situation, wo es einem Patienten einer Kollegin ziemlich schlecht ging, wurde ihm einmal die folgende Geschichte erzählt …«

Die Ablehnung der Geschichte vorwegnehmen: Den potenziellen Widerspruch vorweg zu nehmen erhöht die Akzeptanz, da explizit davon ausgegangen wird, dass die Geschichte ohnehin nicht passend ist:

- »Ein Freund erzählte mal eine Geschichte, wobei ich mich gefragt habe, warum er mir das erzählt, und was ich damit anfangen sollte …«
- »Eine Patientin hat sich mal über die folgende Geschichte geärgert …«
- »Studierende haben einmal gefragt, was die folgende Geschichte sollte …«
- »Wahrscheinlich werden Sie mit dieser Geschichte gar nichts anfangen können, …«

5 Dieser Abschnitt stammt von Ortwin Meiss.

- »Manche Geschichten sind für andere hilfreich, während man selbst wenig damit anfangen kann. Eine Freundin erzählte mal die folgende Geschichte …«

Eingebettete Geschichten: Um eine Geschichte indirekter und weniger aufdringlich zu machen, kann man sie in eine Rahmengeschichte einbetten. Man erzählt die Geschichte von jemandem, die oder der eine Geschichte von jemandem hört. Die für die Patientin oder den Patienten relevante Geschichte ist in die andere eingebettet und wird von dieser quasi umrahmt. Oft wird sie dadurch bewusst nicht mehr erinnert, gleichwohl wirkt sie auf unbewusster Ebene.

Am besten ist die Nutzung von Geschichten, die in der sprachlichen Ausdrucksweise und den verwendeten Bildern zu den Besonderheiten der Patientin oder des Patienten passen (»Pacing«) und die Probleme einer Lösung zuführen. Hier einige Beispiele:

- Verbrannte Erde: Weist dieses Bild auf Gewalterfahrungen der Patientin oder des Patienten hin, kann z. B. eine Landschaft nach einem Vulkanausbruch beschrieben werden, wo erst einmal nichts wächst, aber nach einer Weile wieder Leben entsteht. Gerade Vulkangestein ist dann, wenn es langsam brüchig wird, besonders fruchtbar und da, wo man dachte, es wächst nichts mehr, entsteht neues Leben. Bei weniger gewalttätigen Grunderfahrungen kann z. B. davon gesprochen werden, dass nach Waldbränden die Asche der Dünger für das neue Leben ist.
- Wüste: Kein Wasser, zu große Hitze, kaum Leben: Die Wüste lebt. Überlebensfähigkeiten und Anpassungsfähigkeiten stärken, darüber einen Weg aus der Wüste herausfinden. Regen lässt die Wüste blühen. Wenn wieder etwas wächst, kühlt es die Landschaft und bringt wieder neuen Regen.
- Eiswüste: Wärmende Plätze finden, wo man überwintern kann. Samenkörner, die im gefrorenen Boden überwintern und keimen, sobald es wärmer wird.
- Einen Berg vor sich: Metapher von der Passbesteigung. Schritt für Schritt gehen. Irgendwann an Höhe gewinnen. Unglaube, es schaffen zu können, dann feststellen, dass man beim Gehen Kraft gewinnt.
- Im Nebel sein: Nicht verstehen, was man lernt. Nicht realisieren, dass man etwas lernt. Irgendwann überrascht sein über die Fortschritte, die man gemacht hat. Geschichte von Kung-Fu und dem Bambus (siehe Onlinematerialien, Metapher 25).

Falls keine formale Trance-Einleitung vorausgeht, kann eine der folgenden Formeln oder eine ähnliche Wendung zur Einleitung einer beiläufigen Trance verwendet werden:

- Ein Stichwort der Patientin oder des Patienten aufgreifend: »Das ist fast so wie … kennen Sie das?« oder: »Darf ich Ihnen dazu … « oder: »Vielleicht hat das nichts mit Ihnen zu tun …«
- Beschreibung eines quasi realen Falles: »Das erinnert mich an ein/e/n Frau/Mann/ Kind …«

- In eine Redepause der Patientin oder des Patienten einsetzen: »Mir ist dazu eingefallen … « oder: »Eine gute Freundin hat folgendes erzählt/erlebt … «

In den Onlinematerialien finden sich Sammlungen von Metaphern zu den Themen: Opfer sein, Hilflosigkeit, Kognitive Stile/Rigidität, Kognitive Stile/negative Sichtweisen, Perspektiven, Wahlmöglichkeiten und Veränderungen, »Pacing« und »Leading« und Verschiedenes.

3 Psychotherapeutischer Hintergrund zur Hypnotherapeutischen Depressionstherapie

Claudia Wilhelm-Gößling

Die psychotherapeutischen Schulen stellen unterschiedliche Erklärungsmodelle zur Entstehung von Depressionen vor. Generell wird heute von allen Schulen ein multifaktorielles Geschehen angenommen sowie eine Häufung von Stressful Life Events. Die Hypnotherapeutische Depressionstherapie baut dabei neben verhaltenstherapeutischen Konzepten auf einem Störungs- und Strukturmodell der psychodynamischen Psychotherapie auf.

Hypnotherapie bezieht sich ganz generell auf das Konzept des Unbewussten (Freud 1975) und auf die Annahme, dass beispielsweise unangenehme Erlebnisse, schwer aushaltbare Gefühle, Konflikte und mit dem Ich-Ideal nicht kompatible Wünsche, zwar aus dem Bewusstsein verdrängt werden, jedoch weiter wirksam bleiben und sich in (psychischen) Krankheitssymptomen ausdrücken können (»Konfliktpathologie«). Hypnotherapeutische Trance soll den Zugang zum Verdrängten erleichtern und damit auch zu dem, was im Sinne von »Reframing« als das »weise Unbewusste« bezeichnet wird. Hypnotherapie bahnt die Hinwendung zu einer kreativen Kraft, die im Alltagsbewusstsein meist nicht erlebbar ist und eine Quelle darstellt, um den Zugang zum verdrängten Störungswissen und zu Heilungsprozessen zu befördern. Voraussetzung hierfür ist jedoch eine ausreichend gut integrierte Ich-Struktur und damit Ich-Funktionen, die in der kindlichen Entwicklung erworben werden (z. B. kognitive und vermittelnde Funktion, Schutzfunktion der Abwehrmechanismen, Bewältigungskompetenz, Regression im Dienste des Ich mit der Fähigkeit zum Phantasieren etc.). Im Falle traumatischer und wiederholt belastender frühkindlicher Erfahrungen oder ungenügender Passung mit den primären Bindungspersonen können die mit einer guten Integration der Ich-Struktur einhergehenden Fähigkeiten wie Selbstreflexion, Affektdifferenzierung, Bindungsfähigkeit, die sichere Unterscheidung zwischen innerer und äußerer Realität nur unzureichend ausgebildet werden. Solche äußerst ungünstigen Entwicklungsbedingungen haben häufig Ich-strukturelle Störungen zur Folge. Das oben erwähnte »weise Unbewusste«, auf das sich die Hypnotherapie bezieht und durch welches bei einer behutsamen Aktivierung ein förderlicher Prozess gestaltet werden kann, steht dann nicht bzw. nur eingeschränkt zur Verfügung und das etablierte hypnotherapeutische Vorgehen lässt sich nicht bzw. nur modifiziert anwenden.

Das vorliegende Manual legt erstmals eine theoretische Fundierung erforderlicher Modifikationen der »klassischen« Hypnotherapie vor, die bei schwächerer Ich-Struktur im therapeutischen Prozess zu berücksichtigen sind. Bezugspunkt stellt das jeweilige Strukturniveau dar, welches in der Selbstpsychologie von Kohut als Ergänzung der klassischen Konfliktpsychologie geprägt wurde und von Kernberg eine Weiterentwicklung erfuhr. Seit 1996 hat die Thematik innerhalb der Operationalisierten Psychodynamischen Diagnostik (OPD) einen zunehmend großen Stellenwert für die psychodynamische Diagnostik und Therapieplanung inne (Arbeitskreis OPD 2009; Arbeitskreis OPD 2023 ▸ Kap. 3.4). Die durch zahlreiche psychodynamische Therapeutinnen und Therapeuten entwickelte OPD hat sich sowohl in der Praxis als auch in der Forschung schnell verbreitet und wurde in sehr viele Sprachen übersetzt. Trotz Standardisierung kann die OPD-Diagnostik innerhalb des therapeutischen Geprächs sehr flexibel verwendet werden. Dies ermöglicht, sowohl die Individualität als auch die Komplexität psychischer Prozesse einzubeziehen. Damit weist die OPD, vor allem für die therapeutische Praxis, gegenüber vollstandardisierten, diagnostischen Interviews und der üblichen testpsychologischen Diagnostik einen großen Vorteil auf. Die OPD betrachtet neben der Struktur-Achse (IV), die Achsen Krankheitserleben und Behandlungsvoraussetzungen (I), die zwischenmenschlichen Beziehungen (II), unbewusste Konflikte (III), z. B. Autonomie versus Abhängigkeit, Autarkie vs. Versorgung, Selbstwert vs. Objektwert, sowie die psychischen und psychosomatischen Störungen gem. ICD (V). Auf Beziehungsgestaltung und psychodynamische Konflikte wird im ▸ Kap. 3.3 eingegangen. Weiter unten wird hinsichtlich der Achse IV eine an der hypnotherapeutischen Praxis orientierte Anleitung für die Einschätzung und Berücksichtigung der Ich-Struktur genauer erläutert.

Denn in der hypnotherapeutischen Literatur findet sich der Bezug zum Ich-Strukturniveau bislang noch nicht. In ▸ Kap. 3.4 wird das »strukturbezogene« hypnotherapeutische Vorgehen bei schwächerer Ich-Struktur skizziert. Beschrieben wird dabei, welche Anpassungen des vorliegenden Manuals erforderlich sind, um auch Menschen mit Ich-strukturellen Störungen, die nicht selten depressiv erkranken, angemessen behandeln zu können. Auch wird für die klinische Praxis erkennbar, wie die Robustheit der Ich-Struktur orientierend eingeschätzt werden kann.

Zudem bezieht sich die Hypnotherapeutische Depressionsbehandlung auf Modelle, die in der (kognitiven) Verhaltenstherapie genauer konzipiert und beschrieben wurden, wie die negative kognitive Triade mit negativer Sicht des Selbst, des menschlichen Umfelds und der Zukunft (»Tunnelblick« auf Negatives), den maladaptiven Attributionsstil mit dysfunktionalen Überzeugungen und kognitiven Verzerrungen, eine erlernte Hilflosigkeit sowie den resultierenden Verlust positiver Verstärker.

3.1 Therapieziele

Die Hypnotherapeutische Depressionstherapie zielt darauf ab, dass Patientinnen und Patienten während der Behandlung ganz generell folgende Kompetenzen erwerben:

- Wissen über Depressionen
- Verständnis für die persönliche Entwicklung hin zur Depression und deren Hintergrund (Erklärungsmodell)
- Hypnotische Trance als veränderten Bewusstseinszustand zu erleben, in dem die Beeinflussbarkeit körperlicher Reaktionen, die Wirksamkeit symbolisierter Lösungsansätze, der Zugang zur eigenen Erinnerung und die Suggestibilität erhöht sind.

Die Module im Manual weisen grundsätzlich eine klare Ressourcenorientierung auf und durch den Einsatz von Metaphern und indirektem Vorgehen soll eine Transformation erreicht werden. Zum einen, um Verhalten, Gefühle und Gedanken günstig (»antidepressiv«) zu beeinflussen, zum anderen, um ein tiefergehendes Verständnis von Zusammenhängen persönlicher, sozialer und biografischer Bedingungen zu erlangen. Bestimmte Module werden für die jeweilige Patientin bzw. den jeweiligen Patienten eine größere Bedeutung als andere haben.

Im Einzelnen richten sich die Module an/auf:

- Die depressive Symptomatik
  - mit dem Ziel einer Entlastung und mit dem Ziel einer Transformation und »Utilisation« (u. a. durch Metaphern)
- Ressourcen (eigenes (soziales) Umfeld)
  - mit dem Ziel einer »Ressourcenaktivierung« und »Verankerung«
  - mit dem Ziel, bei schwacher Ich-Struktur bestimmte Ressourcen zunächst aufzuspüren, zu verstärken oder diese sogar erst einmal aufzubauen
- Akzeptanz
  - mit dem Ziel besserer Selbst-Akzeptanz
  - mit dem Ziel, eine größere Akzeptanz der Bedingungen, der Biografie, des Schicksals zu erlangen (dabei wird eine spirituelle Ebene miteinbezogen)
  - mit dem Ziel einer Akzeptanz der Symptomatik (u. a. durch »Reframing«, »Utilisation«)
- Die depressive Triade (negative Sicht der Umwelt, der Zukunft und der eigenen Person) und andere kognitive Besonderheiten
  - mit dem Ziel einer Veränderung der kognitiven Muster (durch Trancezustände, »Einstreuungen«, vertieftes Verständnis, »Ankertechniken«)
- Aktuelle oder frühere familiäre Bedingungen/Belastungen/Traumata
  - mit dem Ziel, Zusammenhänge zu erfahren und imaginativ korrigierende Erfahrungen zu erleben

3.2 Hypnotherapeutische Techniken bei depressiven Patientinnen und Patienten[6]

Die Hypnotherapie favorisiert ein Störungsmodell, in dem (ausgenommen die exogen/somatogen verursachten Störungen) ein Problem oder ein Symptom als eine aktive, wenngleich meist nicht bewusste Leistung der Patientin oder des Patienten gesehen wird (= intrapsychische Abwehr/Konfliktebene ► Kap. 3.3). Unabhängig davon, nicht selten auch zusätzlich, bestehen bei schwächerem Struktur-Niveau Einschränkungen bestimmter Fähigkeiten bzw. Ich-Funktionen im Sinne einer eher interpersonellen Abwehr (»Psychodynamischer Hintergrund« ► Kap. 3.3). Während die Patientinnen und Patienten oft das Gefühl haben, die Störung bzw. das Symptom entstünde ohne ihr Zutun, und dies als ein von ihnen unabhängiges Geschehen interpretieren, sieht die Hypnotherapie das Symptom als ein Ergebnis eines fehlgeleiteten Selbstregulationsversuchs und damit als eine früher einmal sinnvolle Anpassung der Patientin oder des Patienten an damalige und heute i. d. R. nicht mehr bewusste Umstände.

Unter Depressionen leidende Menschen, empfinden ihre Probleme häufig als ein Geschehen außerhalb ihrer eigenen Kontrolle und Einflussmöglichkeiten. Sie glauben, keinen Einfluss auf die Ereignisse in ihrem Leben und auf ihre emotionalen Reaktionen zu haben. Sie attribuieren ihre Befindlichkeit entweder auf eine unfreundliche, nicht zu verändernde Umgebung, schwierige Mitmenschen (= interpersonelle Abwehr/Konfliktebene ► Kap. 3.3) oder auf eigene Eigenschaften, die ebenfalls als stabil und nichtveränderbar betrachtet werden (»erlernte Hilflosigkeit«).

Viele Depressive schildern ihre Störung personalisiert, als existiere sie unabhängig von ihrer eigenen Person. »Dann kommt wieder dieses schlimme Gefühl über mich.« »Dann überfielen mich wieder meine Angstgefühle.« »Meine Depression lähmt mich.« Da Depressionen und Ängste nicht in der Lage sind, selbstständig zu handeln, und die Person diese auch nicht besitzt, kann davon ausgegangen werden, dass diese Kognitionen Ergebnisse innerer (unbewusster) Prozesse sind.

Viele depressive Patientinnen und Patienten zeigen zudem eine Ratlosigkeit bezüglich ihrer (emotionalen) Reaktionen und geben an, nicht zu wissen, was überhaupt los sei oder was auslösend gewesen sein könnte. Hierbei kann es sich um eine unbewusste Abwehr im Sinne eines intrapsychischen oder interpersonellen Konflikts handeln oder um eine Ich-strukturelle Schwäche (► Kap. 3.3) und damit unzureichende Fähigkeiten, beispielsweise Gefühle genauer und differenziert wahrzunehmen – abhängig davon gestaltet sich das weitere hypnotherapeutische Vorgehen.

Die Hypnotherapie erachtet für die Entstehung und Entwicklung von Depressionen unterschiedliche, auch biografische Einflüsse als relevant, die sich sowohl aus der psychodynamischen Theorie, der kognitiven Verhaltenstherapie als auch aus den

---

6 Wir danken Ortwin Meiss für seine in diesem Kapitel enthaltenen mündlichen Mitteilungen.

systemischen Ansätzen ableiten. Im engeren Sinne wird Depression hypnotherapeutisch als »Problemtrance« der Patientin oder des Patienten betrachtet. Entsprechend finden sich in der Sprache der Patientin oder des Patienten hypnotische Elemente. Die Therapeutin oder der Therapeut nutzt die Möglichkeit, auf diese hypnotischen Sprachmuster zu reagieren (»Pacing«), um im Verlauf sowohl beiläufig als auch in Trance »antidepressives« Fühlen, Denken, Wahrnehmen und Handeln zu fördern (»Leading«).

Hypnotherapeutische Ansätze, Verfahren und Techniken, die in der Arbeit mit depressiven Patientinnen und Patienten angewendet werden, lassen sich – jeweils strukturbezogen angepasst – bei grundsätzlicher Ressourcenorientierung in fünf Gruppen untergliedern:

1. Grundlegende Haltungen und hypnotherapeutische Kommunikationsstrategien:
   - Die Patientin oder den Patienten vorangehen lassen
   - Belehrungen vermeiden (eher im Sinne von »Leading«, z. B. mittels »Yes-Set«)
   - Umgang mit und Akzeptanz von Ambivalenzen und Vermeidungsverhalten, diese würdigen und dahinterliegende gute Absichten herausarbeiten (»utilisieren«)
   - Angebote indirekt formulieren, z. B. durch Arbeit mit Negationen, »Einstreutechniken«, Verwendung von Implikationen, »Als-Ob-Modus«, Botschaften an stellvertretende Person oder Wesen richten
   - Die Patienten bzw. den Patienten in den Ambivalenzen »schaukeln«
   - Nutzung der »Problemtrance« zur Tranceinduktion: »Pacing« der psychischen und körperlichen Befindlichkeit
2. Ressourcenorientierung und Kompetenzerfahrungen und damit Zugewinn an Selbstvertrauen und Ich-Stärke vermitteln.
3. Spezifische Techniken, um Hoffnung, eine positive Erwartungshaltung, Neugierde und Veränderungsbereitschaft zu fördern sowie »Imagination von Nichtveränderung« und deren Konsequenzen, Nutzung von Geschichten, Metaphern und »Ideomotorik« für unbewusste Problemlösungsprozesse.
4. Spezifische therapeutische Techniken für den Zugang zur (unbewussten) Hintergrundproblematik. Hierzu zählen ggf.:
   - Exploration sowie ggf. Provokation von ungünstigen Schutzmechanismen
   - Dysfunktionale Interaktionsmuster imaginativ aktivieren, verstärken und depressive Reaktionen und Gefühle intensivieren (bei guter Ich-Struktur)
   - Identifizieren von vorangegangenen »Fehlentscheidungen und faulen Kompromissen«, um diese besser zu verstehen und als damals beste Lösung zu akzeptieren und zu würdigen
   - »Ungebetener Hausgast-Technik«, »Stellvertreter-Techniken«
   - Symbole und Metaphern für die Depression oder deren Symptome finden sowie ggf. das Erleben korrigierender Erfahrungen in Hypnose
5. Kindheitserfahrungen und daraus entstandene dysfunktionalen Interaktionsmuster. Hierzu zählen ggf.:
   - die Arbeit mit dem »Stellvertreter-Kind«
   - das Begleiten, Verstehen und Würdigen dessen, was die Patientin oder der Patient erlebt hat

- spezifische Bearbeitungsstrategien negativer, alter Erfahrungen, »Nachbelterung« (»Nachreifung«)
- Erweiterung der Perspektive bzw. Neuinterpretation alter Erfahrungen (»Reframing«)
- Nachholen nicht gemachter Erfahrungen z. B. durch Nutzung von Modellfamilien, imaginative Umstrukturieren der Ursprungsfamilie (vorher klären, ob dies gewünscht ist, und von den Erinnerungen klar abgrenzen) oder Kreieren von Erfahrungen mit »Ressourcenpersonen«

3.2.1 Hypnotherapeutische Fragestrategien bei depressiven Patientinnen und Patienten

Die folgenden Frage-Strategien sollen der depressiven Patientin oder dem depressiven Patienten vermitteln, dass es eine direkte Beziehung zwischen dem Verhalten und den inneren Verarbeitungsmustern auf der einen Seite und den eigenen Erfahrungen und emotionalen Reaktionen auf der anderen Seite gibt. Ziel ist es, erlebbar zu machen, dass die spezifische eigene Weltsicht und die persönlichen Verarbeitungsmuster konkreten Anteil an der Entwicklung der Probleme haben.

Dabei ist mit hoher Sensibilität vorzugehen und zu beachten, dass die Patientin oder der Patient daraus keinen Vorwurf ableitet (nach dem Motto: »Ich habe wieder alles falsch gemacht«), da es sonst leicht zu gegen sich selbst oder gegen die Therapie gerichteten Entwertungen kommen kann, um das eigene Selbstwertgefühl wieder zu stabilisieren. Es ist also wichtig, dass die Therapeutin oder der Therapeut die Patientin bzw. den Patienten unterstützt und schützt, sich weder überheblich noch ironisch oder gar lachend ihm gegenüber äußert. (Wenn die Patientin oder der Patient selbst über sich lacht, kann mitgelacht werden, aber immer ein wenig weniger als die Patientin bzw. der Patient).

Die meisten Patientinnen und Patienten empfinden es dabei als entlastend, wenn die Therapeutin oder der Therapeut sich als ihre »Stellvertreterin« bzw. ihr »Stellvertreter« anbietet und die Probleme und Schwierigkeiten zu »erlernen« versucht. Die Patientin bzw. der Patient nimmt dabei eine beobachtende Position ein und sieht sich quasi von außen. Eine Frage, die sich als Therapeutin oder Therapeut anbietet, lautet:

> »Wenn Sie mich trainieren würden, wie ich selbst das Problem (diese Ängste, dieses Gefühl der Niedergeschlagenheit etc.) bekommen könnte, was genau müsste ich tun, um genauso zu empfinden, mich genauso zu fühlen?«

Solch eine Frage sollte gut vorbereitet werden. Unvorbereitet kann die Frage ungünstig aufgefasst werden und Selbstvorwürfe und Verstärkung der Depressivität auslösen. Mögliche Vorbereitungen sind:

> »Ich würde gerne genauer verstehen, was sich in Ihnen abspielt, wenn Sie in so eine Stimmung geraten bzw. solche Ängste entwickeln. Ich würde also gerne von

> Ihnen lernen, wie man diese Situation sehen, dieses Ereignis interpretieren, diese Angst herstellen etc. muss, um diese Gefühle in mir auszulösen.«
>
> »Ich möchte Ihnen eine merkwürdige Frage stellen. Ich möchte mal andersherum fragen, dadurch kommt man manchmal auf bessere Ideen. Man nennt das auch Kopfstand-Brainstorming!«
>
> »Sie würden es sicher komisch finden, wenn ich Sie fragen würde …«
>
> »Manche Patientinnen und Patienten sind erst einmal ein wenig irritiert, wenn ich sie frage …, aber dann merken sie, dass man da auf ganz interessante Ideen kommt und eine neue Perspektive entsteht.«

Wenn die Patientin bzw. der Patient sich ratlos präsentiert, kann sie bzw. er durchaus auf Ideen gebracht werden, indem beschrieben wird, was die Person mit Sicherheit nicht tut, wenn sie die Störung systematisch erzeugen wollte.

> »Ich darf mir doch sicher keinesfalls sagen: Probiere das doch einfach mal aus, und wenn es nicht klappt, macht es auch nichts, denn dann kannst Du aus dieser Erfahrung lernen!«
>
> »Ich kann mir nicht vorstellen, dass ich diese Angst vor einer Prüfung bekomme, wenn ich mir sage: Erinnere Dich an das, was Du schon geschafft hast, und genauso machst Du es wieder!«

Die hier aufgeführten Beispiele wirken wie »indirekte Suggestionen«. Dabei sollte das, was getan wird, um das Problem zu erzeugen, mit einem »Muss« konnotiert werden, während das, was nicht getan wird, mit einem »darf nicht« oder »darf auf keinen Fall« konnotiert wird: »Aha, um das Problem zu bekommen, um so zu empfinden, wie Sie das empfinden, muss ich also … und darf auf keinen Fall …« Denn gegen das, was man muss, entwickelt man Widerstände, das was man auf keinen Fall darf, wird interessant.

3.2.2 Implikationen der Fragestellungen

Die Art der Fragestellungen kann bei Menschen mit depressiven Störungen eine Reihe von hilfreichen Annahmen fördern und damit die unbewussten Konflikte verstehbar und erlebbar werden lassen:

- Es gibt Strategien, um bestimmte Probleme zu erzeugen.
- Wenn man etwas lernen kann, kann man es auch verlernen.
- Was man gelernt hat, muss man nicht anwenden.
- Alle Menschen könnten das Problem bekommen, aber nicht alle haben es, wenn etwas Bestimmtes unterlassen wird.
- Man muss etwas tun, um es zu bekommen, es kommt nicht von allein, es passiert nicht einfach (»es geschieht« verändert sich in Richtung »ich tue«).

Die Patientin oder der Patient wird sich mehr und mehr der Symptom-Entstehung bzw. -Produktion bewusst und erkennt allmählich die inneren Konflikte, in denen sie bzw. er früher steckte und wie diese in die aktuelle Beziehungsgestaltung hineinwirken. Damit wird implizit eine spontane Entwicklung der depressiven Symptomatik gehemmt, die Dinge werden registriert, die Fähigkeit der Selbstwahrnehmung angeregt sowie das Finden einer »antidepressiven« Strategie gebahnt und gefördert. Damit werden die depressiven Muster veränderbar, was dem zentralen Gefühl der Hilflosigkeit und der Überzeugung, die eigene Situation nicht verändern zu können, entgegenwirkt.

Die Therapeutin oder der Therapeut sollte bei diesem Vorgehen vorbereitend beachten, dass die depressiven Denkmuster oft lange eingeübt wurden und sowohl intrapsychische als auch interpersonelle Schutzfunktionen darstellen. Daher sollten – neben der behutsamen Explizierung und damit Bewusstmachung – diese Themen im Therapieprozess immer wieder angesprochen und eingestreut werden, um sie in Richtung gewünschter Veränderung zu wandeln (weniger generalisierend und abwertend, mehr selbstwertstärkend etc.). Hierfür empfiehlt es sich, das diesbezügliche Vorgehen im Sinne von günstigeren Verhaltens- und Denkweisen sowie angemessenen Formulierungen vorab mit der Patientin oder dem Patienten zu konsentieren.

Die Therapeutin oder der Therapeut trifft beispielsweise die Vereinbarung, dass sie bzw. er die Patientin oder den Patienten unterbrechen, ggf. korrigieren darf, wenn diese bzw. dieser z. B. einen Satz beginnt mit »Ich glaube, ich mache immer alles …« und sie bzw. ihn bitten darf, den Satz umzuformulieren: »Günstiger wäre es, wenn Sie das nur auf die konkrete Situation beziehen und sagen: Ich glaube, ich habe bei dieser Gelegenheit … gemacht.«

Eine Übersicht über die Sprachmodelle in der Hypnotherapie bei Depressiven und zahlreiche Beispiele finden sich in den Onlinematerialien, Arbeitsblatt 2.

3.3 Zum psychodynamischen Hintergrund der Depression

Die psychischen Ausdrucksformen des depressiven Grundkonflikts und seine Verarbeitungen sind im Folgenden an psychodynamischen Konzepten (z. B. Arieti und Bemporad 1978; Rudolf 2000, S. 149–207; Mentzos 2011, S. 19–81; Huber und Klug 2012; Streek 2018) sowie der Konfliktachse der OPD-2 (Arbeitskreis OPD 2009, S. 95–112) und den Erweiterungen und Klarifizierungen der OPD-3 (Arbeitskreis OPD 2023, S. 105–181), die eine noch bessere Anpassung an die Komplexität psychischer Prozesse ermöglicht, angelehnt. Sie dienen der Anregung und Hypothesenbildung für die Therapieplanung und deren Anpassung im Verlauf.

Während seiner Beschäftigung mit den psychodynamischen Modellen in der Psychiatrie führte der Psychiater und Psychoanaltiker Stavros Mentzos bezüglich der affektiven Erkrankungen mit dem inneren und äußeren Bedingungsgefüge von depressiven Patientinnen und Patienten die Metapher zweier seelischer Bankkonten ein. Zum einen das Girokonto, in welches Erträge aus Arbeit und Leistung sowie Entschädigungen für Erlittenes fließen, zum anderen das Grundkapitalkonto, in welches bei entsprechend glücklichen Bedingungen und Schenkungen die Großzügigkeit von Eltern, Göttern und des Schicksals fließen (Mentzos 2011, S. 36–43). In die »roten Zahlen« käme ein Mensch mit seinem Girokonto beispielsweise, wenn er sich für eine Sache sehr angestrengt und vielleicht sogar aufgeopfert hat, dies aber niemand wirklich bemerkt und keine oder kaum Anerkennung dafür zu verbuchen wäre. Über ein gut gefülltes Grundkapitalkonto könnte dies erst einmal ausgeglichen werden, ansonsten würde der Betreffende quasi ins seelische Minus rutschen. Meiss (2017, S. 48–65) hat dies als Gratifikationskrisen und Minusgeschäfte ähnlich beschrieben und Depressivität in diesem Zusammenhang als einen Versuch verstanden, sich vor weiteren Minusgeschäften zu schützen.

Depressiv strukturierte Menschen weisen häufig eine biografisch begründete hohe Trennungssensibilität bei gleichzeitig hoher »Objektbedürftigkeit« auf (Rudolf 2000). Sie verfügen – um im oben genannten Bild zu bleiben – über ein nicht sehr üppig ausgestattetes Grundkapitalkonto. Dies versuchen sie auszugleichen, beispielsweise durch besonders hohe Leistungsbereitschaft und Altruismus, um zumindest das Girokonto im Plus zu halten. Den Betroffenen ist dieses innere Bedingungsgefüge in der Regel zunächst nicht bewusst, genauso wenig wie die hieraus resultierenden Schwierigkeiten mit intrapsychischen Konflikten (meist Autonomie vs. Abhängigkeit; Selbstwert vs. Objektwert; Autarkie vs. Versorgung). Zudem finden sich depressionstypische interpersonelle Konflikte mit entsprechenden Interaktionsmustern (Modul »Interaktionsmuster« ▶ Kap. 6.9). Hypnotherapeutisch lassen sich solche inneren Zustände und unbewussten Ambivalenzen sehr gut durch eine »Teilearbeit« erhellen sowie mit unten genannter »Einstreutechnik« bewusstseinsnäher und annehmbarer machen.

Hintergrund dieser Vulnerabilität bzw. depressiven Disposition, die sich mit einer klinisch relevanten Symptomatik insbesondere nach spezifischen Auslösesituationen zeigt (wenn sich Trennungen oder Verluste ereignet haben oder solche auch nur befürchtet werden, s. u.), sind neben einer erbgenetischen Komponente lebensgeschichtlich frühe Belastungsfaktoren. Dies können sowohl (frühe) Verluste wichtiger Bezugspersonen und/oder Traumatisierungen sein als auch nicht gelöste Bindungen zu den primären Beziehungspersonen mit einer blockierten autonomen Selbstentwicklung. Kinder, deren autonome Selbstentwicklung blockiert wird, haben es schwer, das Eigene überhaupt zu (er)kennen, lernen es nicht, sich in sozialen Situationen durchzusetzen und um die vorhandenen Ressourcen zu kämpfen. Später neigen sie dazu, ihre eigenen Möglichkeiten der positiven Beeinflussung ihrer Lebenssituation zu unterschätzen. Sie sind nicht gewohnt ihr Leben aktiv zu gestalten. Eine blockierte autonome Selbstentwicklung resultiert meist aus Überprotektion und ist seltener anzutreffen als die depressive Struktur, die sich kompensatorisch aus frühen Verlusten wichtiger Bindungspersonen, traumatischen Einflüssen und/oder emotionaler Vernachlässigung entwickelt. Menschen mit depressiver Disposition aufgrund von Überprotektion weisen in der Regel ein gutes oder zumindest mäßiges Ich-Strukturniveau auf, während sich im Falle von Bindungsverlusten, Traumata und/oder emotionaler Vernachlässigung häufig eine schwächere Ich-Struktur findet (»Ich-Struktur-Niveau« ▶ Kap. 3.4).

Beispiele für externe Auslöser sind: Partnerschaftstrennung oder befürchtete Trennung bei Partnerschaftskonflikt, Todesfall oder schwere Erkrankung im Umfeld und/oder eigene Erkrankung, tiefgreifende Veränderungen der Lebensumstände (z. B. »Übergänge«: Auszug aus dem Elternhaus, Auszug der eigenen Kinder, Umzug, Über-/Unterforderung am Arbeitsplatz, Verlust oder Wechsel des Arbeitsplatzes, beruflicher Auf-/Abstieg, Renteneintritt) und damit einhergehender Verlust zuvor vorhandener Sicherheit und äußerer Strukturierung.

Vor diesem Hintergrund lassen sich folgende Depressionsformen (Mischformen kommen vor) mit unterschiedlichen Indikationen für die einzelnen Module abgrenzen:

- Depressionen, die sich aufgrund von Überforderung, anhaltenden sehr hohen Anforderungen und/oder chronischen Schlafstörungen entwickelt haben (ggf. bei einer entsprechenden inneren Bereitschaft wie Perfektionismus).
- Depressionen, die im Zusammenhang mit aktuellen belastenden oder traumatischen Ereignissen (Auslösesituationen) stehen.
- Depressionen, bei denen (zusätzlich) relevante belastende oder traumatische Ereignisse in der Biografie bedeutsam sind (Auslösesituationen, »Affektbrücken«, »Affektketten«).
- Depressionen, bei denen von einer stärkeren biologischen Verankerung der depressiven Symptomatik auszugehen ist (z. B. in der Familienanamnese gehäuft Depressionen oder bipolare Störungen, phasenhafter Verlauf ohne erkennbare aktuelle und frühere Belastungsfaktoren u. a.).
- Depressionen, bei denen ungünstige familiäre Bedingungen bestehen wie verstrickte Beziehungen und weitere Konstellationen mit Einschränkungen der Autonomieentwicklung (z. B. Überbehütung, Parentifizierung, Kinder als Mittel, eigene Ziele zu erreichen).

Zusätzlich können weitere Themen im Hintergrund sein (z. B. Suizidalität, Ängste, (soziale) Phobien, Panikstörungen, sexuelle Störungen, Zwänge, Suchtprobleme, komplizierte Trauerprozesse, körperliche Einschränkungen, chronische Schmerzen). Hierfür finden sich im Manual zum Teil speziell darauf abgestimmte Module, andere Module lassen sich entsprechend modifizieren.

Aus der oben beschriebenen depressiven Disposition (hohe Bindungsbedürftigkeit, hohe Trennungssensibilität), resultiert die meist unbewusste Sehnsucht nach nur positiven, nur guten, idealen Beziehungen, die endlich das erfüllen sollen, was in der biografischen Entwicklung nicht oder nur unzureichend vorhanden war. Wird in einer Person eine solche ideale Beziehungsfigur gesehen, erhält diese beispielsweise das Angebot einer harmonischen und völlig verständnisvollen Beziehung mit uneingeschränkter Verfügbarkeit der eigenen Person. Eigene Interessen und Bedürfnisse werden gegenüber den Bedürfnissen dieser Person zurückgestellt und dürfen in keinem Fall (aggressiv) durchgesetzt werden. Die dennoch bei jedem Menschen vorhandenen autonomen Bestrebungen sind je nach depressiver Verarbeitung (s. u.) mehr oder weniger unbewusst.

Bei depressiv strukturierten Menschen kommen die folgenden Formen der Verarbeitung des depressiven Grund-Konflikts mit jeweils hierzu äquivalenter Symptombildung vor:

- Objektbedürftige, offen dependente Menschen bilden unter Belastung eine ängstlich depressive Symptomatik aus, wirken und fühlen sich verloren, agieren selbstentwertend.
- Objektgebundene, altruistische Menschen entwickeln bei Überforderung oder anhaltender hoher Anforderung eine depressive Erschöpfung mit Entleerung und Resignation.
- Objektunabhängige bzw. pseudounabhängige Menschen reagieren vornehmlich somatisierend mit Schmerz und Selbstschädigung.
- Objektlos agierende Menschen bilden durch Belastungen noch stärkere soziale Einschränkungen aus bis hin zum völligen Rückzug und sozialer Isolierung.
- Objektverschmolzene Menschen mit dem starken Wunsch, regressiv sein zu dürfen, sind prädestiniert für süchtiges Verhalten. Bei Anforderungen, Konflikten und der Notwendigkeit, progressiv zu agieren, geraten sie zunehmend unter Druck und nutzen sowohl zur Entspannung als auch zur Belebung Suchtmittel.

Bei depressiv strukturierten Menschen findet man internalisierte konflikthafte Beziehungsmuster und eine psychische Vulnerabilität mit den spezifischen oben beschriebenen Bewältigungsmustern. Als eine Folge davon bestehen:

- Selbstüberforderungstendenzen (Ziel ist zu lernen, sich entlasten zu dürfen).
- Selbstwertprobleme (Ziel ist zu lernen, etwas von sich halten zu dürfen).
- Spezifische, meist negative Beziehungserwartungen und eine hieraus resultierende spezifische Beziehungsgestaltung/-problematik (Ziel ist es zu lernen, sich selbst, das eigene Verhalten und andere Menschen realistischer einzuschätzen).

Solche meist unbewussten Beziehungs-Einstellungen mit unbewussten intrapsychischen und interpersonellen Konflikten sowie typischen Verhaltensmustern in Beziehungen, die sich häufig auf dem Boden Ich-struktureller Einschränkungen des Selbst- und Objekterlebens ausbilden, sind:

- Appell an das gute Objekt mit Idealisierung und Erlösungswunsch (was in der Regel vom Gegenüber nicht erfüllt werden kann und irgendwann enttäuscht wird).
- Beharren auf negativen Beziehungserfahrungen, die mit der zentralen (pathologischen) Überzeugung, sowieso enttäuscht zu werden, einhergehen. Das biografisch erworbene negative Selbst- und Weltbild wird bestätigt: »Was sie/er will das kriegt sie/er nicht, was sie/er kriegt das will sie/er nicht.«
- Anklage an das nunmehr negative Objekt mit Entwertung und Zerstörung der Beziehung und Bestätigung des depressiven Musters. Wie die Person befürchtet hatte, erweist sich also: man ist nicht liebenswert, niemand hält es mit einem aus etc.

In der Hypnotherapie können »Suggestionen«, die das tiefere Bedürfnis aufgreifen, würdigen und (metaphorisch) benennen, immer wieder eingestreut werden. Hierdurch kann das Erkennen eigener Bedürfnisse und das Erahnen, dass es dieses ersehnte Paradies so nicht gibt, gebahnt werden. Was zwar auch ersteinmal zu betrauern ist, aber neue Wege eröffnet, um realistischere Ziele anstelle von »Alles oder Nichts« anzusteuern. Gleichzeitig können Bewältigungsmöglichkeiten und realistischere Wünsche, Vorstellungen, Gefühle, Gedanken und Handlungen »wie von selbst« auftauchen bzw. eingestreut und gebahnt werden.

3.3.1 Hypnotherapeutische Einstreutechnik

Bezogen auf die typische depressive Beziehungsgestaltung und die oft unbewussten Bindungswünsche können die folgenden und ähnliche Sätze sowohl beiläufig im therapeutischen Gespräch als auch während einer Trance wiederholt eingestreut werden:

- »… und viele Menschen wünschen sich jemanden an ihrer Seite, dem sie völlig vertrauen können …«
- »… viele Menschen wünschen sich jemanden, der stark ist und immer weiß was richtig ist…«
- »… und wie schön das sein kann, sich geborgen und geliebt zu fühlen … und das auch spüren zu können, selbst wenn man gerade alleine ist …«
- »… ist es nicht so – Kinder, die nicht genug Liebe bekommen haben, die vielleicht sogar richtig mies behandelt worden sind, die suchen später immer noch nach diesem einen Menschen, der ihnen endlich alles gibt, was sie entbehren mussten … und gleichzeitig haben sie die tiefe Überzeugung, dass es gar keine echte Liebe und Zuneigung gibt … und wäre das nicht wirklich schön zu merken, da sind Menschen für die Sie wirklich wichtig sind … wie würde sich das anfühlen …«
- »… und ist es nicht so, Menschen brauchen einander … genießen es, sich zugehörig zu fühlen … und sagt man nicht auch, geteiltes Leid ist halbes Leid …«
- »… Menschen fühlen sich oft entlastet, wenn sie sich einer guten Freundin oder einem guten Freund mitteilen …«
- »… Menschen genießen es, ganz für sich zu sein, bei sich zu sein und sich gleichzeitig verbunden zu fühlen …«
- »… Menschen brauchen einander … hängen irgendwie alle voneinander ab …«
- »… und wäre es nicht wirklich schön, einmal nichts leisten, nichts tun zu müssen und sich völlig geborgen zu fühlen …«
- »… es ist ganz natürlich, sich einfach eine Weile auszuruhen, vielleicht einen Spaziergang an der frischen Luft zu machen … auch ohne dass die Kopfschmerzen einen dazu zwingen …«
- »… manchmal möchte man auch einfach niemals wieder jemanden brauchen, niemanden mehr an sich heranlassen, weil man früher immer wieder verletzt, vielleicht sogar gedemütigt oder sogar misshandelt worden ist. Dann ist es völlig verständlich, erst einmal ganz vorsichtig zu sein und vielleicht noch etwas auf Distanz zu bleiben …«

- »... manche Menschen fühlen sich ganz großartig, fühlen sich unabhängig und sind sich selbst genug ... und tief im Inneren hoffen sie, dass sie endlich von jemanden geliebt werden, so wie sie sind, weil das früher niemand getan hat ...«

3.4 Strukturbezogene Hypnotherapie – Zur Anwendung des Manuals bei Ich-strukturellen Einschränkungen[7]

3.4.1 Zur Diagnostik des Ich-Struktur-Niveaus

Der folgende Abschnitt widmet sich dem an Ich-strukturelle Störungen angepassten hypnotherapeutischen Vorgehen. Dies wird hier als »Strukturbezogene Hypnotherapie« bezeichnet, in Anlehnung an Rudolf (2020), der das psychoanalytische Vorgehen bezogen auf das Ich-Strukturniveau modifizierte und dessen Veröffentlichung »Strukturbezogene Psychotherapie« seit 2004 das psychodynamische Vorgehen stark geprägt hat.

Während der Diagnostikphase mit Erhebung der biografischen Anamnese (z.B. beim »Genogramm« und den Hauptthemen der »Lebenslinie« ▶ Kap. 4.1) erhält man i.d.R. ausreichende Informationen, um sich ein Bild über die vorhandenen Fähigkeiten, die persönlichen und interpersonellen Ressourcen und damit über das Ich-Struktur-Niveau (nach OPD-2, Arbeitskreis OPD 2009) zu machen (»Orientierungshilfe zur Einschätzung der Ich-Struktur« ▶ Tab. 3.1). Mit dieser Einschätzung kann beurteilt werden, wie viel Stabilisierung, Anleitung und aktive Unterstützung die Patientin bzw. der Patient vor und während der Trancen benötigt (siehe Onlinematerialien, Arbeitsblatt 1). Vieles wurde gegenüber der OPD-2 (Arbeitskreis OPD 2009) nur in Nuancen verändert, zudem mit vielen klinischen Beispielen ergänzt. Allerdings fügt die OPD-3 (Arbeitskreis OPD 2023) den bisherigen acht Dimensionen der Ich-Funktionen (vier Ebenen, die sich mit jeweils einer Subdimension auf das Selbst und mit einer auf die »Objekte« beziehen, s.u.) die übergeordnete Funktion der Abwehr hinzu. Dies wird hier aufgegriffen, da es für die orientierende diagnostische Einschätzung hilfreich erscheint. Anders als die vier Grundfunktionen (s.u.) ist Abwehr in aller Regel immer gleichzeitig auf das Selbst und auf seine Beziehungen gerichtet. Des weiteren ergänzt die OPD-3 die »Zwischenstufen« des Strukturniveaus (z.B. 1,5 zwischen 1 = gut und 2 = mäßig) und formuliert auch diese Übergänge mit Beispielen und zugehörigen Kernsätzen genauer aus. Dies aufzugreifen erscheint für die hier erforderliche, orientierende Einschätzung jedoch entbehrlich und kann bei Bedarf nachgelesen werden (Arbeitskreis OPD 2023, S. 206–231).

7 siehe auch Wilhelm-Gößling (2017)

Für die Einschätzung der Ich-Struktur werden vier Ebenen von Fähigkeiten bzw. Ich-Funktionen, die sich jeweils auf die eigene Person und die Umwelt mit ihren »Objekten« beziehen, herangezogen und untersucht:

- Kognitive Fähigkeiten (Selbst- und Fremdwahrnehmung, Realitätsprüfung)
- Selbststeuerungsfähigkeiten (Selbstregulierung und Beziehungsregulierung)
- Emotionale Fähigkeiten (Kommunikation nach innen: Affekte, Phantasien, Körperselbst; Kommunikation nach außen: Kontaktgestaltung, Gefühle mitteilen, Empathie)
- Bindungsfähigkeiten (an innere »Objekte«: innere Bilder von wichtigen Menschen entwerfen, positiv besetzen und darüber verfügen können; an äußere »Objekte«: Bindungen eingehen, schützen, lösen können, Hilfe annehmen)

Zusätzlich kann übergeordnet, da gleichzeitig auf das Selbst und das »Objekt« bezogen, die Art und Weise der Abwehr mit den Qualitäten Erlebensmöglichkeiten, Interpersonalität und Mechanismen zur Einschätzung dienen.

Tab. 3.1: Orientierungshilfe zur Einschätzung der Ich-Struktur gem OPD-3

Gute Ich-Struktur	Schwächere Ich-Struktur
Meta-Ebene kann eingenommen werden (=Selbst-Referenzialität)	*Meta-Ebene* kann nur schwer oder gar nicht eingenommen werden
Fähigkeiten/Ich-Funktionen	**Einschränkungen der Ich-Funktionen**
• Kann sich und andere lebendig, mit unterschiedlichen Eigenschaften beschreiben. • Kann sich als Urheberin bzw. Urheber und Akteurin bzw. Akteur sehen. • Rückmeldungen werden angemessen genutzt. • Beziehungen zu anderen werden differenziert wahrgenommen mit Grenzsetzung Ich-Du. • Kann Ambivalenzen wahrnehmen und aushalten. • Körper ist Quelle lustvollen Erlebens. • Innerer Phantasieraum kann kreativ ausgestaltet und realitätsbezogen genutzt werden. *Anmerkung:* gem. OPD enthalten in »Kommunikation nach innen« mit den Fähigkeiten, innere Dialoge zu führen und sich selbst zu verstehen in Hinblick auf: Affekte erleben, Phantasien nutzen und Körperselbst. Abwehr: • Volles Spektrum der Erlebensmöglichkeiten auch unter Belastungen.	• Beschreibt sich und andere in Form des beobachtbaren Verhaltens oder mit häufigen/abrupten Wechseln. • Starke Kränkbarkeit, Andere sind »schuld«. • Rückmeldungen werden abgewehrt oder ignoriert. • Einschränkungen in der Empathie- Fähigkeit mit i. d. R. zum negativen Pol hin verzerrter Selbst- und Fremdwahrnehmung. • Beziehungen können schwerer eingegangen, aufrechterhalten, gelöst werden (anamnestisch häufige Beziehungsabbrüche). • Schwierigkeiten, eigene Bedürfnisse zu erkennen und zu formulieren. • Körper wird wenig lustvoll, häufiger schmerzend erlebt. • Innerer Phantasieraum mit Gedanken, Gefühlen, Bildern ist zum negativen Pol verschoben/verzerrt. • Erlebensmöglichkeiten sind eingeschränkt, Impulse, Affekte, Phantasien müssen mehr oder weniger aus dem Erleben herausgehalten werden, polarisieren oder können die Person überfluten.

Tab. 3.1: Orientierungshilfe zur Einschätzung der Ich-Struktur gem OPD-3 – Fortsetzung

Gute Ich-Struktur	Schwächere Ich-Struktur
• Abwehr ist flexibel und in der Regel intrapsychisch mit adäquater Wahrnehmung der sozialen Realität. • Flexible Abwehrmechanismen wie Sublimierung, Humor.	• Zunehmend interpersonelle, unflexiblere Abwehr. • Spaltungen, Idealisierungen und Entwertungen, projektive Identifikation (in der Gegenübertragung werden archaische, oft äußerst unangenehme oder als fremd erlebte Empfindungen/Spannungszustände wahrgenommen).

Gemäß OPD wird die Integration der Ich-Struktur mit neun Abstufungen als gut, mäßig, gering oder desintegriert, jeweils mit Zwischenstufen, beschrieben.

Zur Orientierung:

- gut strukturiert sind psychisch (weitgehend) gesunde bzw. »neurotische« Personen
- mäßig und gering integriert sind Menschen mit Persönichkeitsakzentuierungen oder Persönlichkeitsstörungen unterschiedlicher Ausprägung, wobei das Integrationsniveau innerhalb einer Person je nach Situation und Belastung (deutlich) schwanken kann
- desintegriert wäre ein quasi psychotischer Zustand. Das Selbst ist nicht kohärent und die Grenzen zwischen »Du« und »Ich« verschmelzen.

Das Ich-Strukturniveau ist jedoch nicht statisch und kann generell situativ schwanken. Ebenso ist das Strukturniveau – wenn auch langsam – noch im Erwachsenenalter durch Integration neuer Erfahrungen veränderbar. Dies bildet den wesentlichen Hintergrund für die Wirkung von Psychotherapie und günstigen Umwelteinflüssen. Neben den Zwischenstufen (z. B. mäßig bis geringe Integration) können auch Unterschiede in Bezug auf die einzelnen Fähigkeiten vorhanden sein. Beispielsweise kann ein Mensch gut integrierte Fähigkeiten haben, sich selbst und andere realitätsgerecht einzuschätzen und zu beschreiben, während beim gleichen Menschen auf der Ebene der Bindung eine nur mäßige Integration vorliegt. Dies ist bei Menschen mit depressiver Persönlichkeitsstruktur häufiger der Fall und äußert sich beispielsweise darin, dass Beziehungen abhängig gestaltet werden. Die eigenen Bedürfnisse werden ausgeblendet, Nachteile werden ausgehalten und/oder nicht wahrgenommen, aus Angst die als lebensnotwendig empfundene Beziehung sonst zu verlieren. Auch können andere Menschen nur schwer um Hilfe gebeten werden, stattdessen wird bis zur Erschöpfung etwas für andere getan.

Während des gesamten hypnotherapeutischen Prozesses sind die Ziele, Symptome, Bedürfnisse und Besonderheiten jeder einzelnen Patientin und jedes einzelnen Patienten ausschlaggebend. Dabei erfahren die individuellen verbalen und vor allem auch die non-verbalen Ausdrucksformen besondere Beachtung. Das bedeutet, dass alle Module mit den aktuellen und konkreten Themen und Problemen abgeglichen und auf diese bezogen werden.

Dies gilt grundsätzlich auch bei schwächerer Ich-Struktur, jedoch sind dann Modifikationen erforderlich. »Konfusionstechniken« und »Amnesie« sind in diesem Fall ungünstig und ganz allgemein ist eine engere Begleitung der Patientin oder des Patienten in Trance notwendig. Patientinnen und Patienten benötigen zum Teil konkrete Vorgaben oder zumindest klar formulierte Vorschläge für Lösungsmetaphern, für die Entwicklung der Sinnes-Wahrnehmungen mit dem »VAKOG-Modell« (»VAKOG« steht für die fünf Sinne: V=visuell, A=akustisch, K=kinästhetisch, O=olfaktorisch, G=gustatorisch), für ein mögliches »Reframing« etc. Des Weiteren ist im Falle von Ich-struktureller Einschränkung die therapeutische Haltung so zu modifizieren, dass dieTherapeutin oder der Therapeut sich stärker als spiegelndes, antwortendes, tendenziell »positivierendes Hilfs-Ich« zur Verfügung stellt. Dies kann beispielsweise erfolgen, indem wiederholt die eingeübten ungünstigen Muster der Patientin oder des Patienten, bestehend aus Verhalten, Kognition und Emotion, geklärt und hinterfragt werden und so den vorliegenden (negativen) Wahrnehmungsverzerrungen entgegenwirkt wird.

Die Ich-Struktur ist eng mit o. g. selbstregulativen Fähigkeiten, die auch als persönliche Ressourcen bezeichnet werden können, verbunden. Im Verlauf einer Psychotherapie können diese durch strukturbezogenes Vorgehen verbessert und eine stabilere bzw. besser integrierte Ich-Struktur aufgebaut werden. Beispielsweise wird durch das Modul »Sicherer Ort« (▶ Kap. 4.3) die Fähigkeit eines Menschen, sich selbst zu regulieren, im Sinne von Selbstfürsorge und Selbstberuhigung gefördert (▶ Kasten 3.1).

Früher galten Menschen mit Ich-Struktur- bzw. Persönlichkeitsstörungen als einer psychotherapeutischen Entwicklung kaum zugänglich. Diese Auffassung wurde schon länger fallengelassen. Aber erst seit der Explizierung des strukturbezogenen Vorgehens kann dies genauer verstanden und in der Therapie adressiert werden. Sind förderliche Veränderungen – und damit der Aufbau von Ich-Funktionen und Verbesserung selbstregulativer Fähigkeiten – erst einmal begonnen worden, so scheinen diese dazu zu neigen, sich fortzusetzen und sich zum Teil sogar nach einer Therapie noch zu verstärken. Hierfür gibt es Hinweise im Rahmen von – bei rezidivierenden depressiven Störungen sowieso angezeigten – längeren Katamnesestudien. Dies zeigt sich in der 3-Jahres Katamnese auch bei der aktuell vorliegenden Studie sowohl für Hypnotherapie als auch für kognitive Verhaltenstherapie (Fuhr et al. 2023).

Ähnliches fand die Münchner Psychotherapiestudie an einer Gruppe mittel und sogar schwergradig depressiv erkrankter Patientinnen und Patienten (Huber und Klug 2016), in der ebenfalls eine 3-Jahreskatamnese durchgeführt wurde (Huber 2022). Als Verlaufsparameter wurden neben der depressiven Symptomatik auch interpersonelle Probleme, die Persönlichkeitsstruktur und psychische Kompetenzen untersucht. Es zeigte sich, dass die (intensivere) psychoanalytische Therapie sowohl der tiefenpsychologischen und noch offenkundiger der Verhaltenstherapie überlegen war. Bei genauerer (Einzelfall-)Betrachtung stellte sich diese Tendenz, vor allem bei den bessonders schwer ausgeprägten depressiven Erkrankungen mit einer Persönlichkeitsstörung, als besonders prominent dar. Diese Personen wiesen im Vergleich mit Verhaltenstherapie und Tiefenpsychologie insbesondere eine deutlich größere Verbesserung psychischer Kompetenzen auf (erkennbar z. B. an verbesserten Fähigkeiten zur Selbstregulation). Solche Aspekte, also eine stärker individualisierte Prozeß-Ergebniss-Forschung, auch zukünftig in hypnotherapeutische Studien (mit Blick auf schwere Depression) einzubeziehen, wäre sicherlich lohnenswert. Könnten doch hypnotherapeutische Interventionen, die offenbar guten Erfolge psychoanalytischer Technik, noch stärker vertiefen und stabilisieren.

3.4.2 Der innere Phantasieraum als eine emotionale Fähigkeit

Die Hypnotherapie nutzt die menschliche Fähigkeit, einen inneren Phantasieraum erleben zu können, diesen zu gestalten und für kreative Lösungen zu nutzen – in der OPD ist dies die »Kommunikation nach innen« als Aspekt der »Emotionalen Fähigkeiten«. In der Hypnotherapie wird diese Fähigkeit beispielsweise als »das weise Unbewusste« bezeichnet. Viele Techniken beruhen darauf, dass den Patientinnen oder Patienten dazu verholfen werden soll, der Rationalität weniger Raum zu geben und mehr auf die Intuition und das Bauchgefühl zu hören. Hierfür ist im Bereich emotionaler Fähigkeiten jedoch eine gute Integration erforderlich. Schon bei mäßiger Integration ist die Phantasiefähigkeit deutlich eingeschränkt und zum negativen Pol verschoben. Bei geringer Integration herrschen ohne äußere Strukturierung negative Phantasien vor, die Unterscheidung zwischen Phantasie und Realität ist oft deutlich eingeschränkt. Hier würde man die Patientinnen und Patienten mit »Konfusionstechniken«, Absichtslosigkeit oder Metaphern überfordern, denn sie wären im nur vage vorstrukturierten Raum ihrem negativ verzerrten inneren Erleben und einer Orientierungslosigkeit, die sie sowieso gut kennen, überlassen. Solche Patientinnen und Patienten benötigen oft gerade eine Stärkung kognitiver Fähigkeiten, um sich besser selbst steuern zu lernen.

Auch »VAKOG« beruht zum großen Teil darauf, dass Menschen ihren Körper mit all seinen Sinnen als lebendig, als eine Quelle von Lust und internen Informationen über Vorlieben, Abneigungen und Grenzen wahrnehmen können. All dies ist bei schwächerer Ich-Struktur mehr oder weniger starken Einschränkungen unterworfen.

Aus diesem Grund ist es für die Planung hypnotherapeutischer Interventionen bedeutsam, eine Einschätzung der Ich-Funktionen bzw. der Ich-Struktur vorzunehmen. Dabei ist wichtig zu beachten, dass die Schwere oder Art und Weise der momentanen oder vorangegangenen depressiven Symptomatik keinen direkten Rückschluss auf die Ich-Struktur erlaubt. Ein Mensch mit guter Ich-Struktur kann sehr wohl – in der Regel in Zusammenhang mit Krisensituationen – eine schwere Depression ausbilden oder auch in eine suizidale Krise geraten.

Wichtig zu beachten

Die Schwere der depressiven Symptomatik erlaubt keine direkten Rückschlüsse auf das Niveau der Ich-Struktur.

3.4.3 Ich-Struktur und Trauma

Des Weiteren ist zu beachten, dass die Ich-Funktionen besonders bei Patientinnen oder Patienten mit traumatischen Ereignissen in der Biografie situationsbezogen erheblich schwanken können (besonders häufig bei Traumatisierungen im personalen Nahbereich). Selbst wenn in »emotional neutralen« Situationen eine gute Integration vorliegt, was bedeutet, dass in den beobachtbaren Fähigkeiten keine oder kaum Einschränkungen zu erkennen sind, kann sich dies in an traumatische (Bindungs-)Erfahrungen anknüpfenden Auslösesituationen völlig anders darstellen und durchaus auf eine geringe oder gar desintegrierte Struktur »abrutschen«. Sollte die emotionale Fähigkeit prinzipiell gut oder gut bis mäßig sein, steht einer kreativen Nutzung des Phantasieraums dennoch nichts im Wege. Indem die grundsätzlich vorhandenen Fähigkeiten aus positiven oder neutralen Situationen hypnotherapeutisch gestärkt und verankert werden, kann die Patientin bzw. der Patient über diese besser verfügen. So gestärkte Ressourcen können dann, im Sinne einer hypnotherapeutischen Bahnung, allmählich in Auslöse- bzw. Belastungssituationen integriert werden.

Liegen der depressiven Symptomatik frühe und mehrfache traumatische Erfahrungen in der Biografie zugrunde (Vater/Mutter waren substanzabhängig oder haben andere schwere psychische Störungen, extreme emotionale und körperliche Vernachlässigung aus anderen Gründen, physische/sexuelle Gewalterfahrungen) und positive Bezugspersonen, die dies hätten ausgleichen und verarbeiten helfen können, fehlten weitgehend oder waren nur punktuell anwesend, kann in der Regel von einer schwächeren Ich-Struktur ausgegangen werden. Denn die während der kindlichen Entwicklung normalerweise stattfindende zunehmende Integration der Ich-Funktionen wird durch wiederholte Traumatisierungen gestört bzw. immer wieder unterbrochen. Dies führt meist auch zu entsprechend stärkeren dissoziativen »Fähigkeiten« bzw. dem Erhalt dissoziativen Funktionierens (z. B. Spaltungen) der frühen Entwicklungsphasen. In diesen Fällen empfiehlt es sich, hypnotherapeutisch stärker strukturiert vorzugehen (z. B. Modul »Sicherer Ort« (▶ Kap. 4.3), Ressourcenaktiverung z. B. mit »Ballonfahrt – Basismodul« (▶ Kap. 5.1), »Einflechten« (▶ Kap. 5.3) und »Kompetenzstärkung« (▶ Kap. 5.4); später im Therapieverlauf »Ballonfahrt – Aufbaumodul« (▶ Kap. 6.5), »Der Genug-Ort« (▶ Kap. 6.8)), um Fähigkeiten zu aktivieren, zu stärken, ggf. aufzubauen und im Verlauf zu integrieren.

Wichtig zu beachten

Bei traumabezogenen depressiven Symptomen können in Abhängigkeit von der Situation große Schwankungen in den mit der Ich-Struktur verbundenen Fähigkeiten auftreten.

3.4.4 Implikationen für die Therapie

Kommt die Therapeutin bzw. der Therapeut zur Einschätzung, die Patientin oder der Patient hat (ganz überwiegend) eine gute Integration der Ich-Struktur, so können alle im Manual genannten Module mit ihren verschiedenen Strategien und Techniken angewendet werden. Handelt es sich um eine (überwiegend) mäßige Integration der Ich-Struktur, so sind Modifikationen günstig und bestimmte Techniken wie »Konfusion« oder Vertrauen auf die »Weisheit des Unbewussten« können zu Schwierigkeiten führen, wenn nicht zuvor entsprechende Vorbereitungen getroffen wurden (► Kasten 3.1). Das gilt natürlich erst recht für ein noch geringer integriertes Strukturniveau. Das im Manual beschriebene Vorgehen lässt sich dennoch – mit den in diesem Kapitel sowie in einigen Modulen explizit erwähnten und vorgestellten Modifikationen – auch bei Patientinnen und Patienten mit gering integrierter Ich-Struktur (z. B. Borderline-Störung, andere Persönlichkeitsstörungen, komplexe Traumafolgen) erfolgreich anwenden. In der Regel ist dann jedoch mehr Zeit sowie psychoedukative Erläuterungen entwicklungsförderlicher Verhaltensweisen und günstiger Kognitionen erforderlich. Dies liegt vor allem daran, dass viele Fähigkeiten bzw. Ressourcen erst aufgebaut – und nicht nur aktiviert – werden müssen. Was beispielsweise über die Anregung von »Imaginationen« gelingen kann, die konkrete Bilder beinhalten oder stärkende Metaphern und helfende Figuren, welche die gewünschten Fähigkeiten und Gefühlslagen symbolisieren. Hierfür eignen sich besonders gut die Vorgehensweisen, die in den ► Kap. 4.3, ► Kap. 5.1, ► Kap. 5.3, ► Kap. 5.4 sowie ► Kap. 6.1 und ► Kap. 6.2 vorgestellt werden und die auf den Aufbau oder die Verbesserung von Selbstfürsorge, Selbstwirksamkeit und Selbstempathie hinwirken.

Ein Beispiel zur Diagnostik und strukturbezogenen Modifikation (generell und zum Modul »Kindheitserfahrungen« ► Kap. 6.4) findet sich in den Onlinematerialien, Arbeitsblatt 1.

Kasten 3.1: Strukturbezogene Hypnotherapie

Modifikationen bei schwächerer Ich-Struktur – »Strukturbezogene Hypnotherapie«
Insgesamt wird eine aktivere, lenkende und damit Struktur und Halt gebende, positivierende therapeutische Rolle eingenommen:

- Als Hilfs-Ich im inneren Phantasieraum
- Selbstkontrollmöglichkeiten zur Verfügung stellend (z. B. »Stopp-Signal«, »ideomotorische Signale«)
- Hohe Transparenz hinsichtlich des geplanten Vorgehens
- Klarifizierende Interventionen/»Suggestionen«
- Kognitive Fähigkeiten stärkend mit Unterstützung, diese realitätsgerechter zu gestalten (den negativen Verzerrungen u. a. der Selbst- und Fremdwahrnehmung entgegenwirkend)
- Explizit stärkende Bilder und Metaphern anregend, mit Einführung von helfenden Figuren, Ermunterung zu Alternativ-Handlungen, die den Zielen der Patientinnen und Patienten dienen, das Körperselbst mit »VAKOG-Modell« zugänglicher machen, und lustvoller gestalten, im Verlauf die mit der Patientin bzw. dem Patienten gefundenen Sätze, helfenden Figuren, hinzugewonnene Erlebensmöglichkeiten etc. beiläufig sowie in Trance einfließen lassend, um diese zu »verankern« und so zu stabilisieren

Verzicht auf:

- »Konfusion« und »Amnesie« induzierende Techniken
- Techniken, die das »weise Unbewusste« adressieren bzw. darauf vertrauen
- Längere Pausen zwischen den »Suggestionen«

Am Anfang der »strukturbezogenen« Therapie gut geeignete Module

- Modul »Sicherer Ort« (▶ Kap. 4.3)
- Modul »Ballonfahrt – Basismodul« (▶ Kap. 5.1)
- Kurzmodul »Einflechten« (▶ Kap. 5.3)
- Modul »Kompetenzstärkung« (▶ Kap. 5.4)
- Modul »Schlafstörungen – Paradiesort« (▶ Kap. 6.1)
- Modul »Schlafstörungen – Grübeln« (▶ Kap. 6.2)
- »Selbsthypnose« mit Audio-CD (die eben genannten fünf Module eignen sich alle auch als potentielle »Selbsthypnose-Übungen«. Das Vorgehen ist jeweils im entsprechenden Kapitel beschrieben.)

Im späteren Therapieverlauf können, abhängig von den Möglichkeiten der Patientin oder des Patienten, den inneren Phantasieraum zu nutzen und auf Ressourcen zugreifen zu können, alle Module modifiziert (s. o.) eingesetzt werden.

3.5 Verwendung des Manuals

3.5.1 Logik der Modulform

Die Logik der Modulform des Manuals basiert auf dem Generic Model of Psychotherapy (dt. Allgemeines Modell der Psychotherapie (AMP)), das von Orlinsky et al. (1987) eingeführt und seitdem kontinuierlich weiterentwickelt wurde. Demnach ist bei der Durchführung einer Psychotherapie auf vier Formen der Passung zu achten, nämlich Passung von:

1. Behandlungsmodell und Störungsmodell
2. Patientin bzw. Patient und Behandlungsmodell
3. Therapeutin bzw. Therapeut und Patientin bzw. Patient
4. Therapeutin oder Therapeut und Störung der Patientin oder des Patienten

Das Behandlungsmodell der Hypnose mit der »Utilisation« des Symptoms (»Utilisation« ► Kap. 3.6.1) passt zum Störungsmodell der Depression als einem ungünstigen Lösungsversuch, so wie das Behandlungsmodell der kognitiven Therapie zum Störungsmodell der Depression als einer Triade irrationaler Gedanken über sich selbst, die Umwelt und die Zukunft passt (1).

Das Behandlungsmodell muss zum Begriffssystem der Patientin oder des Patienten passen (2). Es kann sein, dass einem Ingenieur der Begriff Hypnose zu »esoterisch« erscheint und es aus Gründen der Passung zielführend ist, einen dialogischen Weg zu gehen und Trance als »Absorption« in narrativer Form durch Metaphern und Anekdoten oder in dialogischer Form einzuführen und den Begriff der »(Auto-)Suggestion« als ein »Synonym« einzuführen. In der Ericksonschen Hypnotherapie wird die Kunst der Passung als »Pacing« besonders stark kultiviert, die der Patientin bzw. dem Patienten im jeweiligen kognitiven, emotionalen und interaktiven Stil immer entgegenzukommen sucht. Wenn die Person z. B. gewohnt ist Kontrolle auszuüben, wird die Entscheidung, über alternative Wege (schnell/langsam oder leicht/tief) in Trance zu gehen, angeboten. Wenn die Person auf dem Land aufgewachsen ist, wird man eine »Pacing-Metapher« wählen, die aus diesem Kontext stammt u.s.w. Die Hypnotherapie passt sich der momentanen Situation und den individuellen Gegebenheiten an, um die Patientin oder den Patienten und ihre bzw. seine Motivation optimal zu unterstützen.

Auch wenn die persönliche und professionelle Anpassungsfähigkeit der Therapeutin oder des Therapeuten (3) i. d. R. breit ist, gibt es Grenzen. Manchmal stimmt die »Chemie« nicht. Dann muss die Therapeutin oder der Therapeut für sich klären, ob sie bzw. er mit der Übertragung und der eigenen Gegenübertragung zurechtkommt und mit dem Beziehungsgeschehen professionell umgehen kann (containen oder »utilisieren«). Die Therapeutin oder der Therapeut muss die Patientin oder den Patienten gelegentlich, dann jedoch unter Übernahme der kompletten Verantwortung aufgrund von eigenen Hindernissen, weiterverweisen (eine Kränkung lässt sich dennoch meist nicht ganz vermeiden). Patientin bzw. Patient und Therapeutin oder Therapeut passen eben nicht immer zusammen (3).

Schließlich gibt es auch Affinitäten der Therapeutin bzw. des Therapeuten zu bestimmten Störungen (4). Nicht jede und jeder kann (oder möchte) lernen, eine gute Therapeutin oder ein guter Therapeut für Abhängigkeitserkrankungen, Zwangsstörungen, Borderline-Störungen etc. zu werden.

Um die für das Gelingen der Therapie förderliche individuelle Passung zu berücksichtigen, die ein essentielles Anliegen der Hypnotherapie ist, wird die Hypnotherapie in der Praxis nicht als fixes Therapieprogramm in fester Modulfolge »abgearbeitet«. Um aber das therapeutische Vorgehen sowohl einer wissenschaftlichen Untersuchung mit Dokumentation als auch einer strukturierten Handhabung zugänglich zu machen, wurde dieses Manual in modularer Form konzipiert. Die einzelnen Module sind aber im Sinne der individuellen Anpassung situativ so auszuwählen, wie es sich aus der Indikation durch das Thema der jeweiligen Therapiestunde ergibt.

Auch in der Gestaltung jedes einzelnen Moduls ist zu berücksichtigen, dass die Darbietung den Bedürfnissen der Patientin oder des Patienten angepasst wird und nur in seltensten Fällen im Ablesen eines vorher fixierten Trancetextes bestehen kann – es sei denn, der Text wurde individuell für die Patientin bzw. den Patienten konzipiert (dafür gibt es bei Erickson Beispiele, wobei Erickson diese zwar zum Teil genau plante und vorformulierte, aber nicht vorlas; Short und Weinspach 2007). Dennoch finden sich in den Onlinematerialien zu manchen Modulen ausformulierte Texte als Vorlagen. Man wird sie verkürzen oder strecken, mit geeigneten Metaphern versehen und in den entsprechend gekennzeichneten Passagen an die depressive Symptomatik (▶ Kap. 3.3) sowie die individuellen Besonderheiten der Person anpassen. Dabei sind die Anpassungen an eine schwächere Ich-Struktur grundsätzlicher Art und können auf alle Module übertragen werden (▶ Kap. 3.6). In den Onlinematerialien, Arbeitsblatt 15, findet sich zum Modul »Kindheitserfahrungen« im Sinne einer Biografie-Arbeit ein ausführliches Beispiel mit Hinweisen zur Anpassung an eine schwächere Ich-Struktur.

Die Patientin oder der Patient wird im Allgemeinen in der dritten Person mit »Sie« angesprochen, kann aber, wenn die Beziehung es zulässt und mit entsprechendem Feingefühl, vorübergehend in der zweiten Person mit »Du« angesprochen werden – dies z. B., wenn ein Selbstdialog eingeflochten wird oder bei einer »Altersregression« in eine kindliche Lebensphase. Das wird passender sein, wenn die Patientin oder der Patient ohnehin jünger als die Therapeutin oder der Therapeut ist und eher problematisch, wenn das Altersverhältnis umgekehrt ist und eine elterliche Übertragung von Seiten der Patientin oder des Patienten eher unwahrscheinlich ist.

3.5.2 Modul-Bausteine

Insgesamt beinhaltet das vorliegende Manual 30 mögliche Module, die nicht linear aufeinander aufbauen. Es soll jedoch jeweils zu Beginn, etwa zur Halbzeit sowie zum Therapieabschluss das zeitlich zugehörige Modul eingesetzt werden.

Am Anfang der Therapie soll für eine Einführung der Patientin oder des Patienten sowie Etablierung des »Rapports« die erste Sitzung »Motivierung und Basisinformation« (▶ Kap. 4.1) erfolgen. Inhaltlich wird die Anamnese erhoben inkl.

Ressourcen-Anamnese, Biografie sowie ggf. die auslösenden Bedingungen der depressiven Symptomatik und dabei eine Einschätzung der Ich-Struktur vorgenommen (▶ Kap. 3.4). Anschließend können die anderen Module je nach Indikation angewendet werden. Als erste Tranceerfahrung empfiehlt sich bei schwächerer Ich-Struktur (▶ Kap. 3.4) eher das Modul »Sicherer Ort« (▶ Kap. 4.3), denn im Modul »Erste Tranceerfahrung« finden sich Elemente, die auf das »Weise Unbewusste« und auf »Konfusion« abzielen. In der Mitte der Behandlung empfiehlt sich außerdem die Durchführung des Moduls »Bestandsaufnahme – Zwischenresümee« (▶ Kap. 7.1). Dieses Modul dient als Zwischenbilanz zur Überprüfung des Therapieverlaufes und ist auch dann indiziert, wenn die Patientin oder der Patient überlegt, die Therapie abzubrechen oder sich über die Ziele und den bisherigen und/oder weiteren Verlauf der Therapie unsicher ist. Die Patientin bzw. der Patient kann zu Beginn der Therapie die Information erhalten, dass eine Zwischenbilanz geplant ist, was zudem in der Stunde vor der Durchführung angekündigt werden kann. Am Ende der Therapie erfolgt eine Abschlusssitzung (▶ Kap. 8.3). Der Abschluss kann alternativ auch in Form einer Modifikation des Moduls »Rückfallprophylaxe 2« (▶ Kap. 8.2) gewählt werden.

Nicht in allen Modul-Kapiteln erfolgt eine beispielhafte systematische Anpassung und Modifikation der jeweiligen Techniken und Strategien auf die verschiedenen Integrationsstufen der Ich-Struktur. Der Strukturbezug ist vor allem psychodynamisch arbeitenden Therapeutinnen und Therapeuten geläufig, daher mag die Einordnung der Ich-Struktur manchem nicht gut nachvollziehbar erscheinen. Jede Hypnotherapeutin und jeder Hypnotherapeut wird den jeweils eigenen psychotherapeutischen Hintergrund (verhaltenstherapeutisch, psychodynamisch, systemisch oder andere) in ihr bzw. sein Arbeiten einfließen lassen.

Die vorliegende Einordnung des Manuals in einen Ich-strukturellen psychodynamischen Hintergrund (▶ Kap. 3.4) stellt vor allem eine Orientierungshilfe dar, wie die einzelnen Module des Manuals sinnvoll für den therapeutischen Prozess auszuwählen und anzupassen sind. Darüber hinaus bietet es die Anregung, die Vorgehensweise zu überprüfen, sollten die hypnotherapeutischen Interventionen nicht oder nur sehr kurzfristig in die intendierte Richtung einer kreativen, progressiven Entwicklung führen. Gleichzeitig bieten sie die Chance, auch Patientinnen und Patienten mit schwereren psychischen Leiden bzw. schweren Verlaufsformen depressiver Störungen, wie sie sich beispielsweise in psychiatrischen Kliniken und den poststationären ambulanten Therapien finden, hypnotherapeutisch zu unterstützen.

3.5.3 Trancen als Audiodatei

Zu einigen Modulen gehören Trancen, die auf einer Audiodatei aufgezeichnet werden können und von der Patientin bzw. dem Patienten im Laufe der Zeit immer wieder angehört werden sollen und können. Dabei ist zu unterscheiden, ob die Trance einen übenden Charakter haben kann (»Selbsthypnose«) und durch Wiederholung einen Gewinn für die Patientin bzw. den Patienten bringt (z. B. Aktivierung, Stabilisierung, »Sicherer Ort«, »Genug-Ort«, Ein- und Durchschlafen betreffend), einmaligen problemlösenden Charakter hat oder dem sublimen Anregen von »Suchprozessen« dient. Letzteres sind Module mit »Altersregression«, die auf eine Nachreifung/»Nachbeelterung« hinwirken, auf eine Entscheidungsfindung, ein »Reframing« oder das allmähliche Entwickeln von Lösungen abzielen, sowie die meisten »dialogischen Trancen«, bei denen es meist weniger Sinn macht sie ein zweites Mal anzuhören. Empfehlungen hierzu finden sich bei den einzelnen Modulen.

Ganz generell helfen Audio-Dateien aber auch Hand-outs insbesondere Menschen mit Ich-Schwäche, quasi als »Übergangsobjekte«, die Zeit zwischen den Therapiesitzungen zu überbrücken, das Wissen um eine Beziehungskontinuität aufrechtzuerhalten und im Verlauf zu integrieren.

3.5.4 Überblick über die Module

Insgesamt stehen folgende Module, die jeweils individuell angepasst werden, zur Verfügung (»Überblick über die Module« ▶ Tab. 3.2).

Tab. 3.2: Überblick über die Module

4	Anfang der Therapie
4.1	Erste Sitzung – Motivierung und Basisinformation
4.2	Erste Tranceerfahrung
4.3	Sicherer Ort
5	Entlastung, Stärkung und Ressourcenaktivierung
5.1	Ballonfahrt – Basismodul
5.2	Tieftrance und Posthypnotische Suggestion
5.3	Einflechten
5.4	Kompetenzstärkung
5.5	Loslassen
5.6	Lösungserfahrungen
5.7	Zukunftsprojektion
5.8	Lösungsvision Kinotechnik
5.9	Selbsthypnose – Basismodul
6	Depressionsspezifische Techniken
6.1	Paradiesort
6.2	Schlafstörungen – Grübeln
6.3	Wieder einschlafen
6.4	Kindheitserfahrungen
6.5	Ballonfahrt – Aufbaumodul
6.6	Kompetenzerfahrung
6.7	Stellvertreter-Technik
6.8	Der »Genug-Ort«
6.9	Interaktionsmuster

Tab. 3.2: Überblick über die Module – Fortsetzung

6.10	Vom Grübeln zum Handeln
6.11	Sinnfindung
6.12	Suizidalität
6.13	Neutralisieren von lebensfeindlichen Botschaften
6.14	Krisenintervention: akute Suizidalität
7	Zwischenstand
7.1	Bestandsaufnahme – Zwischenresümee
8	Abschluss der Therapie
8.1	Rückfallprophylaxe 1 – Selbsthypnose Aufbaumodul/Ziele verwirklichen
8.2	Rückfallprophylaxe 2 – Zeitprogression nahe Zukunft
8.3	Abschlusssitzung

3.6 Depressive Symptome utilisieren und phasenorientierte Einordnung der Module

3.6.1 Hypnotherapeutischer Zugang zur depressiven Symptomatik

Ein zentraler Aspekt des hypnotherapeutischen Vorgehens ist die »Utilisation«. Depressive Symptome werden in einen positiven Bezugsrahmen gesetzt (»Reframing«) und der »kommunikative« Aspekt der Symptomatik wird als hilfreich für die Patientin oder den Patienten angesehen (»gute Absicht des Symptoms«).

Depressive Symptome werden in den therapeutischen Raum geholt und schon dadurch verändern sie sich. Das Symptom steht dann nicht mehr im Zentrum, sondern die Bedeutung für die Person und deren Leben wird Gegenstand der Betrachtung. Das Symptom ist nicht mehr im Inneren der Patientin oder des Patienten, sondern es wird nach außen projiziert, entschlüsselt, eine Geschichte, eine Bedeutung, ein Symbol daraus entwickelt.

Sowohl bei der Symptomschilderung als auch beim Symptomausdruck können Themen anklingen, die der Patientin oder dem Patienten noch nicht bewusst zugänglich sind und die von Therapeutinnen- oder Therapeutenseite im normalwachen Zustand nicht rasch expliziert werden sollten (dies wirkt leicht besserwisserisch und kann sich symptomverstärkend auswirken). Die depressive Symptomatik hat häufig eine unbewusste Schutzfunktion, z. B. vor intrapsychischen und interpersonellen Konflikten oder Überforderung (z. B. die unbewusste Aggression auf die Partnerin bzw. den Partner, von der man sich bevormundet und gleichzeitig abhängig fühlt, die sich jedoch nicht in Ärger auf die Partnerin bzw. den Partner oder durch Abgrenzung bezüglich ihrer oder seiner Forderungen ausdrückt, sondern in wiederholten Selbstvorwürfen, Schuldgefühlen bis hin zu Nichtigkeitserleben. In der Folge empfindet das Gegenüber aufgrund der permanenten Selbstbeschuldigungen vielleicht Ärger oder bekommt ein schlechtes Gewissen). Im Vordergrund der Interventionen stehen die behutsame Förderung einer Erhellung unterbewusster Prozesse und eine achtsame, wohlwollende Akzeptanz des aktuellen Erlebens, Fühlens, Denkens. Besondere Vorsicht ist geboten bei abgrenzenden und aggressiven Aspekten, die in der Symptomatik enthalten sein können und die sich meist auch in der Gegenübertragung zeigen (Therapeutin oder Therapeut empfindet vielleicht Ärger oder Langeweile, fühlt sich ohnmächtig mit dem Impuls, sofort zu helfen). Wird dies zu früh expliziert oder ausagiert, können die Schuldgefühle verstärkt werden, evtl. bis hin zu einer suizidalen Reaktion. Die indirekte Kommunikationsebene sollte daher vor allem am Anfang beibehalten und die gebildeten Hypothesen in eher indirekter Form genutzt, beiläufig erwähnt und so überprüft werden (»Hypnotherapeutische Einstreutechnik« ▶ Kap. 3.3.1). Hilfreich ist oft auch ein »Schaukeln« zwischen den ambivalenten inneren Strebungen, indem beide Pole abwägend ausgesprochen und nachvollziehbar gemacht werden oder eine Teilearbeit, was thematisch in einige Module einfließen kann und gut z. B. mit dem Modul »Kindheitserfahrungen« (▶ Kap. 6.4) oder der »Stellvertreter-Technik« (▶ Kap. 6.7) möglich ist.

Solche individuell wichtigen Themen werden im (späteren) Therapieverlauf von Seiten der Patientinnen und Patienten meist mehr oder weniger deutlich selbst geäußert und dann therapeutisch aufgegriffen, differenziert und verstärkt oder z. B. im Anschluss an ein Modul, in dem dies vorkommt, von der Therapeutin oder dem Therapeuten angesprochen. Angestrebt wird eine erhöhte Selbstwirksamkeitserwartung, zukünftig besser auf Stimmungseinbrüche reagieren und Situationen aktiv gestalten zu können.

Zu berücksichtigen ist dabei der bei depressiv strukturierten Menschen häufig vorhandene Perfektionismus, zumindest jedoch eine hohe Leistungsbereitschaft und entsprechend hohes Selbstideal – mit der Möglichkeit noch stärkerer bzw. wiedereinsetzender Selbstbeschuldigungen, wenn alles (!) nicht gleich »richtig-richtig« klappt (das kann antizipiert werden und man kann einflechten: »Und Sie wissen ja schon, wie sich das auswirkt, wenn Sie es mal wieder richtig-richtig machen wollen.« u. Ä.).

Die Stärkung des Selbstwirksamkeitserlebens kann bei den stärker biologisch verankerten Formen der Depression (Hole 1992) vor allem bedeuten, mit der Erkrankung besser umzugehen und sich nicht auch noch dafür zu entwerten, dass solche Stimmungen/Symptome da sind. Gut möglich (und wünschenswert) ist natürlich, dass die Patientin oder der Patient im Verlauf doch noch seine oder ihre Aufopferungsbereitschaft, den Wunsch nach Harmonie, das Bedürfnis, Konflikte und Zurückweisungen zu vermeiden u. Ä. in sein oder ihr Verständnismodell einbezieht und seine bzw. ihre Affekt-Kognitions-Verhaltensmuster zu verändern beginnt. Und selbst wenn (epi-)genetische Einflüsse eine Rolle spielen: es gibt Spielräume. Wie bei körperlichen Erkrankungen – z. B. Bluthochdruck, Diabetes – ist der Umgang mit der Erkrankung entscheidend für die (relative) Gesundheit des Organismus.

Depressive Störungen gehen mit affektiven, kognitiven und somatischen Symptomen einher, und zwar bezogen auf das Individuum in unterschiedlicher Intensität und Mischung. Beispielsweise gibt es Depressionen, die vordergründig betrachtet ganz überwiegend körperliche Symptome zeigen und daher auch als larvierte (= versteckte) Depression bezeichnet werden. In den meisten Fällen ist jedoch die für Depressionen typische affektive Symptomatik führend mit mehr oder weniger starker Ausprägung depressiver Grübelgedanken. Insgesamt besteht auf den verschiedenen Ebenen ein »Verlust«, ein »Lustverlust«, »Energieverlust« und es erscheint so, als sei der Organismus »runtergefahren«, herabreguliert.

Aus der individuell vorliegenden depressiven Symptomatik, davon insbesondere die (drei) Symptome, die die Patientin bzw. den Patienten am meisten belasten, sowie bezogen auf die individuellen »Frühwarnzeichen« kann letztlich die individuelle hypnotherapeutische Behandlungsplanung erfolgen. Eine Orientierungshilfe hierfür gibt das folgende Kapitel (▶ Kap. 3.6.2).

Die »Frühwarnzeichen« werden im hypnotherapeutischen Kontext im Sinne eines »Reframings« als »willkommene Hinweise des Organismus« (o. Ä.) bezeichnet und »behandelt«. Sie zeigen an, dass wichtige Bedürfnisse beispielsweise nach Ruhepausen, Abgrenzung oder Kontakt mit anderen nicht ausreichend wahrgenommen und berücksichtigt wurden bzw. werden.

Häufig versucht sich der Organismus im Vorfeld einer manifesten Depression z. B. aufgrund hoher Belastungen, Kränkungen, Grenzverletzungen etc. mit entsprechenden »Hinweisen« zu schützen. Was die Patientin oder der Patient aber so nicht versteht, deshalb weitergemacht wird wie bisher und dadurch ein immer ungünstigerer Kreislauf (Abwärtsspirale) in Gang gehalten wird. Die Hypnotherapie knüpft daran an (»Pacing«) und fördert die Entwicklung einer Aufwärtsspirale (»Leading«). Wie dies im Einzelnen geschehen kann, wird im kommenden Abschnitt aufgefächert.

3.6.2 Metastruktur des Manuals

Das generelle hypnotherapeutische Vorgehen mit dem vorliegenden Manual, bezogen auf das »Utilisieren« depressiver Symptome, wird übergeordnet sowohl durch eine zeitliche als auch durch eine inhaltliche Ebene vermittelt (»Metastruktur des Manuals« ▶ Kasten 3.2).

Bezüglich der zeitlich orientierten Verlaufsstruktur werden die Interventionen an die drei Therapiephasen (Anfang, Mitte, Ende) angepasst. Bezüglich der inhaltlichen Ebene wird aus den Besonderheiten der individuellen depressiven Symptomatik, und daraus, wie die Patientin oder der Patient dies erzählt, ein empfehlenswertes Vorgehen abgeleitet. Dabei können mehrere Ausdrucksebenen adressiert werden (III. a–e »Metastruktur des Manuals« ▶ Kasten 3.2). Je nach »Eingangsvoraussetzung« (Zeitpunkt und Situation/Symptom) werden aus den vorliegenden Modulen exemplarisch Möglichkeiten für das therapeutische Vorgehen benannt. Im Verlauf der Therapie entstehen so je nach Inhalt, individueller Besonderheit und Art der Verarbeitung Vernetzungen der einzelnen Module.

Kasten 3.2: Metastruktur des Manuals bezogen auf depressive Symptome im Therapieverlauf

I. Übergeordnete Darstellung, wie die bei der jeweiligen Patientin bzw. beim jeweiligen Patienten vorhandene depressive Symptomatik aufgegriffen und im therapeutischen Prozess genutzt werden kann.
   Übergeordnete Techniken: »Reframing«, »Utilisieren« einer »Negativ-Trance«, »Ressourcenorientierung«
II. Die Interventionen werden an die jeweilige Phase im therapeutischen Prozess adaptiert.
   a. In der Anfangsphase bei (abklingender) depressiver Symptomatik und Vorliegen depressiogener Muster.
      Ziel: Entlastung von depressiven Symptomen, Bahnung eines tieferen Verständnisses sowie günstigerer Umgehensweisen.
   b. Im Behandlungsverlauf bzw. der mittleren Therapiephase beim Wiederauftreten und/oder Thematisieren depressiver Symptome, depressiogener Verhaltensweisen/Zusammenhänge.
      Ziel: Depressive Rückfälle als Vorfälle benennen und erkennen, die dazu dienen, sich selbst noch besser verstehen und regulieren zu lernen, die eigenen Bedürfnisse besser wahrzunehmen und zu berücksichtigen, Konflikte wahrzunehmen, angemessener zu lösen/auszuhalten, Ambivalenzen hinzunehmen und dennoch Entscheidungen treffen zu können.
   c. In der Beendigungsphase als Rückfallprophylaxe auch ohne aktuelle depressive Symptomatik, mit dem Ziel einer Stabilisierung gefundener »antidepressiver« Lösungen (»Zeitprogression«).
III. Die Interventionen werden anhand der unterschiedlichen Beschaffenheit des Narrativs und der Themen modifiziert, also abhängig davon, wie und was jeweils erzählt wird.
   a. Bildhafte (evtl. auditive) Symptomschilderungen
   b. Somatische Symptomatik, d. h. eher kinästhetische Symptomschilderungen
   c. Implizite Äußerungen von Zielen und Wunschvorstellungen
   d. Wenn im Schwerpunkt über belastende Affekte berichtet wird
   e. Wenn Grübeln und Selbstanklagen eine wesentliche Rolle spielen
IV. Synopsis des Manuals, da viele Interventionen auf mehrere Module des vorliegenden Manuals verweisen – so entsteht eine individuell mögliche Vernetzung der Module untereinander.

Stellen depressive Symptome einen wesentlichen Bestandteil des Berichteten dar oder kann auf deren Vorliegen indirekt geschlossen werden, wird dies therapeutisch aufgegriffen und die Zustimmung der Patientin oder des Patienten eingeholt, dies einmal genauer zu untersuchen. Die Patientin bzw. der Patient wird zunächst gebeten, das Ganze zu beschreiben, ggf. auch die zugehörige Situation. Die Symptomatik und ihr Umfeld werden also vertieft exploriert. Die Therapeutin oder der Therapeut achtet dabei auf das »Wie«, auf mögliche implizite Inhalte, die Wortwahl etc. Der weitere therapeutische Prozess orientiert sich genau daran. Bei schwächerer Ich-Struktur wird das therapeutische Vorgehen genauer begründet und erläutert (Transparenz), zudem lässt die Therapeutin oder der Therapeut im Sinne der »Einstreutechnik« wiederholt Anregungen und (Lösungs-)Vorschläge einfließen.

Im Folgenden werden Beispiele für *verschiedene Interventionen* genannt und bezogen auf die Art und Weise der Schilderungen a) bis e) (siehe Punkt III in »Metastruktur des Manuals« ▶ Tab. 3.1) wird auf hypnotherapeutische Techniken sowie Module aus dem Manual verwiesen, die jeweils besonders gut geeignet sind. Die grundsätzliche Struktur im zeitlichen Vorgehen wiederholt sich dabei, so dass – um im Text Wiederholungen zu vermeiden – auf die unter a) genannte Vorgehensweise verwiesen und diese ggf. ergänzt wird.

a. Bei bildhaften Formulierungen der Patientin oder des Patienten: »Das ist wie eingemauert/versteinert zu sein … «, »Das ist wie vor einer Wand/wie in einem dunklen Loch …«, »Das ist wie ein langer dunkler Tunnel/wie ein riesiger Berg …« u. v. m.

In der *Anfangsphase* kann beispielsweise die bildhafte Formulierung mit einer »Imagination« intensiviert und ausdifferenziert werden: das Bild (z. B. Mauer) wird dabei externalisiert und genauer betrachtet: »Wie hoch, wie dick ist die Mauer? Aus welchem Material ist sie? Gibt es irgendwo einen Durchgang? Sehen Sie eine Möglichkeit, daran vorbei zu kommen? Gibt es Bereiche, die vielleicht auszubessern sind?« etc.

Im weiteren Schritt lassen sich andere Sinnesmodalitäten einbeziehen (siehe »VAKOG«) und anschließend, evtl. auch noch in der gleichen Sitzung, kann ein Veränderungsprozess angeregt werden, die Mauer nach den eigenen Bedürfnissen umzugestalten. Hierbei können auch das emotionale Erleben, begleitende Kognitionen und Körperwahrnehmungen sowie Handlungsimpulse erfragt und erforscht werden.

Als eine weitere Möglichkeit in der *Anfangsphase*, insbesondere wenn noch eine stärkere depressive Symptomatik vorliegt, kann zum Erleben einer zumindest kurzfristigen Entlastung das »Ballonfahrt – Basismodul« (▶ Kap. 5.1) durchgeführt werden. Auch hier wird der visuelle Kanal durch den »weiten Blick« besonders angesprochen.

Im *mittleren Therapieteil* erinnert die Therapeutin oder der Therapeut beim Wiederauftreten depressiver Symptome an die gefundenen Lösungen und vorhandene Fähigkeiten, erwähnt diese auch sonst bei passender Gelegenheit immer wieder im Sinne einer »Einstreutechnik«, um neuronale Neu-Verknüpfungen anzuregen und zu stärken (alle Module). Ggf. werden diese in kurzer Trance aktiviert, stabilisiert, ggf. angepasst und/oder stärker verankert, oder es zeigt sich, dass weitere Fähigkeiten oder mehr Flexibilität bzw. eine Erweiterung der Erlebensmöglichkeiten benötigt werden. Das kann anknüpfend an das, was vorher gut geklappt hat, erfolgen, beispielsweise mit dem Modul »Kompetenzstärkung«. Auch kann die Therapeutin oder der Therapeut im Verlauf eine mit der Thematik verbundene Geschichte erzählen bzw. »einstreuen«; es können grundsätzlich alle, insbesondere die ressourcenorientierten Module, »Ballonfahrt – Aufbaumodul«, »Stellvertreter-Technik« und Modul »Interaktionsmuster« zur Anwendung kommen.

Zum *Ende der Therapie* hin werden alle gefundenen Lösungen, neue emotionale Erlebensweisen etc. wiederholt und damit gestärkt (Einstreuen, Erinnern, Verankern). Diese werden vor allem beim Wiederauftreten depressiver Symptome oder bei der Schilderung einer schwierigen Situation in die therapeutischen Interventionen eingeflochten. Hierdurch werden Selbstwert und Selbstakzeptanz gestärkt und durch wiederholte Ermutigungen wird Resilienz aufgebaut, Geduld etabliert sowie Sinnlosigkeitserleben und mangelnder Hoffnung entgegengewirkt. Es empfiehlt sich zudem, die Fähigkeiten im Umgang mit Belastungen in eine zukünftige (ähnliche) Situation hineinzunehmen/zu projizieren und hierdurch gefundene Lösungen zu stabilisieren. Hierfür eignen sich beispielsweise die folgenden Module »Rückfallprophylaxe 2 – Zeitprogression nahe Zukunft« (▶ Kap. 8.2), »Der Genug-Ort« (▶ Kap. 6.8), »Zukunftsprojektion« (▶ Kap. 5.7).

b. Bei vorwiegend somatischen Symptomen und wenn kinästhetische Beschreibungen von Körperempfindungen im Vordergrund stehen: wenn z. B. über »bleierne Schwere«, »ein Druckgefühl auf der Brust«, »dumpfer Schmerz im Magen« u. v. m. geklagt wird.

In der *Anfangsphase* wird Symbolisieren und Externalisieren und damit eine Veränderung angeregt. Um z. B. die Schwere genauer zu explorieren, kann nach dem Gewicht gefragt werden: »Mal angenommen, diese bleierne Schwere hätte ein Gewicht, wie viele Kilogramm würde sie wiegen?« Man kann darauf abzielen, dieses Gewicht erst einmal abzulegen, wegzuschieben und – falls erforderlich – Hilfe zu holen. Auch kann angeregt werden, die Symptomatik auf eine andere Sinnes-Modalität zu transferieren und sie damit weniger körpernah, weniger belastend zu erleben (auditiv: »Wenn diese Schwere zu hören wäre, welche Töne/Geräusche wären das?«; visuell: »Mal angenommen, Sie könnten diesen Druck im Magen anschauen oder anfassen, wie wäre das?«). Im zweiten Schritt kann eine Kommunikation mit dem Symptom angeregt werden. Dabei z. B. die Metapher »Ungebetener Hausgast« für das Symptom einführen[8]. Bei schwächerer Ich-Struktur kann die Ausgestaltung mit Beispielen unterstützend wirken (▶ Kap. 6.7). Zur Entlastung und kurzfristigem Erleben einer (gewissen) Leichtigkeit kann auch hier das »Ballonfahrt – Basismodul« angewendet werden (▶ Kap. 5.1).

In der *mittleren Therapiephase* können grundsätzlich alle unter a) genannten Möglichkeiten eingesetzt werden (»VAKOG« etc.). So kann die Therapeutin oder der Therapeut beim Wiederauftreten depressiver Symptome wieder an die gefun-

8 Der »Ungebetene Hausgast« wird dabei sinnbildlich als »Stellvertreter« für das eigentliche Symptom verstanden, mit dem eine innere Begegnung stattfindet. Dabei wird dem »Ungebetenen Hausgast« Neugierde und wohlwollendes Interesse entgegen gebracht. Hieran lässt sich eine Form von Kommunikation, ggf. ein fiktiver Dialog, anschließen, in welchem der »Hausgast« z. B. nach seiner Herkunft, seinem Alter, seiner Funktion für die Patientin bzw. den Patienten u. s. w. befragt werden kann.

denen Lösungen und vorhandenen Fähigkeiten erinnern oder diese immer wieder im Sinne einer »Einstreutechnik« erwähnen. Auch kann eine mit der Thematik verbundene Geschichte oder Metapher erzählt werden. Zusätzlich kann, analog zur »Affektbrücke«, eine somato-sensorische-Brücke angeleitet werden. Es wird erfragt: »Wenn Sie sich heute so bleiern schwer fühlen, woran erinnert Sie das? Gibt es ein ähnliches Körpererleben, was Sie kennen und wann war das zuletzt so? Und davor? ... Und davor?« So kommt man manchmal zu einer frühen Auslösesituation, die hilft noch spezifischere Lösungsmöglichkeiten zu finden sowie sich selbst besser zu verstehen und so mehr Selbstakzeptanz zu erreichen (▶ Kap. 6.4).

In der Phase der *Beendigung der Therapie* wird genauso vorgegangen wie bei den bildhaften Formulierungen unter a) genannt, die gefundenen antidepressiven Lösungen werden stabilisiert und via Zukunftsprojektion im Sinne einer Rückfallprophylaxe verankert.

c. Wenn eine Ziel- bzw. Wunschvorstellung erkennbar wird, die indirekt formuliert ist oder durch Negativ-Formulierungen auffällt: »Ich sehe kein Licht am Ende des Tunnels«, »Ich kann diese Gedanken einfach nicht wegschieben.«, »Ich kann dann nicht zur Ruhe kommen«, »Ich habe einfach keine Kraft«, »Ich kann mich nicht entscheiden«, »Mir fehlt der Mut« u. v. m.

In der *Anfangsphase der Therapie* kann zunächst vertiefend exploriert werden, beispielsweise wie der Tunnel genau aussieht, wie intensiv die Dunkelheit konkret ist. Die enthaltene Wunschvorstellung wird dann aufgegriffen und mit einer »Imagination« »materialisiert«: »Wenn da ein Licht wäre, welche Farbe hätte das? Wie weit wäre es bis dorthin? Mal angenommen, Sie könnten da ein Licht ans Ende des Tunnels bringen, welche Lichtquelle würden Sie wählen?«, »Mal angenommen Sie würden diese ganz bestimmte Ruhe, die Sie nicht erreichen, ein wenig empfinden können, wie würden Sie das merken?« etc.

Auch kann sich die Therapeutin oder der Therapeut bereits zu *Beginn der Therapie* auf die Fähigkeit beziehen, die die Patientin bzw. der Patient nicht zu haben meint: »Mal angenommen, es wäre Ihnen möglich, diese Gedanken wegzuschieben, welche Fähigkeit bräuchten Sie dafür? Kennen Sie eine Person in Ihrem Umfeld, die das gut kann, zur Ruhe zu kommen? Wissen Sie, wie die das hinbekommt?«. Hier lassen sich wiederum die Module »Stellvertreter-Technik« und die Ressourcenmodule einsetzen. Sind die Ressourcen aktiviert/aufgebaut, können sie gestärkt und verankert sowie auf die aktuelle Situation übertragen werden (vgl. z. B. Module »Kompetenzstärkung« (▶ Kap. 5.4), »Loslassen« (▶ Kap. 5.5), »Lösungserfahrungen« (▶ Kap. 5.6) sowie »Ballonfahrt – Basismodul« (▶ Kap. 5.1), »Selbsthypnose – Basismodul« (▶ Kap. 5.9), »Der Genug-Ort« (▶ Kap. 6.8)).

Ebenfalls *im ersten Drittel der Behandlung* lässt sich ein Übergang in eine Ziel- bzw. wunschprojektive »Zeitprogression« im Sinne einer »Wiederbegegnung in der Zukunft« anregen. Die Patientin bzw. der Patient schaut aus einer zukünftigen Situation, in der sie bzw. er bereits die gewünschte Fähigkeit besitzt (»Das Licht am Ende des Tunnels beleuchtet den zu gehenden Weg« oder »Es gelingt bereits, die belastenden Gedanken beiseite zu schieben« etc.) in der Zeit zurück und schaut sich an, was sie bzw. er gemacht hat und wer oder was geholfen hat, das Ziel zu erreichen bzw. die Fähigkeit zu entwickeln (vgl. »Altersprogression« im Modul »Interaktionsmuster« ▶ Kap. 6.9). Gut eignet sich auch das Modul »Schlafstörungen – Grübeln« (▶ Kap. 6.2) sowie die Anregung von Selbstakzeptanz mit dem Modul »Der Genug-Ort« (▶ Kap. 6.8).

In der *mittleren Therapiephase* können grundsätzlich alle unter a) für die 2. Phase genannten Möglichkeiten eingesetzt werden sowie alle Module zu depressionsspezifischen Techniken.

In der *Beendigungsphase* wird genauso vorgegangen wie bei a) genannt, die gefundenen »antidepressiven« Lösungen werden stabilisiert und via Zukunftsprojektion im Sinne einer Rückfallprophylaxe verankert.

d. Häufig steht die affektive Symptomatik im Vordergrund: Es werden belastende Emotionen geschildert wie Trauer, Einsamkeit, Verzweiflung, Enttäuschung, Hoffnungs- und Sinnlosigkeit, manchmal auch Ärger, Wut etc.

In der *Anfangsphase der Therapie* wird bei stärkerer Intensität zunächst darauf abgezielt, Abstand und damit auch emotionale Distanz und Entlastung zu gewinnen. Hierzu eignet sich die »VAKOG-Technik«, indem andere Sinneskanäle einbezogen werden: das belastende Gefühl bekommt eine Farbe, einen Klang, eine Form, wodurch eine Veränderung des Erlebens gefördert wird, oder das »Ballonfahrt – Basismodul« (▶ Kap. 5.1) kann angewendet werden. Gleichermaßen lässt sich die »Stellvertreter-Technik« einsetzen, indem beispielsweise ein Tier, welches symbolisch zur eigenen belastenden Emotion (z. B. Trauer) passt, gefunden wird, sowie eines, welches symbolisch für das Gegenteil steht (das auf keinen Fall traurig wäre, sondern lustig und froh). Alternativ zum Tier kann auch eine Landschaft ausgewählt werden, welche die aktuelle Stimmung widerspiegelt sowie im zweiten Schritt eine Landschaft, die das Gegenteil ausdrücken würde (▶ Kap. 6.7). Auch können Geschichten und Metaphern eingesetzt werden (siehe Onlinematerialien). Bei Patientinnen und Patienten mit guter Ich-Struktur kann auch eine vorübergehende Symptomverstärkung therapeutisch angeregt, imaginiert und ggf. über »VAKOG« intensiviert werden (vgl. »Interaktionsmuster« ▶ Kap. 6.9), um Einsicht in die Konsequenzen des eigenen Handelns und eine »Gegenbewegung« zu befördern.

Wenn deutlich wird, dass die depressiven Affekte mit unzureichenden Fähigkeiten in Verbindung stehen (z. B., wenn sich jemand nicht gegen die Entwertungen durch eine andere Person wehren kann), wird die Fähigkeit der Abgrenzung, des Zurückweisens, »Nein-Sagens« gestärkt z. B. mit »Kompetenzstärkung« (▶ Kap. 5.4).

Bei sehr starkem (situationsbezogenem) Belastungserleben lässt sich im ersten Drittel der Therapie durch das Modul »Einflechten« (▶ Kap. 5.3) eine erste Entlastung erleben. Die Belastung wird zunächst orientierend wahrgenommen und bezüglich der Schwere eingestuft, um sie durch das Einflechten einer Ressourcensituation etwas abklingen zu lassen.

In der *ersten Phase der Therapie* kann primär auf ein bewusstes Wahrnehmen und Aushalten einer belastenden Emotion abgezielt werden. Dies kann durch eine Ausdifferenzierung und Intensivierung des emotionalen Erlebens erreicht werden, indem Fragen nach begleitenden Kognitionen gestellt werden, exploriert wird, in welchen Situationen es am stärksten auftritt und welche körperlichen Begleitphänomene dabei auftreten. Auch kann nach dem schmerzlichsten Punkt in diesem Gefühlszustand gefragt werden, mit anschließendem »Loslassen« und einem bewussten Lösen von dieser Anstrengung. Anschließend wird ein Übergang in eine nicht wertende, »achtsame« Körperwahrnehmung (»Body Scan«) angeregt.

In der *mittleren Therapiephase* können grundsätzlich alle unter a) genannten Möglichkeiten eingesetzt werden sowie bei entsprechender Symptomatik alle Module zu depressionsspezifischen Techniken. Ebenfalls günstig wirkt sich als hypnotherapeutische Technik die »Affektbrücke« aus, um beispielsweise mit dem Modul »Kindheitserfahrungen« (▶ Kap. 6.4) ein Verständnis bzgl. der Genese und damit Selbstakzeptanz und Selbstreflexion zu fördern sowie im zweiten Schritt darauf bezogene Lösungswege zu imaginieren und später in den aktuellen Alltag zu transferieren (»Zeitprogression«).

In der *Beendigungsphase* wird so vorgegangen wie bei a) genannt, die gefundenen antidepressiven Lösungen werden stabilisiert und via Zukunftsprojektion im Sinne einer Rückfallprophylaxe verankert.

e. Wenn der kognitiven Symptomatik eine größere Bedeutung zukommt (und innere Repräsentanzen (Introjekte) des bei depressiv reagierenden Menschen meist sehr strengen Über-Ichs auftreten): z. B. häufiges Grübeln, beispielsweise in Form von Selbstvorwürfen, Selbstanklagen, Schuldgefühlen, passiven Todeswünschen oder Suizidgedanken (vgl. auch »Schlafstörungen – Grübeln« ▶ Kap. 6.2).

In der *Anfangsphase* empfiehlt es sich, die Grübel-Gedanken genauer zu eruieren und sie aussprechen zu lassen. Schon dadurch verändern sie sich, denn bisher wurde nur für sich alleine gegrübelt, nun jedoch im Austausch und mit Begleitung. Die Therapeutin oder der Therapeut kann die Anklagen mit fragender, ungläubiger Betonung wiederholen und ggf. seine Verwunderung auch deutlich zum Ausdruck bringen. Danach kann es sinnvoll sein, erst einmal Abstand und Entlastung und damit (emotionale) Distanz davon zu gewinnen. Auch hier lässt sich die »Stellvertreter-Technik« (▶ Kap. 6.7) und das »Ballonfahrt – Basismodul« (▶ Kap. 5.1) einsetzen.

Häufig wird es auch hilfreich sein, die Auswirkung der negativen Kognition bewusster werden zu lassen: Der Satz wird nochmals ausgesprochen. Dann wird nachgefragt, was der ausgesprochene Satz für Auswirkungen hat, wie sich das anfühlt, was körperlich wahrgenommen wird, welche Impulse daraus entstehen, wie man den Satz modifizieren und schließlich durch einen hilfreichen neuen Satz ergänzen oder ersetzen könnte (ggf. in leichter Trance intensivieren und die Vorgehensweise am Modul »Neutralisieren von lebensfeindlichen Botschaften« (▶ Kap. 6.13) orientieren).

Ebenfalls *im ersten Therapiedrittel* kann in diesem Zusammenhang zusätzlich die Fähigkeit der Abgrenzung, des Zurückweisens, des »Nein-Sagens« angeregt und in den inneren Dialogen gestärkt werden, z. B. mit dem Modul »Kompetenzstärkung« (▶ Kap. 5.4).

Im *ersten oder zweiten Therapiedrittel* empfiehlt sich zudem die Anwendung einer speziellen »Stellvertreter-Technik«: die Vorstellung, dass eine gute Freundin oder ein guter Freund sich ähnlich selbst zermartert und diese selbstanklagenden, sich schuldig fühlenden Gedanken hat. Mit dieser Freundin bzw. diesem Freund führt die Patientin bzw. der Patient einen fiktiven Dialog (Modul »Schlafstörungen – Grübeln« ▶ Kap. 6.2).

In der *mittleren Therapiephase* können grundsätzlich auch alle unter a) genannten Möglichkeiten eingesetzt werden. Zusätzlich kann, analog zur »Affektbrücke« eine »Kognitionsbrücke« angeleitet werden. Es wird erfragt: »Wenn Sie sich heute diese negativen Gedanken vergegenwärtigen (z. B. »Ich tauge ja doch nicht, es lohnt sich ja sowieso nicht, ich kann eh nichts ausrichten …« etc.), woran erinnert Sie das? Kennen Sie das irgendwoher? In welcher Situation/Wann haben Sie zuletzt schon einmal so schlecht über sich gedacht? Und davor? … Und davor?…« Auf diese Weise kommt man manchmal zu Begebenheiten in der Kindheit und die Patientin bzw. der Patient erkennt vielleicht, dass sie bzw. er so etwas früher von einem Elternteil gehört hat. Dies hilft im weiteren Verlauf, noch spezifischere Lösungsmöglichkeiten zu finden sowie sich selbst besser zu verstehen und so mehr Selbstakzeptanz zu erreichen (▶ Kap. 6.4).

In der Phase der *Beendigung der Therapie* wird genauso vorgegangen wie unter a) genannt, die gefundenen antidepressiven Lösungen werden stabilisiert und via »Zukunftsprojektion« im Sinne einer Rückfallprophylaxe verankert.

In einer »Restkategorie« werden alle Schilderungen zusammengefasst, bei denen sich keine der fünf Ausdrucksformen »a–e« herauskristallisieren lässt und daher keine der Vorgehensweisen momentan passend erscheint. In diesen Fällen empfiehlt es sich in leichter Trance weitere gemeinsame Erkundungen des assoziativen Feldes, in dem das depressive Symptom eingebettet ist, zu unternehmen. Je nach Art des dann auftauchenden Materials kann die Fortsetzung mit einer der genannten Vorgehensweisen erfolgen. Falls es weiter unklar bleibt, wird auf Geduld (was eine wichtige Eigenschaft ist und jetzt gut trainiert werden kann) und einen späteren, womöglich günstigeren Zeitpunkt verwiesen (»Reframing«).

Teil B Hypnotherapeutische Depressionstherapie

Vorbemerkung

Cornelie Schweizer und Kristina Fuhr

Das vorliegende Manual entstand auf Basis der Arbeit von Kolleginnen und Kollegen aus der Milton Erickson Gesellschaft (M.E.G.) e.V., die für die Studie zur Wirksamkeit der Hypnotherapie in der Depressionsbehandlung an der Universitätsklinik für Psychiatrie und Psychotherapie Tübingen ihre in langjähriger Praxis bewährten hypnotherapeutischen Interventionen zur Depressionsbehandlung zu Papier gebracht und zur Verfügung gestellt haben.

Dafür möchten wir uns ganz herzlich bedanken!

Die Studientherapeutinnen (es waren wirklich alle Frauen) hatten dadurch einen reichen Fundus an Interventionen zur Verfügung. In der Studiendurchführung zeigte sich, dass unterschiedliche Therapeutinnen bei unterschiedlichen Patientinnen und Patienten eine individualisierte Auswahl von passenden Interventionen getroffen haben, ganz in bester Ericksonscher Tradition: »Für jeden Patienten eine eigene Therapie.«

Bei der Zusammenstellung der Interventionen für dieses Manual haben wir uns aus diesem Grund dafür entschieden, alle Module aufzunehmen und zur Verfügung zu stellen.

Weil viele unterschiedliche Autorinnen und Autoren mit ihren Beiträgen am Studienmanual beteiligt waren, vereint dieses – ebenfalls ganz im Geiste Ericksonscher Hypnotherapie – eine Vielfalt hypnotherapeutischer Techniken in individueller therapeutischer Ausgestaltung, wobei sich die hypnotherapeutische Grundhaltung wie ein roter Faden durch alle Module zieht.

Im Verlauf der Studiendurchführung zeigte es sich, dass die meisten Therapeutinnen vor allem ressourcenstärkende Techniken verwendeten, aber auch mit den zentralen Modulen der »Kindheitserfahrungen«, der »Stellvertreter-Technik«, Strategien zum Umgang mit Grübeln und lösungsorientierten Ansätzen gearbeitet wurde. Einzelne Module (wie die »Tieftrance«, »Kinotechnik«, »Ziele verwirklichen« und die Module zu Schlafstörungen, »Suizidalität« und »Sinnfindung«) wurden weniger häufig eingesetzt. Sie sind jedoch an mancher Stelle der Therapie und für manche Patientinnen und Patienten gut geeignet. Am Anfang jedes Moduls haben wir deswegen eine kurze Bemerkung hinzugefügt, die es der jeweiligen Therapeutin oder dem jeweiligen Therapeuten erleichtern soll, ein geeignetes Modul oder Teile daraus auf Basis ihrer bzw. seiner jeweiligen psychotherapeutischen Grundausbildung in der Behandlung anzuwenden.

Den Leserinnen und Lesern erlaubt diese Vielfalt die freie Wahl jeweils der Intervention, die zu ihnen und ihren Patientinnen und Patienten am besten passt und im jeweiligen Therapiekontext am hilfreichsten ist.

Im Folgenden finden sich die Module des Manuals zur hypnotherapeutischen Depressionstherapie, das in der eingangs beschriebenen Studie genutzt wurde.

Die hypnotherapeutische Arbeit wird dabei unterschiedlich gestaltet: Einige Module arbeiten vornehmlich mit formalen Trancen und Metaphern. Andere Module nutzen indirekte Techniken, die an die Arbeit der systemischen Therapie erinnern. Wieder andere Module kombinieren hypnotherapeutische Elemente mit Techniken der kognitiven Verhaltenstherapie. Der vorliegenden Zusammenstellung an Modulen liegt als einendes Moment zugrunde, dass stets ein beziehungsorientierter Standpunkt der Therapeutin und des Therapeuten eingenommen wird, der die individuellen Besonderheiten der Patientin oder des Patienten, insbesondere dessen oder deren Persönlichkeit und ihren bzw. seinen Zugang zu Fähigkeiten und Ressourcen vor dem Hintergrund einer psychodynamischen Betrachtung des Beziehungsgeschehens und Funktionsniveaus (»Ich-Struktur-Niveau« ▶ Kap. 3.4), miteinbezieht.

Die Module sind thematisch gegliedert: Nach den ersten Sitzungen, die zu Therapiebeginn wichtig sind, folgen einige Module zur »Ressourcenaktivierung« und Stärkung der Patientinnen und Patienten (▶ Kap. 5). In den depressionsspezifischen Modulen (▶ Kap. 6) geht es speziell um den Umgang mit der Symptomatik, biografischen Anteilen, aber auch um Schlafstörungen, Grübeln und Suizidalität. Am Ende der Behandlung werden außerdem verschiedene Ansätze zur Rückfallprophylaxe mit Hypnotherapie vorgestellt, die letzte Sitzung wird in Form eines hypnotherapeutischen Rückblicks über die verschiedenen Module gestaltet. Der Aufbau der Module impliziert keine Reihenfolge, nach der gearbeitet werden muss. Das vorliegende Manual stellt vielmehr eine Sammlung von Vorgehensweisen dar, die verschiedene Experten im Umgang mit Depressionen erfolgreich anwenden.

Es ist jeder Therapeutin und jedem Therapeuten selbst überlassen, aufbauend auf dem jeweiligen psychotherapeutischen Hintergrund, die einzelnen Module gemäß Schwerpunkt und Stil der eigenen Arbeit und passend zur Symptomatik und Ich-Struktur der jeweiligen Patientin oder des jeweiligen Patienten anzuwenden und entsprechend zu modifizieren.

In den Onlinematerialien werden weitere Informationen zu einzelnen Modulen zur Verfügung gestellt, zum Teil sind dies Fallbeispiele, aber auch komplett ausformulierte Texte für Trancen. Zusätzlich finden sich Kurz-Zusammenfassungen (»Karteikarten«) zu den jeweiligen Modulen auf nur einer oder wenigen Seiten. Diese können ausgedruckt und als »Memo« in der Therapie genutzt werden. Die Verweise zu diesen Materialien sind im Manual in den entsprechenden Modulen zu finden. Daneben ist auch eine umfangreiche Sammlung an Metaphern online gestellt.

Wörtliche Rede, z.B. im Verlauf einer Trance, ist mit einer grauen Randlinie markiert.

Jede Therapiesitzung verläuft im Allgemeinen nach folgendem Schema:

- Rückschau auf die Auswirkungen der letzten Sitzung
- wenn sinnvoll, Besprechung der letzten Trancen, Erfahrungen damit, ggf. »Reframing«

- Besprechung anderer, emotional wichtiger Punkte der Patientin oder des Patienten
- neues Thema (Sitzungsschwerpunkt), Vertiefung, Trancen, spezifische Methoden
- »Suggestionen« für den Transfer in den Alltag bzw. Aufgaben bis zur nächsten Sitzung
- Minute 0–15: Typische Fragen zur Eröffnung der Sitzung sind nicht passivierend (»Wie geht es Ihnen?«), sondern eher aktivierende, interessierte Fragen, wie z. B.: »Was haben Sie mitgebracht?«, »Was beschäftigt Sie gerade?«, »Woran denken Sie?«, »Was gibt es Neues in Ihrem Alltag?«, »Woran möchten Sie heute arbeiten?«. Eine evtl. typische Hypnotherapie-Frage: »Was erinnern Sie von der letzten Sitzung?«
- Minute 16–45: Anwendung des jeweiligen Moduls
- Minute 46–50: ggf. Nachbesprechung, »Reorientierung« auf Alltägliches

4 Anfang der Therapie

Im Folgenden finden sich die Sitzungen, die zu Beginn der Therapie durchgeführt werden können.

4.1 Motivierung und Basisinformationen

Dirk Revenstorf, Bernhard Trenkle, Ortwin Meiss und Cornelie Schweizer

Zeitpunkt:
Erste Therapiesitzung sowie im weiteren Verlauf, um ggf. die Informationen zu ergänzen.

Thema:
Besprechung möglicher Befürchtungen und Fehlannahmen der Patientin bzw. des Patienten betreffend Hypnotherapie. Experiment zur Selbstwirksamkeit in Trance wird beschrieben. Biografische, Belastungs- und Ressourcenanamnese.

Indikation:
Für alle Patientinnen und Patienten geeignet.

Verwendete Techniken:
Informationen zu Hypnotherapie bei Befürchtungen die Methode betreffend. Experimente zur Selbstwirksamkeit. »Wunderfrage«. Anamnese und Exploration unter Verwendung von »Genogramm« und »Lebenslinie«.

Ziele:
Verteilt über die ersten zwei bis drei Therapiestunden werden die wesentlichen Informationen zur Biografie und zur Anamnese mit Symptomatik, klinischem Verlauf sowie früheren und aktuellen Ressourcen und Belastungen erhoben. Hierbei empfiehlt es sich, auf die Exploration der Ressourcen einige Zeit zu verwenden, da diese für die ersten Erfahrungen mit Hypnose utilisiert werden.

Durchführung

1. Informationen über Hypnotherapie

Vor der Verwendung hypnotischer Techniken ist es angebracht, kurz die Frage zu stellen, was die Patientinnen bzw. Patienten mit Hypnose und Hypnotherapie verbinden. Typischerweise kommen Antworten wie: »Ich weiß, dass Hypnose bei einer Therapeutin bzw. einem Therapeuten etwas anderes ist als Bühnenhypnose in der Disco.« »Mein Hausarzt hat mich informiert und ich setze große Hoffnung auf die Behandlung.« Die häufigsten Befürchtungen Hypnotherapie betreffend sind:

a) Kontrollverlust
b) Probleme mit der »Reorientierung«
c) »Amnesie«
d) Religiöse Vorbehalte

a) Kontrollverlust: »Stimmt es, dass ich dann keine Kontrolle mehr über mich habe?«

Empfohlene beispielhafte Antworten darauf sind:

> »Bezüglich dieser Frage sind viele Experimente durchgeführt worden, auch im Auftrag von Gerichten in den USA. Nach den Ergebnissen dieser Studien kommt in Amerika vor Gericht keiner mehr mit der Ausrede durch zu behaupten, er sei zur Tatzeit hypnotisiert gewesen. Es gibt nur wenige Gebiete im Bereich der Hypnoseforschung, bei denen sich die Wissenschaft so einig ist, dass es eben nicht möglich ist, in Hypnose etwas zu befehlen, das gegen grundlegende innere Prinzipien der Hypnotisierten oder des Hypnotisierten geht.«
>
> »Auch würde ich gerne ein »Stopp-Signal« mit Ihnen vereinbaren. Das sollten Sie immer dann einsetzen, wenn für Sie unangenehme/sehr belastende Dinge auftauchen sollten oder wenn die Suggestionen für Sie gänzlich unpassend zu sein scheinen. Was würde Ihnen hierfür am nächsten liegen? Wäre das z. B. das Heben Ihrer rechten/linken Hand? Oder passt es besser den Kopf zu schütteln oder mit dem rechten/linken Fuß kurz aufzustampfen?«
>
> »Hypnose ist ein therapeutisches Verfahren, das Trancezustände nutzt. Trancezustände sind natürlich. Wir finden sie in vielen Alltagssituationen. In einem Trancezustand wird ein Bereich des Gehirns hoch aktiv, während andere Bereiche weniger aktiv sind. Das hat den Vorteil, dass der aktive Bereich in der Lage ist, Höchstleistungen zu produzieren. Tatsächlich wird jede Höchstleistung in Trance erbracht. So sind Sportler hoch konzentriert und fokussiert und blenden alles aus, was um sie herum ist, wenn sie ihre Spitzenleistung erbringen. Wir arbeiten also mit Ihren Fähigkeiten. Und ich zeige Ihnen, wie Sie diese nutzen können. Ich kann Ihnen versprechen, Sie haben mehr Fähigkeiten als Sie glauben.« (Gerade das kommt bei depressiven Patienten, die sich ja meist permanent abwerten, gut an.)

In bestimmten Fällen, z. B. bei Personen, die aufgrund einer Traumatisierung zur Dissoziation neigen und entsprechend schnell in einen meist nicht förderlichen Trance- bzw. Dissoziationszustand gehen, damit aber unbewusst einen Zustand der Hilflosigkeit reaktivieren, ist es sinnvoll zu üben, wie sie durch Faustballen, Augenöffnen oder ähnliches die Trance kontrollieren und beenden können (siehe 2. »Experiment zur Selbstwirksamkeit«). In solchen Fällen ist sorgfältig auf eine Anpassung der Trancen im Sinne der strukturbezogenen Hypnotherapie (▶ Kap. 3.4) zu achten, um die Patientin bzw. den Patienten nicht zu überfordern.

Literatur zur möglichen Schädlichkeit von Hypnose ist zusammengefasst dargestellt in Revenstorf (2011).

b) Probleme mit der Reorientierung: »Was ist, wenn ich nicht mehr zurückkomme?«

Die Befürchtung, »nicht mehr aufzuwachen«, ist das zweithäufigste Thema bei der Frage nach Befürchtungen bezüglich Hypnose. Man kann der Patientin bzw. dem Patienten erklären:

> »Genauso wie Sie es schon kennen, einen Trancezustand zu entwickeln, wissen Sie, wie Sie zurückkommen. Wir werden es hier so machen, dass es Ihnen leicht fallen wird zurückzukommen.«

Die Therapeutin oder der Therapeut sollte immer eine »formale Reorientierung« (Zurückzählen von 10 auf 1 oder 3 auf 1) vornehmen, und zudem die Patientin bzw. den Patienten darauf hinweisen, dass sie bzw. er, z. B. vor einer aktiven Teilnahme am Straßenverkehr, selbst überprüfen und dafür sorgen muss, dass sie bzw. er wieder ganz wach ist. Dies ist notwendig, um sicher zu gehen, dass der Therapeutin oder dem Therapeuten keine Kunstfehler unterstellt werden können. Im Falle einer Klage würde ein Protokoll verlangt und dort sollte die formale Rückführung unbedingt vermerkt sein. Bei unsachgemäßer Nutzung von Hypnose z. B. im Rahmen von Bühnenhypnose-Shows gibt es vereinzelt Berichte über diesbezügliche Probleme. Ergänzend ist zu erklären, dass man sich zu Hause vor Beginn einer »Selbsthypnose-Sitzung« vornehmen kann, bei unerwarteten Ereignissen schnell wieder zurückzukommen. Man würde zwar, falls es z. B. nach angebrannter Milch riechen sollte, auch von selbst wieder schnell zurückkommen, aber wenn man es sich vornimmt, geschieht es etwas schneller.

c) Wirkliche Hypnose heißt völlige Amnesie: »Wenn ich hypnotisiert bin, weiß ich hinterher nichts mehr?«

Viele Patientinnen und Patienten gehen davon aus, dass nach einer echten Hypnose eine »vollständige Amnesie« vorhanden sein muss. Eine beispielhafte diesbezügliche Erklärung für die Patientin bzw. den Patienten könnte sein:

»Amnesie und Trance gehen nicht automatisch miteinander einher. Wir erleben ständig Trancezustände in unterschiedlichen Alltagssituationen, an die wir uns erinnern können. Z. B., wenn plötzlich der Wecker schellt und man dadurch aus einem Traum erwacht, ist der Traum weg. Wenn wir bei einer Tätigkeit unterbrochen werden, wissen wir manchmal nicht, was wir vorher gemacht haben. Man kann Amnesie fördern, aber das ist für unsere Zwecke uninteressant.«

Eine »vollständige Amnesie« wäre für die Therapie teils auch hinderlich. Deshalb ist es günstig zu erklären, dass Amnesie nur eines der »Trancephänomene« ist. Manchmal tritt Amnesie spontan ein und es gibt auch Techniken, »Amnesie« zu induzieren (vgl. »Schutz des Unbewussten« ▶ Kap. 2.2). Es gibt jedoch eine Vielzahl therapeutischer Situationen, in denen dieses Phänomen nicht sinnvoll und erwünscht ist. Oft ist im Gegenteil die Beteiligung des bewussten Denkens wichtig. Die Patientin und den Patienten vorab aufzuklären, ist notwendig. Ansonsten kommt die Patientin bzw. der Patient aus der Trance zurück und denkt: »Das war keine echte Trance. Ich weiß ja noch alles, und weil es keine echte Hypnose war, kann es nicht wirken.« Die positive Erwartungshaltung, die Selbstheilungskräfte in Bewegung setzen kann, ist damit geschwächt. Daher ist es wichtig, diese Fehlannahme vorab zu besprechen.

d) Religiöse Vorbehalte kommen eher selten vor

In einem solchen Fall ist darauf hinzuweisen, dass auch Beten etwas in sich Gekehrtes hat. Die Therapeutin oder der Therapeut könnte sagen:

»Auch das Beten hat etwas in sich Gekehrtes. Und genau diese Fähigkeit, nach innen zu gehen, die Sie schon haben, diese nutzen wir.«

In aller Regel ist damit das Thema abgehandelt.

2. Experiment zur Selbstwirksamkeit

»Ich möchte Ihnen zunächst zeigen, dass alles, was in Hypnose geschieht, deshalb geschieht, weil Sie es sich vorstellen, dass es geschieht. Sie können in Trance gehen … so tief wie es für Sie jeweils richtig ist und Sie können die Trance immer beenden, wenn Sie wollen. Das möchte ich Ihnen daran zeigen, dass die Augenlider nicht mehr aufgehen – wenn Sie es wollen. Ich werde Ihnen zunächst etwas erklären und Ihnen dabei auch zeigen, was ich tue und wie ich es genau meine (Vormachen), anschließend können Sie das Gleiche tun. Ich werde das dabei wiederholen, so dass Sie es genauso wie ich machen können (Nachmachen).«

a) Vormachen

»Ich werde jetzt meine Augenlider schließen (Augen zu) und mich so tief entspannen, dass die Lider ihre normale Funktion nicht mehr erfüllen außer, ich hebe die Entspannung wieder auf. Dazu stelle ich mir vor, die Lider werden ganz schwer, alle Spannung entweicht, sie fließt über die Wangen, den Nacken, den Körper, die Arme und die Beine nach unten ab. Sie werden schwer wie Vorhänge mit Bleigewichten am unteren Rand. Jetzt haben die Lider alle Spannung verloren und sind so tief entspannt, dass sie sich nicht öffnen können außer ich hebe die Entspannung wieder auf. Ich versuche jetzt die Augen zu öffnen (Augen auf). Es geht! Ich habe die Entspannung einfach wieder aufgehoben.

Jetzt will ich zeigen, dass ich entspannen kann und sie sich nicht mehr öffnen – indem ich die Entspannung beibehalte. Ich schließe jetzt die Augen (Augen zu) und entspanne mich wieder; dazu stelle ich mir wieder vor, die Lider werden ganz schwer, alle Spannung entweicht aus ihnen, sie fließt über die Wangen, den Nacken den Körper die Arme und die Beine nach unten ab. Sie werden schwer wie Vorhänge mit Bleigewichten am unteren Rand. Jetzt haben die Lider wieder alle Spannung verloren und sind so tief entspannt, dass sie sich nicht öffnen können und dieses Mal behalte ich die Entspannung bei – und die Lider können sich nicht mehr öffnen. Wenn ich die Entspannung nicht aufhebe, kann die Lider nichts dazu bringen sich zu öffnen. (Die Augenbrauen rauf und runter bewegen, die Augen bleiben zu.) Das sieht eigenartig aus. Das können Sie auch! Schon kleine Kinder können das.«

b) Nachmachen

»Probieren Sie es aus. Schließen Sie die Augen und richten Sie die Aufmerksamkeit auf die Augen und entspannen Sie sie tief, ganz tief. Die Muskeln tun, was Sie ihnen sagen. Stellen Sie sich vor, die Lider werden ganz schwer, alle Spannung entweicht aus ihnen, sie fließt über die Wangen, den Nacken den Körper die Arme und die Beine nach unten ab. Sie werden schwer wie Vorhänge mit Bleigewichten am unteren Rand. Jetzt haben die Lider alle Spannung verloren und sind so tief entspannt, dass sie sich nicht öffnen können außer Sie heben die Entspannung wieder auf. Öffnen Sie jetzt die Augen indem Sie die Entspannung aufheben (Augen auf). Es geht! Sie brauchen nur die Entspannung einfach wieder aufheben.

Jetzt will ich zeigen, dass Sie sich entspannen können und sie sich nicht mehr öffnen – indem Sie die Entspannung beibehalten. Schließen Sie die Augen und richten Sie die Aufmerksamkeit auf die Augen und entspannen Sie sie tief, ganz tief. Die Muskeln tun, was Sie ihnen sagen. Stellen Sie sich vor, die Lider werden ganz schwer, alle Spannung entweicht aus ihnen, sie fließt über die Wangen, den Nacken, den Oberkörper, die Arme, und die Beine nach unten ab. Sie werden schwer wie Vorhänge mit Bleigewichten am unteren Rand. Jetzt haben die Lider alle Spannung verloren und sind so tief entspannt, dass sie sich nicht öffnen können, außer Sie heben die Entspannung wieder auf, aber dieses Mal behalten

Sie die Entspannung bei – und die Lider können sich nicht mehr öffnen. Nichts kann die Lider dazu bringen sich zu öffnen. Überprüfen Sie es! (Die Augenbrauen rauf und runter bewegen, die Augen bleiben zu.) Sie sind jetzt so entspannt, dass sie geschlossen bleiben, auch wenn Sie sie öffnen wollen – vorausgesetzt Sie behalten die Entspannung bei. Ihre Augen reagieren auf das, was Sie ihnen sagen oder sich vorstellen.« Wenn die Patientin oder der Patient die Augen öffnet: »Gut, das können Sie, weil Sie die Entspannung aufgehoben haben. Jetzt probieren Sie, ob Sie die Lider soweit entspannen können, dass sie sich nicht mehr öffnen, indem Sie die Entspannung beibehalten. Es hängt von Ihnen ab, sich in einen solchen Zustand zu versetzen.« Die Therapeutin oder Therapeut geht zurück zu Punkt b) Nachmachen.

Wenn die Patientin oder der Patient die Augen geschlossen lässt: »Sehr gut. Wenn Sie das so nachvollzogen haben, können Sie leicht auch noch tiefer in Trance gehen.«

Danach die Themen besprechen, die die Patientin oder den Patienten gegenwärtig beschäftigen. Hier Fragestrategien anwenden (»Fragestrategien« ▶ Kap. 3.2.2) und auch die »Wunderfrage« nicht vergessen: »Mal angenommen, es käme eine gute Fee und Sie könnten sich wünschen, dass wie durch ein Wunder alle ihre depressiven Symptome für immer völlig verschwunden sind, wie wäre es dann bei Ihnen in Ihrem Leben?« Dabei darauf achten, ob die Patientin bzw. der Patient in der Lage ist, die Wunderfrage zu beantworten. Manche depressiven Patientinnen und Patienten reagieren ratlos. Dann sollte man zum »Pacing« wechseln:

»Im Moment können Sie sich gar nicht vorstellen, dass ein solches Wunder geschieht.«

Andere Patientinnen und Patienten können aggressiv reagieren, weil sie sich nicht ernst genommen fühlen. Auch das kann man indirekt »pacen«:

»Ich kann mir vorstellen, dass es mich ärgerlich machen würde, wenn ich schon so lange mit Depressionen zu kämpfen habe, und dann kommt jemand mit einer solchen Frage.«

3. Anamnese – Exploration von Basisinformation

a) Genogramm

Am Anfang sollte ein einfaches »Genogramm« (»Beispiel für ein Genogramm« ▶ Abb. 4.1) erhoben werden, um die wichtigsten Personen des Familiensystems immer vor Augen zu haben. Auch Geschwister und wichtige Tanten und Onkels, evtl. früh verstorbene Kinder oder Totgeburten eintragen und gegebenenfalls Todesdaten hinzufügen.

b) Lebenslinie

Ebenso ist es sinnvoll, am Anfang zusammen mit der Patientin oder dem Patienten eine ungefähre Lebenslinie (»Lebenslinie« ► Abb. 4.2) zu erstellen (Hauptthemen in Dekaden wie nachfolgend) mit wichtigen Eckdaten (z. B. Schulwechsel, Ortswechsel, Geburten, Todesfälle, Heirat, Trennungen u.s.w.).

Mit Hilfe der Lebenslinie können dann sowohl eine Belastungs- als auch eine Ressourcenanamnese durchgeführt werden.

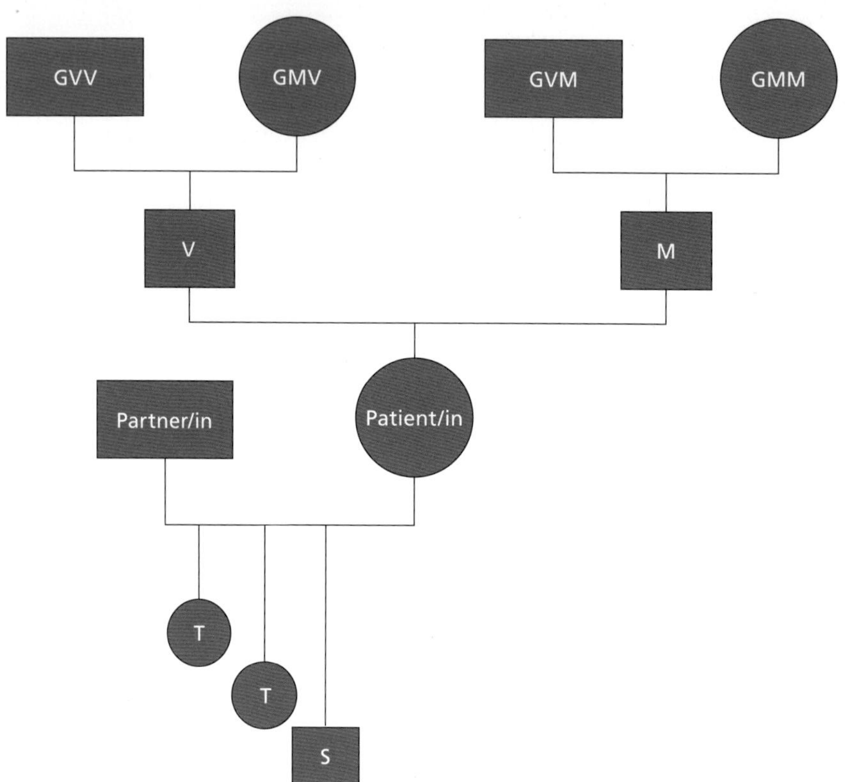

Abb. 4.1: Beispiel für ein »Genogramm«
T=Tochter, S=Sohn, M=Mutter, V=Vater, GVV=Großvater väterlicherseits, GMV=Großmutter väterlicherseits, GVM=Großvater mütterlicherseits, GMM=Großmutter mütterlicherseits.

In der Belastungsanamnese können folgende Informationen gewonnene werden: Insbesondere das Vorliegen vergangener depressiver Episoden in der Anamnese inkl. der möglichen auslösenden Bedingungen können hier gut dargestellt werden, aber auch ggf. vorliegende andere psychische Symptome in ihrem möglichen Bedingungsgefüge.

In der Ressourcenanamnese, die in das spätere ressourcenorientierte Vorgehen einfließt, können folgende Informationen gewonnen werden: Sowohl die wichtigen unterstützenden Bindungspersonen der Vergangenheit als auch der Gegenwart werden erfasst, sowie besonders intensive positive Episoden oder Tätigkeiten.

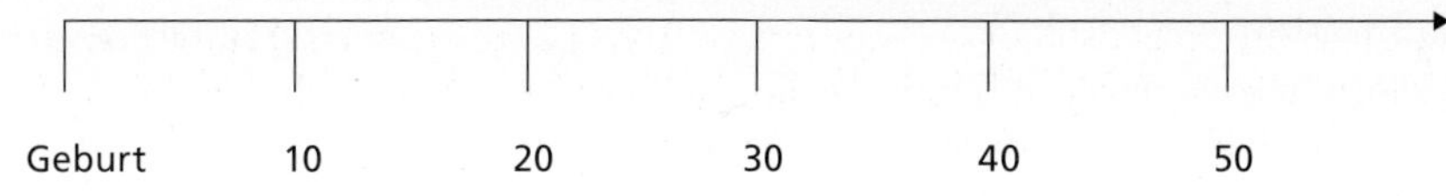

Abb. 4.2: Lebenslinie

Außerdem werden die bei der jeweiligen Patientin oder beim jeweiligen Patienten vorliegenden Symptome erhoben. Dabei wird auch gefragt: »Worunter leiden Sie derzeit am meisten?« (Hier sollten nicht mehr als drei Symptome bzw. Belastungsfaktoren erfragt werden.) Zusätzlich kann es schon zu Beginn günstig sein, für die jeweilige Patientin oder den jeweiligen Patienten typische Frühwarnzeichen zu identifizieren. Diese werden im Verlauf ggf. ergänzt. Depressive Symptome finden sich auf den Ebenen Emotion, Kognition und Somatik. Symptome einer beginnenden Depression sind besonders häufig die depressionstypischen, »automatischen«, selbstabwertenden Gedanken oder Schlafstörungen. Ebenso können es auch körperliche Symptome wie muskuläre Verspannungen oder »schlechte Laune«, Lustlosigkeit und Rückzug von sonst als angenehm empfundenen Aktivitäten sein.

U.a. für die Vorlage einer Lebenslinie siehe Onlinematerialien, Arbeitsblatt 3 und Karteikarte 1.

4.2 Erste Tranceerfahrung

Bernhard Trenkle, Clemens Krause und Cornelie Schweizer

Zeitpunkt:
Erste Trancesitzung.

Thema:
Erste Tranceerfahrung inkl. einer Definition, was Hypnose ist und wie »hypnotische Suggestionen« unterschwellig wirken. Vertiefung der Hoffnung, welche die Patientin oder der Patient als Vorerwartung in die Therapie mitbringt.

Indikation:
Für alle Patientinnen und Patienten geeignet. Eventuell sind maßgeschneiderte Modifikationen für einzelne Patientinnen und Patienten sinnvoll – bei schwächerer Ich-Struktur empfiehlt sich zunächst eine an Fähigkeiten und/oder Ressourcensituationen anknüpfende Tranceerfahrung (»Sicherer Ort« ► Kap. 4.3).

Verwendete Techniken:
»Tranceindukion«, »Suggestionen«, Beispiele für »frühe Lernerfahrung«. »Yes-Set« und »Reorientierung«.

Ziele:
Der Patientin oder dem Patienten soll zu Beginn der Therapie ein erstes bedeutsames Tranceerlebnis ermöglicht werden. Deshalb erfolgt die Sitzung ohne dialogische Elemente, um die Patientin bzw. den Patienten in seiner bzw. ihrer »imaginativen Absorption« nicht zu stören. Das inhaltliche Ziel ist es zum einen, Trance zu erleben und zum anderen, in diesem Tranceerleben über Wirkmechanismen »unterschwelliger Suggestion« informiert zu werden. Daraus soll die Stärkung einer positiven Erwartungshaltung bzgl. der Hypnotherapie und der kommenden Sitzungen resultieren.

Der Patientin bzw. dem Patienten wird erklärt, dass schon eine leichte, angenehme, entspannte Trance zur Erreichung der psychotherapeutischen Ziele ausreicht.

Durchführung (in Anlehnung an Lankton und Lankton 1983)

Begrüßung

Kurze Begrüßung und Klärung aktueller Ereignisse (Organisatorisches; aktuelle Befindlichkeit; aktuelle Ereignisse, welche die Patientin oder der Patient mitteilen möchte; evtl. Hausaufgaben besprechen; Nachbesprechung der vorherigen Sitzung). Dieser Teil findet dialogisch im Wachzustand statt.

Alternativ Begrüßung

Falls in der vorherigen Sitzung – was zu empfehlen ist – angekündigt wurde »Nächstes Mal beginnen wir mit einer ersten hypnotischen Tranceerfahrung … «, nur kurze Begrüßung und möglichst rascher Beginn der Hypnose. Die Patientin oder der Patient bringt seine eigene »Prä-Hypnose« bzw. »Innere Vorbereitung« mit und diese sollte bald genutzt und nicht zerredet werden.

Orientierung auf die Trance

> »Wählen Sie eine bequeme Position, indem Sie sich so hinsetzen, dass Sie sich wohlfühlen. Stellen Sie die Beine nebeneinander, so dass Sie den Kontakt zum Boden spüren. Ihre Hände können locker auf ihren Oberschenkeln liegen. Wann immer Sie im Laufe der Trance eine noch bequemere Haltung einnehmen wollen, können Sie die Haltung jederzeit verändern.
>
> Diese Trance soll Ihnen helfen, sich tief zu entspannen und eine innere Distanz zu belastenden Gedanken, Gefühlen oder Ereignissen zu entwickeln. Sie werden für Ihr bewusstes rationales Denken einige interessante Informationen und Er-

klärungen über Hypnose und wie sie wirkt bekommen, und gleichzeitig werden Sie bewusst und unbewusst erfahren, wie angenehm diese Trancezustände sind. Dabei können Sie innerlich schon beginnen, einiges los zu werden und sich auf den Weg der inneren Auseinandersetzung mit Ihrem Anliegen zu machen. Sie brauchen nicht bewusst zu wissen wie das geht, lassen Sie sich überraschen, Ihr Unbewusstes weiß, wie das geht.« (Beachte: Nur bei guter Integration der Ich-Struktur kann von einem unterstützenden, »wissenden Unbewussten« ausgegangen werden). »Obwohl Sie auch für das bewusste Denken interessante Informationen bekommen werden. Sie dürfen neugierig sein. Sie können die Augen schließen.«

Anmerkung zu möglichen Schwierigkeiten und deren Lösung: Depressive Patientinnen und Patienten schaffen es teilweise nicht, sich in der ersten Sitzung tief zu entspannen. Eine innere Distanz zu entwickeln fällt ihnen ebenfalls zu Beginn oft sehr schwer. Manchmal passiert das Gegenteil dessen, was die Therapeutin oder der Therapeut intendierte: Während der Hypnose wird der Patientin oder dem Patienten bewusst, wie schlecht es ihr oder ihm geht. In solchen Fällen ist die Ankündigung, wie »angenehm« ein Trancezustand sei, ein zu großes Versprechen und die Aussicht, dass die Patientin bzw. der Patient in Trance schon einiges loswerden kann, eine zu gewagte Prognose... Deshalb ist es sehr wichtig, an den Zustand der Patientin oder des Patienten anzukoppeln und durch »Pacing« die Therapie individuell an das aktuelle Befinden anzupassen. Als erste Tranceerfahrung kann sich dann eher die »einfache« Aktivierung einer (früher) vorhandenen Ressource (aus der erhobenen Ressourcen-Anamnese) eignen, ggf. auch der »Sichere Ort«. (Beispiel zur Motivierung: »Sie haben mir davon erzählt, dass ... Das scheint mir eine entspannte/kraftvolle und angenehme Situation gewesen zu sein. Wenn Sie sich jetzt mit einer Anleitung noch einmal daran erinnern, könnte Ihnen das zumindest für diesen Moment ermöglichen, etwas davon wieder zu spüren und sich ein wenig besser zu fühlen ... das könnte ganz gut in einer leichten Trance passieren ... was halten Sie davon?«)

»Und während Sie meine Stimme hören, können Sie einerseits mit Ihrem rationalen, bewussten Denken zuhören und andererseits mit Ihrem unbewussten Denken. Mit dem rationalen, bewussten Denken arbeiten Wissenschaftler, Ingenieure, Mathematiker, Programmierer von Computern, mit dem bildhaften unbewussten Denken arbeiten Künstler, Maler, Musiker, Schriftsteller. Wenn ein Architekt beides beherrscht, entstehen großartige Gebäude. Das bewusste Denken arbeitet mit Worten und Sätzen, das Unbewusste eher mit Bildern, Bildern wie im Traum.

So können Sie jetzt einerseits auf der bewussten Ebene zuhören, mit einer bewussten, intellektuellen Neugier, einer gewissen Neugier, vielleicht nur mit einer gelangweilten Neugier, während Ihr unbewusstes Denken sich auf ganz anderer Ebene an Fähigkeiten erinnert, an alte und neue Kräfte, an Ressourcen ... vielleicht wache Potentiale ... vielleicht auch schlummernde Fähigkeiten.«

Letztere Passage kann je nach Patientin oder Patient auch als »Pacing« modifiziert werden – je nachdem, wie die Patientin oder der Patient im Grade der Erschöpfung und depressiven Hilflosigkeit erlebt wird. Bei schwacher Ich-Struktur ist dieser Teil zu vereinfachen und zu kürzen, um die Patientin oder den Patienten nicht zu sehr zu verunsichern. In der ersten Sitzung von Potenzialen und schlummernden Fähigkeiten zu sprechen, birgt bei den Patientinnen und Patienten, die eben gerade nicht problemlos an ihre Ressourcen anknüpfen können, die Gefahr, sie damit zu überfordern und zu verlieren.

»Und Ihr bewusstes Denken hat vielleicht Zweifel, während Ihr Unbewusstes beginnt, Fähigkeiten und Möglichkeiten zu erinnern. …

Ihr bewusstes Denken kann sich manchmal fragen, wie soll das möglich sein, während Ihr Unbewusstes unter Umständen schon längst damit begonnen haben kann, Fähigkeiten zu erinnern und Kräfte zu aktivieren. …

Ihr Bewusstes kann sich fragen, wie soll das gehen und für ihr Bewusstes ist es vielleicht interessant zu hören, wie das Aktivieren und Reaktivieren, das Erleben und Wiedererleben von Fähigkeiten und Ressourcen über die Hypnose gelingen, und wie aus einer erschöpften Neugier eine schöpferische Neugier werden kann.

Wie kann das gelingen?

Und manchmal diese Verwunderung und Zweifel – wie kann es eigentlich sein, dass einige kleine Geschichten so große Veränderungen bewirken können? Wie kann es eigentlich sein, dass manchmal wenige Worte in einer hypnotischen Trance eine wirkliche Stimmungsveränderung bewirken, eine wirksame Stimmungsveränderung?

Und Sie können im Verlauf der Hypnose-Therapie beobachten, wie oft unmerklich … kleine Geschichten, wenige Worte, Worte, die Ihr bewusstes Denken nicht bewusst wahrnimmt, die aber unbewusst wirken, wirksame Veränderungen in Richtung Ihrer Ziele hervorrufen können.«

Anmerkung: »Dies ist der sog. »Priming-Effekt« (Bargh et al. 1996)[9]. In einem Versuch an einer Universität mussten Studierende aus einem Wortsalat mit vielen Worten z. B. möglichst viele grammatikalisch sinnvolle Sätze bilden. Zwei Gruppen bekamen denselben Wortsalat. Jedoch – eine Gruppe bekam noch vier Worte zusätzlich: Grau, Bingo, Florida, Spazierstock. Vier Worte, die in den USA mit Alter verknüpft sind. Der Test ist zu Ende – dachten die Studierenden. Aber erst dann begann das wirkliche Experiment. Die Forscher stoppten, wie lange die Studierenden jeweils von der Tür des Versuchszimmers bis zum Aufzug benötigten. Die Gruppe, welche die vier zusätzlichen mit Alter assoziierten Worte hatte, ging statistisch signifikant langsamer! Junge Studierenden gehen plötzlich unbewusst langsamer. Viele ähnliche faszinierende Experimente stellte diese Forschergruppe an: Kleine Impulse und messbare Veränderungen. Vier wenige Worte und eine messbare Wirkung!«. (Dieser Abschnitt kann der Patientin bzw. dem Patienten wörtlich so mitgeteilt werden.)

9 Im Zuge der Replikationskrise konnte der sog. Priming-Effekt und die damals gefundenen Ergebnisse bisher nicht repliziert werden. Trotzdem kann es sinnvoll sein, mit diesem oder anderen Beispielen auf die Wirksamkeit der Worte hinzuweisen.

Und ein anderes Experiment dieser sog. »Priming-Forschung«:

Bei dem folgenden Experiment ging es darum herauszufinden, was die Wahrscheinlichkeit erhöht, dass Menschen bestimmte Vorhaben auch umsetzen (wie z.B. endlich den Schreibtisch aufzuräumen oder endlich an einer Yoga-Schnupperstunde teilzunehmen). Das Vorhaben wurde in der Gruppe, in der sich die Personen das nur gedanklich vorgenommen haben, deutlich seltener realisiert als in der Gruppe, bei der in leichter Trance die Handlung und der Erfolg imaginiert und damit gebahnt wurde. Das kann man der Patientin oder dem Patienten etwa so erzählen:

»Ich will Ihnen eine Begebenheit erzählen, wie wenige Worte in einer Hypnose, wie wenige kleine unbewusste Veränderungen insgesamt zu nachhaltigen Veränderungen werden. Wie viele kleine Änderungen zu stabilen Änderungen werden. Manche unmerklich, manche merklich. Manche zuerst unmerklich und dann bewusst merklich, andere anfangs merklich und dann so selbstverständlich, dass die Veränderung nicht einmal mehr wichtig ist.

In einem guten Restaurant wird die Trinkgeldhöhe untersucht und ein Feedbackbogen zum Essen und der Bedienung ausgefüllt. Wenn jeweils eine der Versuchspersonen das Restaurant betritt, verlässt gerade wie zufällig ein anderer Gast das Restaurant. Bei einer Hälfte ist dieser Gast nett und freundlich, bei der anderen Hälfte muffig und unfreundlich. Dieser kleine Unterschied ganz am Anfang macht zwei Stunden später einen messbaren Unterschied im Trinkgeld aus und einen messbaren Unterschied im Feedback.

Und Sie können … neugierig, gespannt neugierig, aus gutem Grund vielleicht erschöpft neugierig, gelangweilt neugierig sein, was werden bestimmte Worte in unseren Hypnosesitzungen mal für mal für gute Effekte haben, welche Worte werden belebende Wirkung haben, welche Worte werden Sie langsamer und gelassener schlendern lassen und welche Worte werden Sie beschleunigen, welche Worte werden Sie kraftvoll schlendern lassen und welche Worte gelassen beschleunigen.

Für Ihr bewusstes wie unbewusstes Denken an dieser Stelle ein letztes Experiment: An der Uniklinik in Hamburg wurde die Wirksamkeit von hypnotischen Techniken an chronischen Schmerzpatientinnen und Schmerzpatienten wissenschaftlich belegt. Die Patientinnen und Patienten hörten auf einer Kassette eine Trance, in die bestimmte Worte eingebaut wurden. Es ging um die Vorteile von Heizsystemen, z.B. zentrale Kachelöfen mitten im Haus. Eingestreut in diese Erwägungen waren bestimmte Worte, die schmerzmildernd wirkten. Ein kleiner Ausschnitt aus dem Text, den die Ärzte in Hamburg vor 30 Jahren benutzten:

Dadurch liegt der Platz für den Ofen von vorneherein 100%ig fest. Und das ist irgendwie angenehm. Er gehört etwa in die Mitte des Hauses, denn Sie wissen, Sie brauchen angenehme Empfindungen, heute, heute Nacht, die ganze nächste Woche, den nächsten Monat, in der Mitte des Hauses steht er am besten. Jeder Mensch braucht angenehme Gefühle, hier, dort, an vielen Orten, überall, jederzeit, angenehme Empfindungen.

Vielleicht hat Ihr bewusstes Denken registriert, dass ein Teil des Textes leiser und suggestiver gesprochen wurde, wie auch damals in Hamburg vor 30 Jahren,

> wodurch die Schmerzpatientinnen und Schmerzpatienten im Anschluss weniger Schmerzen hatten und weniger Medikamente benötigten. Und im Vergleich mit der Kontrollgruppe, im Vergleich mit den Patientinnen und Patienten, die diese Hypnose nicht bekamen, konnte man nach der Behandlung und oft schon nach wenigen Sitzungen sagen: Sie fühlten sich wohler, auf Dauer wohler und sie brauchten weniger Medikamente.«

Sofern in derselben Sitzung noch Zeit bleibt, kann hier die Ratifizierung und Vertiefung per »Yes-Set-Technik« nach Lankton und Lankton (1983) erfolgen: Es wird zurückgespiegelt, was sich bei der Patientin oder dem Patienten verändert hat, und dann die Vertiefung der Trance suggeriert.

> »Und während ich zu Ihnen gesprochen habe, ist Ihre Atmung ruhiger geworden, Ihr Kopf nach vorne gesunken, einer Ihrer Finger zeigt diese typischen kleine Trancebewegungen, die Lippen haben sich leicht geöffnet …« (modifizieren, je nachdem, was zu beobachten ist). »Und das sind alles sehr gute Zeichen, um noch tiefer und tiefer zu entspannen.« (Die zutreffende Beobachtung dann 3–4 Mal wiederholen.)
>
> »Ihre Atmung ist wirklich ruhiger geworden, Ihr Kopf nach vorne gesunken, Ihr Kopf ist ganz entspannt nach vorne gesunken und Ihre Atmung ruhiger und das alles ist gut, um noch tiefer und tiefer zu entspannen.
>
> Und so kann man nun besser verstehen, warum manchmal kleine Geschichten in Trance und manchmal wenige Worte wirklich beeindruckende Veränderungen im Leben bewirken.«

Frühe Lernhaltung (nächster Schritt in der Induktion nach Lankton und Lankton (1983)):

Diese Induktion kann Patientinnen und Patienten helfen, sich an frühere Lernerfahrung anzukoppeln und innere Zuversicht bzgl. weiterer Lernerfolge im Sinne einer Depressionsbewältigung zu gewinnen. Das Angebot ist an die Patientin bzw. den Patienten anzupassen, denn nicht alle haben den Führerschein, nicht alle haben Lesen und Schreiben gelernt. Also eventuell eine entsprechende andere Fähigkeit nehmen, welche die Patientin bzw. der Patient gelernt hat.

Beispiel 1: Lesen und Schreiben lernen

> »Und war es nicht spannend damals? … In der Kindheit, das Lesen lernen … das Schreiben lernen … das kleine d … wo hat das kleine d den Bauch … und wo hat das kleine d den Strich … und wo hat das kleine b den Bauch … es geht alles wie von alleine … lesen und schreiben … völlig automatisch … ein ganzes Leben lang …«

Beispiel 2: Autofahren lernen

> »Und viele Jahre später: Das Autofahren lernen … und wie schwer ist es für viele, damals in der ersten Fahrstunde … Bremse, Gas, Kupplung, Gangschaltung, Rückspiegel, Seitenspiegel, Ampeln … immer erfahrener, und immer sicherer, immer gelassener und mehr und mehr geht alles ganz leicht und automatisch.«

Beispiel 3: Fahrradfahren lernen

> »Und Fahrradfahren lernen … Fahrrad fahren, wie die großen Kinder … ohne Stützräder … jeder sagte, das ist zu früh, du bist zu klein … nein, sie wollte unbedingt … die Stützräder abmontiert … Mehr und mehr geht alles wie von alleine, immer sicherer und immer gelassener. Mehr und mehr geht alles von alleine. …«

Reorientierung

»Reorientierung« wieder mit »Yes-Set«. Es wird die Körperhaltung und die Umgebung gespiegelt und »Reorientierung« suggeriert.

> »Und ganz allmählich können Sie wieder bewusster meine Stimme hören, die Autos, die draußen vorbeifahren, Ihre Körperhaltung wahrnehmen und dabei beginnen, sich allmählich zu reorientieren. Die Atmung verändert sich jetzt, der Kopf verändert die Haltung, die Atmung hat sich verändert, Sie schlucken gerade und das sind gute Anzeichen, um mehr und mehr zurückzukommen. …«

Nachbesprechung

Ratifizierung über Zeitverzerrung: »Wie lange hat die Trance gedauert?« Oft verschätzen sich die Patientinnen und Patienten und das bewirkt eine Ratifizierung der Trance, d. h. der Patient bzw. die Patientin realisiert auch bewusst den veränderten Bewusstseinszustand. Evtl. dann noch mal Rückgriff auf erste Sitzung.

Beispiele für frühe Lernerfahrung und ausformulierte Trance siehe Onlinematerialien, Arbeitsblatt 4 und Karteikarte 2.

4.3 Sicherer Ort

Claudia Wilhelm-Gößling

Zeitpunkt:
Zu Beginn, als erste oder zweite Tranceerfahrung.

Thema:
Einführung eines inneren Ortes, um sich im Falle von Verunsicherung zurückziehen, geborgen sowie ausreichend sicher fühlen zu können (in Anlehnung an Reddemann 2001).

Indikation:
Für alle Patientinnen und Patienten geeignet; dabei eine Anpassung an das Strukturniveau und die individuellen Besonderheiten (»VAKOG«) berücksichtigen; zielt auf Selbstregulation im Sinne von Selbstfürsorge, Selbsttröstung und Selbstberuhigung.

Verwendete Techniken:
»Tranceinduktion«, »VAKOG-Modell«, »Ankern« und »Reorientierung«.

Ziele:
Die Patientin bzw. der Patient erlernt indirekt, mit belastenden Situationen sowie mit depressiven Symptomen, Albträumen und körperlichen Begleitreaktionen umzugehen und diesen etwas entgegenzusetzen. Genutzt wird die menschliche Vorstellungskraft zur Unterstützung von Resilienz und Selbstheilungskräften. »Imaginationen« gehören vermutlich zu den ältesten Formen des Heilens. Beispielsweise heilen Schamanen seit Jahrtausenden dadurch, dass sie veränderte Bewusstseinszustände herbeiführen, Kontakt zu Schutzgeistern aufnehmen und somit die Selbstheilungskräfte der Patientinnen und Patienten aktivieren und stärken.

Hinweise zur therapeutischen Haltung:
Wissen, dass es gut ist, derartige Vorstellung als »Imaginationsübung« auch für die Selbstanwendung zu Verfügung zu haben.
Innere Bilder wirken anders, vielschichtiger als Worte allein. Weitere Gehirnregionen werden aktiviert, trainiert und zur inneren Verarbeitung herangezogen. »Imaginationen« fördern die innere Wahrnehmung, die je nach Veranlagung des Einzelnen mehr von Bildern, Farben, Formen oder von Gerüchen, Geräuschen, Berührungen, Gedanken geprägt sein kann. Die Verbindung zwischen Bewusstem und Unbewusstem, zwischen Seele und Körper wird gefördert.
Der innere Ort der Geborgenheit ermöglicht das Erleben von Sicherheit und Wohlbefinden. Diese Empfindung soll jederzeit und überall zumindest für einige Minuten herbeizuführen sein, um aus einer belastenden Wirklichkeit zeitweise aussteigen zu können. Diese »Imaginationsübung« soll auch der Vorstellung entgegenwirken, Schutz und Sicherheit seien nur bei anderen Menschen zu finden und

zu erwarten. Der sichere innere Ort kann ein Raum in der Natur, in der Welt eines Märchens oder der individuellen Phantasiewelt sein, den kein anderer Mensch betreten kann und an dem sich die Person sicher, geschützt und geborgen fühlt. Manchmal kann es länger dauern, bis ein solcher Ort gefunden wird. Andere Menschen wiederum finden ihren sicheren Ort sehr schnell.
Dem Konzept des sicheren Ortes liegt zugrunde, der Patientin und dem Patienten gegenüber zunächst von Kindern und dann von Erwachsenen zu sprechen, die einen Ort kennen, wo sie sich sicher oder zumindest gut gefühlt haben. Daraufhin wird die Patientin oder der Patient gefragt, welche entsprechenden Orte sie bzw. er kennt und aufgefordert, neugierig zu sein, wie sie oder er seinen eigenen sicheren Ort heute finden kann. Es ist wichtig zum Abschluss nachzufragen, ob sie bzw. er ihren bzw. seinen individuellen sicheren Ort entwickelt hat. Wenn die Sitzung ohne Rückmeldung abläuft, besteht bei einigen Patientinnen und Patienten die Gefahr, im (unangenehmen) Nirgendwo zu enden (v. a. bei schwächerer Ich-Struktur).

Durchführung

Allgemeine Regeln für und vor den Imaginationsübungen:

- Es geht um eine bewusste Entscheidung, sich dem inneren Erleben zu öffnen.
- Wichtig ist zu vermitteln, dass volle Selbstkontrolle besteht, die eigene Regie geführt und aus der Trance ausgestiegen werden kann (ggf. »Fraktionierung«, »Stopp-Signal« vereinbaren).
- Die Wahl lassen, ob die Trance mit offenen oder geschlossenen Augen gemacht wird.
- Zu Übungen ermutigen, wenn zunächst etwas nicht funktioniert: Übung macht den Meister und die Meisterin. Empfehlen, zuhause täglich zu üben oder so oft wie es angenehm ist.

Als Einleitung erfolgt eine individuell angepasste Induktion bzw. Achtsamkeitsübung, die bei den ersten Trancen etwas ausführlicher und konkreter erfolgen sollte. Es werden Möglichkeiten angeboten auszusteigen sowie insbesondere bei schwächerer Ich-Struktur die Selbstkontrolle gestärkt. Anschließend wird die Vorstellungskraft angeregt, der Ort mit allen Sinnen entwickelt (»VAKOG-Modell«) und lebendig erfahrbar gemacht. Dabei wird ggf. auch vermittelt, dass der Ort weit entfernt sein kann und ein Transportmittel verfügbar ist. Um die »Imaginationen« anzuregen sollten jeweils Beispiele genannt werden. Vor der Exduktion kann zudem eine Verankerung des inneren Ortes angeregt und dieser damit stabilisiert werden. Die Übung zuhause fällt dann leichter.

Den Trance-Text (vgl. Onlinematerialien, Arbeitsblatt 5) bzw. eine Audiodatei – falls dieser in der Sitzung aufgenommen wurde – können die Patientinnen und Patienten für die weitere Übung zu Hause nutzen.

Entspannungsinduktion

Körperwahrnehmung: »Bitte finden Sie jetzt eine für Sie angenehme Körperhaltung; Sie können ihre Position noch verändern; wenn Sie etwas verändern möchten, dann tun Sie das ruhig. Spüren Sie, dass Ihr Körper Kontakt mit dem Stuhl/Fußboden hat; nehmen Sie bewusst wahr, wie sich das anfühlt; Gedanken lassen Sie weiterziehen wie Wolken am Himmel.

Sie können die Nebengeräusche/Sie können meine Stimme hören; und wenn Ihnen etwas zu viel ist, lassen Sie es vorüberziehen; wenn Ihnen etwas fehlt, ergänzen Sie es ruhig.

Eine wertfreie Wahrnehmung des ganzen Körpers anregen; »Sie brauchen nichts zu verändern/Sie brauchen gar nichts bewusst zu tun.«

Atempacing einfügen: »Lenken Sie ihr Bewusstsein auf Ihren Atem. Sie können beobachten, wie Ihr Atem kommt und geht. Und wieder kommt und geht. …«

»Treffen Sie jetzt eine bewusste Entscheidung, dass Sie sich Ihrer inneren Wahrnehmung ein Stück tiefer öffnen; wenn Sie später wieder aussteigen möchten, dann tun Sie das ruhig; wenn Sie sich Ihrer Kontrolle noch sicherer sein möchten, können Sie gerne z. B. die rechte oder linke Hand etwas anspannen, bewegen, vielleicht eine Faust formen.«

Der sichere innere Ort

»Beginnen Sie sich Ihren inneren sicheren Ort vorzustellen, an dem Sie sich wohl und geborgen fühlen, den nur Sie betreten können, der für alle anderen tabu ist; ein Ort mit sicheren Grenzen.

Lassen Sie jetzt Gedanken, Vorstellungen oder Bilder aufsteigen von diesem Ort, an dem Sie sich ganz wohl und geborgen fühlen; eine Landschaft/ein Raum/Ort in der Realität/in Ihrer Phantasie. Wenn Sie möchten, stellen Sie sich diesen Raum ganz weit weg vor, in einem anderen Land/auf einem anderen Planeten/in einem Märchen; benutzen Sie ein sicheres Phantasiegefährt; dieses Transportmittel folgt ganz Ihren persönlichen Wünschen.

Geben Sie diesem Ort eine Begrenzung Ihrer Wahl; sodass Sie sich sicher fühlen können. Nehmen Sie sich Zeit; ändern Sie das ruhig, bis Sie wirklich sicher und geschützt sind.

Sehen Sie sich um und nehmen Sie wahr, welche Dinge sich an diesem Ort befinden; nehmen Sie wahr, ob dieser Ort so für Sie in Ordnung ist, sonst verändern Sie es ruhig; Sie allein bestimmen, was sich an diesem Ort befindet; verändern Sie es, bis nur noch die Gegenstände/Pflanzen/Farben/vielleicht Gerüche an diesem Ort sind, die in Ihnen ein Gefühl des Wohlbefindens und der Sicherheit erwecken.

Prüfen Sie, ob Sie sich dort mit allen Ihren Sinnen wohl fühlen.«

- Sehen: »Prüfen, was Ihre Augen wahrnehmen und was angenehm für die Augen ist«

- Hören: »So lange verändern, bis es wirklich wohlklingend ist«
- Kinästhetik: Bequeme Körperhaltung, Temperatur prüfen, ist es warm genug?
- Riechen und Schmecken

»In der Vorstellung können Sie auch zaubern. … Sie können den Ort genau auf Ihre Bedürfnisse zuschneidern. …

Wenn es Ihnen gelungen ist, diesen sicheren Ort jetzt zu erschaffen, dann lassen Sie ihn in seiner Gesamtheit auf sich wirken. Wenn das heute nicht gelungen ist, ist das auch in Ordnung. Es ist gut, dass Sie sich damit beschäftigt haben und einfach erst einmal an einen solchen Ort gedacht haben, und wenn Sie diesen Ort für sich entstehen lassen wollen, werden Sie ihn früher oder später auch für sich gestalten können.[10]

Schauen Sie sich noch einmal an Ihrem inneren sicheren Ort um; spüren Sie, wie sich das Gefühl von Geborgenheit auf Sie überträgt … Diese innere Sicherheit an diesem wohligen, sicheren Ort, an dem Sie über alles bestimmen … dieses Wohlbefinden … diese Sicherheit, sammeln Sie diese Eindrücke. Spüren Sie, wie sich dieses Gefühl in Ihnen ausbreitet. Gibt es etwas, was besonders wichtig für Ihr Geborgenheitsgefühl ist?«

Verankerung

»Sie können jetzt noch, wenn Sie das möchten, mit sich selbst ein Zeichen vereinbaren, das Sie jederzeit an diesen Ort zurückführen kann, etwas, was diesen Ort für Sie symbolisiert, eine Körperhaltung oder Geste … ein Wort, eine bestimmte Farbe … oder ein Gegenstand. Wenn Sie nun dieses Zeichen mit sich vereinbart haben, dann machen Sie jetzt die Geste … oder sprechen das Wort aus … oder stellen sich Symbol vor, während Sie an diesen sicheren Ort denken.«

Exduktion/Reorientierung

»… Und während ich von drei auf eins zurückzähle können Sie mit jeder Zahl wacher werden und mit Ihrem Bewusstsein Schritt für Schritt zurückkehren drei … wacher werden … zwei … und bei eins ganz wach in der Realität sein.«

Nachbesprechung

Beispiele: »Was möchten Sie zu Ihrem Ort und dem, was Sie erlebt haben, sagen? Was war wichtig für Sie? Hat Sie etwas erstaunt? Haben Sie eine Idee, wie Sie diese

10 Bei schwächerem Ich-Strukturniveau können bei der Gestaltung des sicheren Ortes Schwierigkeiten auftreten. In diesem Falle ist es wichtig, das Einlassen auf die »Imaginationsübung« zu würdigen und ein möglicherweise auftretendes Gefühl des Scheiterns im Sinne einer Lernerfahrung zu »reframen«. Zudem kann es helfen, vorab einen solchen Ort zu explorieren und zu entwickeln (»Mal angenommen es gäbe so einen Ort … wäre es eher ein Ort in der Natur, oder eher in einem Gebäude … welche Farben wären dort …?« etc.)

> Erfahrung zukünftig nutzen können/möchten? Meinen Sie, es könnte gut sein, sich in der nächsten Woche öfter daran zu erinnern? Wann könnten dafür gute Zeiten sein? Den Ort bzw. das Symbol zu gestalten/zu malen/ein Foto davon zu machen?«

Für den ausformulierte Trancetext siehe Onlinematerialien, Arbeitsblatt 5 und Karteikarte 3.

5 Entlastung, Stärkung und Ressourcenaktivierung

Ein großer Anteil der hypnotherapeutischen Strategien basiert auf der Stärkung der eigenen Ressourcen und Selbstheilungskräfte der Patientinnen und Patienten. Deswegen haben wir in den nächsten Abschnitten verschiedene Ansätze zusammengestellt, die die Ressourcen der Patientinnen und Patienten anregen sollen.

5.1 Ballonfahrt – Basismodul

Claudia Wilhelm-Gößling

Zeitpunkt:
Zu Beginn der Therapie, ohne explizite Beobachterperspektive.

Thema:
Wenn bei als belastend oder überfordernd erlebten und/oder real sehr hohen äußeren Anforderungen (ebenso bei Erschöpfung) Gefühle von Hemmung, Niedergeschlagenheit und/oder stark negative (selbstabwertende) Gedanken oder sogar Grübeln bestehen und zunächst eine entlastende Erfahrung gewünscht ist.

Indikation:
Bei noch bestehender depressiver Hemmung aufgrund hoher äußerer (und innerer) Anforderungen und bei inneren und/oder interpersonellen (unbewussten) Konflikten. Eignet sich auch dafür, die Trance zu Hause noch mal anzuhören, ggf. eine Audio-Datei erstellen.

Ziele:
Belastungen distanzieren, Entlastung und Möglichkeit erleben, sich davon eine Weile zu befreien. Indirekt daraus Hoffnung schöpfen. Leichtigkeit und Weite erfahren als Kontrast zur depressiven Schwere und Einengung. Erlaubnis, für Entlastung zu sorgen, es sich leichtmachen zu dürfen. Ressourcen aktivieren und »verankern«, Aktivitätsaufbau.

Anmerkung:
Manchmal dient die Selbstabwertung auch der Selbstaufrichtung – nur so gelingt es,

kurzfristige Entlastung von den strengen Anforderungen des Über-Ichs bzw. vom Perfektionismus zu gewinnen. In diesem Fall würde eine einfache Entlastung wenig oder sogar einen gegenteiligen Effekt haben, so dass sich »Ballonfahrt – Aufbaumodul« mit Einflechten von Suggestionen, die Selbstexploration ermöglichen und vorsichtig auf Verständnis und Akzeptanz abzielen, empfiehlt.

Verwendete Techniken:
»Einflechten« von Metaphern, die auf das Thema »Leichtigkeit« und »sich entlasten dürfen« einstimmen. Individuelle Anpassung durch Einbindung von aus der Anamnese bekannten/am Anfang der Sitzung explorierten Inhalten. »Dissoziative Trance«.

Hinweise zur therapeutischen Haltung:
Neben Ericksonschen Techniken werden (indirekt) psychodynamische Aspekte der depressiven Persönlichkeitsstruktur einbezogen (rigides Über-Ich). Vermittelt wird, dass es nicht darum geht, direkt etwas verändern zu müssen, sondern sich von niederdrückenden Dingen befreien und entlasten zu dürfen.

Theoretischer Hintergrund:
Unerwünschte Gefühle, Gedanken, Impulse (z. B. Neid, Wut, Aggressionen, sich abhängig fühlen) gehören i. d. R. zur (ungeliebten) »Schattenseite« und laufen Über-Ich-Anforderungen zuwider. Sie reflektieren unbewusste intrapsychische und interpersonelle Konflikte. Oft nach Trennungen oder bei Befürchtung, eine wichtige Person (»Objekt«) zu verlieren.

Durchführung und zeitlicher Ablauf

Anfang der Sitzung

Allgemeine Eröffnung; falls depressive Grübelgedanken vorhanden und noch nicht genauer exploriert wurden, empfiehlt sich dies jetzt, da diese in dieses Modul eingeflochten werden. Bei durchgängig depressiver Stimmung und Antriebshemmung: Diese zunächst genauer explorieren, ebenso das Umfeld (»Pacing«), um Hypothesen über depressiogene Muster zu bilden (z. B. für Aufbaumodul). Frühere Ressourcen erfragen.

Erläuterung inkl. der Ziele und Überleitung zur Trance (Dauer ca. 20 Minuten)

> »Machen Sie es sich ausreichend bequem. Ich möchte Ihnen heute eine imaginative Fahrt mit einem Heißluftballon vorschlagen. Mit der Ballonfahrt nehmen Sie zunächst einmal Abstand von den Belastungen des Alltags, von aktuellen und solchen, die Sie vielleicht schon länger begleiten.
>
> Während der Ballon höher und höher schwebt, können Sie die Schwere (hier die Symptome mit den Worten der Patientin oder des Patienten einfügen) hinter

sich lassen. Es tut einfach gut, wenigstens eine Zeitlang wieder unbeschwerter zu sein. In dem Sie nach oben schweben, weitet sich Ihr Blick und die Perspektive ändert sich. Es kann angenehm sein, wieder freier durchatmen zu können (einfügen, wie sich die Patientin oder der Patient in gesunden Zeiten körperlich gefühlt hat, wo er oder sie Kraft gespürt hat etc.).

Menschen können sich durch ganz unterschiedliche Anlässe »niederdrücken« lassen. Oft werden solche Anlässe gar nicht bewusst als Belastungen registriert und nicht mit der depressiven Stimmung in Verbindung gebracht.

Manchmal trauen Menschen auch ihren Gefühlen, Gedanken, Ahnungen nicht, schieben das alles weg, weil Sie sich daran gewöhnt haben, weil Sie sich selbst nicht so wichtig nehmen, weil Sie sich »nicht anstellen wollen«. Sie haben das vielleicht schon einmal gehört: Unangenehme Gefühle wachsen an, gerade wenn man sie nicht wahrhaben möchte, wenn man sich gegen sie wehrt. Oft ist dies der Hintergrund, vor dem sich Grübeln entwickelt.

Unangenehmes erst einmal zu erkennen, wahrzunehmen und es so zu akzeptieren, wie es ist, führt meist schon zu einer spürbaren Erleichterung. Was damit später geschehen soll, welche Konsequenzen Sie vielleicht daraus ziehen möchten, ergibt sich manchmal später wie von selbst oder braucht erst eine gewisse Zeit weiterer Klärung.

Am Anfang der Ballonfahrt haben Sie die Möglichkeit, Ballast/Problempäckchen abzuwerfen, woraufhin Sie langsam höher schweben. Es tut einfach gut, sich eine Pause zu gönnen, die Last eine Zeitlang zur Seite zu stellen.

Und noch ein kleiner Hinweis, bevor Sie Ihre Ballonfahrt starten: Sie sollten bitte keine Menschen oder Lebewesen über Bord werfen, sondern beispielsweise (hier individuelle Situation einfügen) oder ganz generell belastende Gedanken (hier individuelle Formulierungen einfügen) wie »Ich bin ein schlechter Mensch!« und Gefühle (hier Beispiele aus Kenntnis der Patientin oder des Patienten benennen).«

Induktion

»Vielleicht sind da gerade Gedanken, die Ihnen durch den Kopf gehen. Es kann angenehm sein, den Gedanken ein wenig nachzugehen, und sie dann einfach weiterziehen zu lassen, wie Wolken an einem blauen Sommerhimmel.

Während sich Ihr Körper beim Atmen ganz von alleine sanft bewegt, auf und ab und auf und ab, können Sie vielleicht jetzt schon bemerken, wie schön das ist, wenn sich Ihr Körper entspannt, wie sich die Muskeln lockern. Mit jedem Ausatmen noch ein bisschen mehr Gewicht abgeben, einfach Gewicht abgeben. Bemerken, wie Sie vom Stuhl getragen werden, wie sich gleichzeitig ein Gefühl von Leichtigkeit einstellen kann. Ihr Körper kann das ganz von allein. Und beginnen Sie nun, sich Ihrem inneren Erleben noch ein Stück weiter zu öffnen.

Während Sie sich mit jedem Atemzug leichter und leichter fühlen … Sie brauchen gar nichts Bestimmtes zu tun … können Sie innerlich zu sich sagen: Du kannst nun einfach losgehen … Dir ein angenehmes Erlebnis vorstellen, an einem schönen, hellen Tag.

Ballonfahrt

Du gehst jetzt durch eine schöne Landschaft und kommst zu einer großen Wiese. Und Du weißt ja, wie schön das sein kann. Die Sonne steht schon tief am Horizont und taucht die Landschaft in ein warmes Licht. Und Du kannst weit da hinten auf dieser Wiese einen großen Ballon sehen. Und Du weißt ganz genau, dass dieser Ballon auf Dich ganz persönlich gewartet hat. Es ist Dein Ballon, und schaue bitte, welche Farbe hat Dein Ballon?

Du weißt auch, im Korb des Ballons liegen Sandsäcke und es wäre gut, weiteren Ballast mitzunehmen, den Du jetzt erst einmal loswerden möchtest, weil er Dich zu sehr beschwert und Dich behindert, Deine Energie, Deine Wünsche wahrzunehmen.

Du löst jetzt die Leinen und kannst spüren, wie Du sanft nach oben schwebst … langsam höher und höher schweben … weiter und weiter.

Nach und nach kannst Du nun Ballast über Bord werfen und Du wirst an Leichtigkeit gewinnen. Suche Dir jetzt die Päckchen aus, von denen Du Dich verabschieden willst. Was ist darin? Was möchtest Du zuerst abwerfen? Nimm es in Deine Hände. Du hältst es, spürst vielleicht auch die Schwere, das Gewicht und dann verabschiedest Du dich davon, ganz bewusst – genießerisch oder auch mit Nachdruck. Lass Dir Zeit. (Weiteren Ballast in ähnlicher Form abwerfen.)

Und während Du nun weiter schwebst, kannst Du unter Dir die Landschaften sehen, Du kannst Dir erlauben, Deine Lieblingsblicke zu genießen und die Weite. Wiesen … über Berge und Täler, weiter schweben, immer weiter bis Du unten das Meer siehst … blau, glitzernd, schön, über den großen Ozean des Lebens schweben … einfach weiter schweben.

Du kannst Dich treiben lassen, immer weiter … zu spüren, wie gut das sein kann, alles für eine Zeitlang hinter sich zu lassen, Abstand zu nehmen, den Blick schweifen zu lassen bis zum Horizont, die frische Luft zu atmen … sich freier zu fühlen.

Und ist es nicht interessant, wie Du Dich hier oben fühlen kannst? Gelöst … und wie gut es tut frei zu atmen, sich zu erlauben, einfach nur zu schauen, schweben und unbeschwert sein.«

Exduktion

»Und bevor Du Dich gleich nach einem guten Landeplatz umschaust, kannst Du alles noch mal auf dich wirken lassen. Wie fühlt sich das innerlich gerade an? (Ressourcen-Verankerung/ggf. -»Fraktionierung«.)

Nun findest Du für Dich und Deinen Ballon einen schönen Landeplatz auf einer großen Wiese, um sicher zu landen und sanft zurückzukehren.«

Für den kompletten Trancetext siehe Onlinematerialien, Arbeitsblatt 6 und Karteikarte 4.

5.2 Tieftrance und Posthypnotische Suggestion

Dirk Revenstorf

Zeitpunkt:
Wenn die Patientin bzw. der Patient mit Tranceerfahrungen vertraut ist und eine sichere therapeutische Beziehung besteht, sodass eine tiefere Trance keine Verunsicherung auslöst.

Thema des Moduls:
»Direkte Suggestion« von erarbeiteten, ich-syntonen Verhaltensänderungen.

Indikation:
Die »Posthypnotische Suggestion« dient dem Transfer einer in der Sitzung geklärten Sicht- oder Verhaltensveränderung. Die Anwendung ist zu einem Zeitpunkt sinnvoll, wenn Funktion des Symptoms und Konflikthintergrund abgeklärt sind. D. h., wenn ein Krankheitsgewinn keine Rolle (mehr) spielt und keine Symptomverschiebung zu erwarten ist.

Verwendete Techniken:
»Tranceinduktion«, »Augenkatalepsie«, »Fraktionierung«, »Zahlenblock mit Amnesie«, »direkte Suggestion«[11].

Ziele des Moduls:
Damit die »Posthypnotische Suggestion« die rationale Barriere der Abwehr in Form von Abwägungen und Bedenken überwindet und im Alltag im Hintergrund wirksam bleibt, ist es zweckmäßig eine sorgfältige Induktion anzuwenden, die zu einer relativ tiefen Trance führt. Suggeriert wird ein von der Patientin bzw. vom Patienten als wünschenswert betrachtetes Verhalten bzw. eine Haltung oder Sichtweise, die soweit bearbeitet wurden, dass aller Wahrscheinlichkeit nach kein großer Widerstand zu erwarten ist.

Hinweise zur therapeutischen Haltung:
Nur bei sehr gutem »Rapport« anwenden. Wichtig ist, dass die Selbstwirksamkeit im Vordergrund steht und nicht die Folgsamkeit. Die Therapeutin oder der Therapeut zeigt eine fürsorglich bestimmende Haltung unter genauer Beachtung der Kooperationsbereitschaft der Patientin oder des Patienten.

---

11 Je schwächer/desintegrierter das Strukturniveau der Patientin oder des Patienten ist, desto vorsichtiger muss die Therapeutin oder der Therapeut mit dem Einsatz von hypnotherapeutischen Techniken wie »Augenkatalepsie« oder »Amnesie« umzugehen wissen, da diese Techniken für eine gewinnbringende Anwendung gut integrierte Ich-Funktionen voraussetzen. Schenkt die Therapeutin oder der Therapeut dem keine Beachtung, könnten die Interventionen zu einer zeitweiligen Verunsicherung oder Destabilisierung der Patientin bzw. des Patienten führen, insbesondere bei einer sich noch im Aufbau befindlichen therapeutischen Beziehung.

Durchführung

Vorbereitung der Trance

Fünf Minuten zu Beginn der Sitzung können genutzt werden, um Aktuelles zu klären: Organisatorisches; aktuelle Befindlichkeit; aktuelle Ereignisse, die die Patientin oder der Patient mitteilen möchte (»Was haben Sie mitgebracht?«); evtl. Besprechung von Hausaufgaben; Nachbesprechung der vorherigen Sitzung.

Zunächst muss das erwünschte klar eingrenzbare Verhalten festgelegt werden: z. B. morgens gleich aufstehen, abends den Fernseher ausschalten, zum Sport gehen, nur noch vor 19 Uhr essen, jemanden, die bzw. der einem etwas bedeutet, bei der nächsten Begegnung freundlich, bestimmt oder in einer andereren, wünschenswerten Weise begegnen u. s. w. Zunächst müssen die Auslöser des Zielverhaltens im Alltag klar festgelegt werden (z. B. »Wenn die Uhr neben dem Fernseher 22:00 Uhr zeigt, dann …«). Der Ablauf muss vollkommen klar sein, sodass die Therapeutin oder der Therapeut es sich gut vorstellen kann.

Zuerst erfolgt ein Vorgespräch, in dem die Patientin oder der Patient die Sicherheit gewinnt, dass die Veränderung nur dann nachhaltig möglich ist, wenn er bzw. sie es will. Danach folgt die »Tranceinduktion« in zwei Teilen (nach Elman 1964): erst die körperliche Entspannung und dann die mentale Entspannung, damit ist gemeint, dass Bewusstsein leer zu machen (durch Zahlen verschwinden lassen), sodass Platz für etwas Neues gemacht wird.

Nach der »Tranceinduktion« einer mittleren bis tiefen Trance die »Suggestionen« kurz, klar, direkt und möglichst positiv formulieren, z. B.: »Sie werden nur noch vor 18 Uhr essen!« oder »Schokolade wird ganz gleichgültig!«.

Was die Therapeutin oder der Therapeut sagt, muss mit dem übereinstimmen, was sie bzw. er sich selbst vorstellt. Die Therapeutin oder der Therapeut stellt sich in einem inneren Film die Patientin bzw. den Patienten vor, wie sie bzw. er die »Suggestion« ausführt. Verhalten unbedingt an konkrete visuelle, akustische, taktile Auslöser bzw. vorangehende Handlungen koppeln. Ort und Umstände für die suggerierte Handlung genau beschreiben.

Die Ausführung an einen Zeitpunkt koppeln (z. B. »Wenn Sie von der Arbeit kommen und den Autoschlüssel wie immer auf dem Beistelltisch abgelegt haben, werden Sie wie von alleine, ganz automatisch die Post in ihrer Hand öffnen und die Briefe lesen/abheften«). Die »Suggestion« als »zwingend« beschreiben, z. B.: »Sie werden den unwiderstehlichen Drang verspüren, aufzustehen.«

Formulierungen wie »automatisch«, »wie von allein«, »dringendes Bedürfnis«, »unvermeidlich«, »zwangsläufig«, »wie selbstverständlich«, »unweigerlich«, »unabwendbar« etc. verwenden.

Langfristig nahhaltige Ausführung suggerieren: »Immer, wenn Sie X sehen/machen, werden Sie Y tun.« Die »Suggestion« zwei bis dreimal wiederholen. »Amnesie« suggerieren (um der Patientin bzw. dem Patienten zu erlauben, nicht darüber reden zu müssen).

Vorgespräch

In einer Demonstration ohne Trance wird die Kontrolle über die Anspannung der Faust, bis sie nicht mehr zu steigern ist, als Metapher dafür verwendet, dass die Patientin oder der Patient auch die Entspannung so sehr steigern kann, dass keine Bewegung mehr möglich ist, nämlich man nicht mehr aufstehen mag oder die Lider geschlossen bleiben.

Induktion mit Augenkatalepsie

*»Atmen Sie mit offenen Augen tief ein und halten Sie den Atem ein paar Sekunden«.

Falls die Patientin oder der Patient jetzt schon die Augen schließt, die »Suggestion« wiederholen, denn die Reaktion der Patientin oder des Patienten soll an die »Suggestionen« der Therapeutin oder des Therapeuten gekoppelt sein!

»Und während Sie wieder ausatmen, lassen Sie zu, dass sich Ihre Lider schließen«.

Bevor die Patientin oder der Patient die Lider schließt, aber schon beginnt auszuatmen, *»Jetzt«* sagen, sodass dies zum Auslöser für den Lidschluss wird. Mit der Hand in einigem Abstand über das Gesicht der Patientin oder des Patienten von der Stirn bis zum Kinn streichen, wenn dies nicht als zu invasiv erscheint.

»Lassen Sie alle oberflächliche Spannung aus Ihrem Körper entweichen. Ja, gut. Richten Sie Ihre Aufmerksamkeit auf die Augen. Entspannen Sie die Muskeln um Ihre Augen herum so sehr, dass sie ihre Funktion für den Moment nicht mehr erfüllen. Bis Sie so entspannt sind, dass sich Ihre Augenlieder nicht mehr bewegen können – solange Sie den Entspannungszustand aufrechterhalten – behalten Sie die Entspannung bei und prüfen Sie Ihre Augenlider, um sicher zu sein: sie bewegen sich nicht!«

Wenn sich die Augen öffnen oder die Patientin bzw. der Patient keinen Versuch macht die Augen zu öffnen, zurück zum Anfang (*). Macht sie bzw. er den deutlichen Versuch und die Augen bleiben zu, dann fortfahren.

»Die Entspannung, die Ihre Augen empfinden, kann sich im ganzen Körper ausbreiten, soll sich auf den ganzen Körper übertragen vom Kopf bis zu den Füßen.«

Vertiefung der Trance

Dies geschieht durch mehrfaches Fraktionieren (zwei- bis dreimal), indem gesagt wird:

»Beim nächsten Einatmen können Sie Ihre Augen wieder öffenen, auch wenn es ein wenig mühsam ist.«

Dann wieder zu * zurückkehren und die Einleitung wiederholen. Dabei wird suggeriert: »Tief entspannt wie im Schlaf«. Obwohl das physiologisch unrichtig ist; aber die Verbindung des Wortes Schlaf mit Hypnose ist traditionell gut gebahnt, sodass man es hier nutzen sollte.

Handschlaffheit

»Ich werde jetzt gleich Ihre Hand ein paar Zentimeter anheben und anschließend fallen lassen. Wenn Sie bisher folgen konnten, wird die Hand locker und schlaff sein, wie ein nasser Lappen. Sie wird einfach herabfallen. Aber versuchen Sie nicht, mir zu helfen. Sie können völlig passiv bleiben und das Hochheben mir überlassen. Sobald ich die Hand loslasse, wird sie in den Schoß (auf die Lehne) zurückfallen, wie ein Stein, und erlauben Sie sich dabei, noch viel tiefer in die Entspannung einzutauchen«. Hand zwei Zentimeter anheben und loslassen.

»Noch tiefer einsinken – kann Ihr ganzer Körper sich noch tiefer entspannen?« Falls die Patientin oder der Patient, weil er bzw. sie es gewohnt ist, eine Armsteifheit entwickelt (wie bei der Levitation, ▶ Kap. 5.8), reden Sie ihm bzw. ihr das aus:

»Ganz locker lassen. Überlassen Sie den Arm ganz mir; er wird ganz entspannt runterfallen und dabei können Sie noch tiefer in die Entspannung einsinken, kann Ihr ganzer Körper sich noch tiefer entspannen.«

Raum für etwas Neues schaffen (Zahlenblock)

Der Patientin bzw. dem Patienten wird mitgeteilt, dass nach dieser körperlichen Entspannung eine mentale Entspannung folgt, um Raum für Neues, nämlich die »Posthypnotische Suggestion«, zu schaffen. Dazu wird die Vorstellung verwendet, dass man Zahlen aus dem Bewusstsein verschwinden oder zur Seite treten lässt, und dadurch Raum für neue Inhalte schafft (das Verschwinden der Zahlen klappt in zwei Drittel der Fälle):

»Stellen Sie sich beim nächsten Ausatmen die Zahl 100 vor und gehen Sie noch tiefer in Trance. Gut. Und beim nächsten Ausatmen die Zahl 99. Gut. Und lassen Sie alle Zahlen, die dann noch kommen würden, verschwinden, damit Raum wird für etwas Neues. Und das werde ich Ihnen jetzt sagen.«

Posthypnotische Suggestion

Hierbei wird »Amnesie« suggeriert, die aber im strengen Sinne nicht immer eintritt. Die »Amnesiesuggestion« dient eher als Erlaubnis, über den Inhalt nicht reden zu müssen. Darauf folgt der Text der »Suggestion«, so wie sie inhaltlich vorher ausgearbeitet wurde.

»Ich möchte Ihnen jetzt suggerieren, dass Sie … Sie werden … «

An dieser Stelle geeignete »direkte Suggestionen« einfügen. Sie sollen positiv formuliert sein, sich auf neues Verhalten, veränderte Kommunikation beziehen, auf eine bestimmte innere Haltung oder andere therapeutische Ziele.

»Sie können bewusst vergessen, was ich sage, so wie ein Blatt Papier, das Sie verlegt haben … Unbewusst werden Sie sich im richtigen Moment daran erinnern.«

Reorientierung

Eventuell die Trance vertiefen, um eine passende Metapher anzufügen. Danach die »Suggestionen«, die sich auf die »Tranceinduktion« beziehen, zurücknehmen und durch Zählen von zehn auf eins reorientieren und wie üblich zunehmende Wachheit suggerieren. Danach keine Nachbesprechung, sondern zur Tageordnung übergehen oder die Sitzung abschießen, wenn es an der Zeit ist, um den Inhalt der Trance nicht zu zerreden. Besprechung gern beim nächsten Termin (»Wo ist Ihre Aufmerksamkeit in der letzten Sitzung hängen geblieben?«).

Trancetext siehe Onlinematerialien, Arbeitsblatt 7 und Karteikarte 5.
Fallbeispiel siehe Onlinematerialien, Arbeitsblatt 8.

5.3 Einflechten

Claudia Wilhelm-Gößling

Zeitpunkt:
Früh im Verlauf, ggf. mehrmals mit unterschiedlichen Situationen. Man braucht eventuell nur 10–15 Minuten für dieses Modul, kann es in eine Stunde integrieren, die fortgeschritten ist.

Thema:
Belastungsgefühle reduzieren durch Einflechten von Ressourcen.

Indikation:
Ähnlich wie bei anderen Ressourcen-Modulen geht es hierbei darum, eine Belastung zu reduzieren, ohne direkt mit dem belastenden Thema zu arbeiten. Die Übung ist jedoch weniger komplex, weil die Ressource, die in die belastende Situation quasi eingewoben wird, aus einer einzelnen, intensiven, stärkenden Situation besteht, für die eine Überschrift gefunden wird, mit einem dazu passenden Bild, einem Ruhe-Bild, einem intensiven Bild aus einer entspannten Urlaubssituation o. Ä.. Überprüft wird zuvor, ob die genannte Ressource wirklich frei von (aktuell) belastenden »Affektbrücken« ist (ungünstig ist z. B. ein wunderschöner Strand aus dem Heimatland, in welches man leider nicht wieder zurückkehren kann, da die Erinnerung mit Trauer vermischt und die Ressource nicht eindeutig positiv ist). Es wird zudem die belastende Situation nur sehr knapp exploriert (Überschrift) und anschließend wird

sondiert, wie hoch die Belastung auf der »Subjective Units of Disturbance/Distress« Skala (SUD; 0–10, Wolpe 1969) eingeschätzt wird.
Prinzipiell kann es sich bei der Belastung handeln um:

- Ein belastendes Ereignis in der nahen Zukunft
- Wiederholte Belastung/Auslöser im Alltag
- Belastende/traumatische Ereignisse aus der Vergangenheit, die immer wieder störend bzw. depressiogen in die Gegenwart hineinwirken

Dieses Vorgehen empfiehlt sich insbesondere bei sehr stark belastenden/traumatischen Ereignissen aus der Vergangenheit, z. B. als Vorbereitung für die Biografie-Arbeit an einer für die depressive Symptomatik relevanten Auslösesituation, um die Stressreaktion und damit das Vermeidungsverhalten, das den therapeutischen Fortschritt behindert, zu reduzieren.

Verwendete Techniken:
Wechsel des Aufmerksamkeitsfokus von der Problemsituation auf eine Ressourcensituation, »VAKOG-Modell«.

Ziele:
Erfahrung, dass die Belastung kontrollierbar ist und abnehmen kann; lernen, dass der Fokus der Aufmerksamkeit gewechselt und die Stressreaktion reguliert werden kann; indirekt wird die Erfahrung vermittelt, dass die Patientin oder der Patient bestimmen kann, wie lange sie oder er sich einem belastenden/traumatischen Ereignis zuwendet und wie die ggf. sich automatisch einstellenden negativen Gedanken gestoppt bzw. umgelenkt werden können (Selbstwirksamkeit).

Hinweise zur therapeutischen Haltung:
Aktive therapeutische Haltung, eher direktives Vorgehen (modifiziert nach Reckert 2009).

Durchführung

Dieses Kurz-Modul eignet sich z. B. als Vorbereitung zur Biografie-Arbeit und als Vorbereitung zur Bearbeitung traumatischer Ereignisse. Da es nicht sehr viel Zeit beansprucht, kann es auch in Stunden eingesetzt werden, die einen hohen dialogischen Anteil haben (weil es viel aus der letzten Stunde nach zu besprechen gibt, weil in der letzten Woche ein bedeutsames äußeres Ereignis stattfand, weil ein relevanter Traum erzählt wird, weil die Patientin bzw. der Patient sich endlich traut, etwas Wichtiges zu berichten o. Ä.).

Zuallererst wird die Belastungssituation (oberflächlich, ohne »VAKOG«) exploriert, hierfür eine Überschrift gefunden und die Belastung auf der »Subjective Untis of Distress« Skala (SUD) erfragt. Danach erfolgt die Exploration der Ressourcensituation, für die auch eine Überschrift benannt wird. Wichtig ist, dabei jeweils die Sinneseindrücke mit dem VAKOG-Modell zu erfragen und sich dies mit den Worten der Patientin oder des Patienten ggf. zu notieren. Günstig ist es dabei zu erfragen, was davon besonders bedeutsam und intensiv als positiv und stärkend erlebt wird.

Erfragt wird vor dem 1. Durchgang, wo im Raum die Belastungs- und wo die Ressourcensituation lokalisiert wird und wie lange sich die Patientin oder der Patient dem belastenden Ereignis zuwenden möchte (nicht länger als zehn Sekunden). Die Aufmerksamkeit wird jeweils deutlich länger in der Ressourcensituation gehalten, von der zuvor wichtige Sinneseindrücke (»VAKOG-Modell«) exploriert und die im Verlauf jeweils zur Verstärkung als »Suggestionen« genannt werden. Klar angeregt wird auch der Wechsel der Blickrichtung zum gefundenen Ort im Raum. Der 1.–3. Durchgang werden jeweils in gleicher Weise durchgeführt. Wichtig ist, immer mit der Ressourcensituation zu enden.

1. Durchgang

»Denken Sie jetzt bitte an das belastende Ereignis (Überschrift nennen). Schauen Sie dabei mit offenen Augen jetzt auf X« (auf eine Stelle im Raum schauen, die vorher als passender Ort für das Belastungsbild gefunden wurde).

Die Therapeutin oder der Therapeut zählt laut »21–22–23–24-« (je nach verabredeter Dauer) und sagt dann klar und deutlich: »Stopp!«

»Jetzt denken Sie bitte an die Ruhe-Situation/das angenehme/glückliche Ereignis (Überschrift nennen). Schauen Sie dabei mit offenen Augen auf Y« (anderer Ort, der zuvor ebenfalls als passend gefunden wurde und deutlich vom Ort für die Belastung unterscheidbar ist; falls die Patientin oder der Patient hierfür die Augen schließen möchte, hinwenden zu dieser Blickrichtung). Je nach positiver Situation sprachlich begleiten, ruhig deutlich länger, z. B.: »Diese schöne Erinnerung, die Farben, die Sie sehen, alles was dazu gehört, dieses ganz bestimmte Gefühl, wie Sie lachen, wie Sie ganz entspannt in diesem Sessel sitzen/auf Ihrem Sofa liegen …«

2. Durchgang

»Denken Sie jetzt bitte noch einmal an das belastende Ereignis (Überschrift nennen). Schauen Sie dabei mit offenen Augen jetzt auf X.«

Die Therapeutin oder der Therapeut zählt laut »21–22–23–24-« (je nach verabredeter Dauer) und sagt dann klar und deutlich: »Stopp!«

»Jetzt denken Sie bitte an die Ruhe-Situation/das angenehme/glückliche Ereignis (Überschrift nennen). Schauen Sie dabei auf Y. Diese schöne Erinnerung …«

3. Durchgang

»Denken Sie jetzt bitte noch einmal und damit auch das für heute letzte Mal an das belastende Ereignis (Überschrift nennen). Schauen Sie dabei jetzt auf X.«

> Die Therapeutin oder der Therapeut zählt laut »21–22–23–24-« (je nach verabredeter Dauer[12]) und sagt dann klar und deutlich: »Stopp!«
> »Jetzt denken Sie bitte an die Ruhe-Situation/das angenehme/glückliche Ereignis (Überschrift nennen). Schauen Sie dabei auf Y. Diese schöne Erinnerung …«

Reorientierung

> »Nun nehmen Sie wieder hier den Raum wahr, spüren wie Sie hier sitzen … Sie schauen sich um … was sehen Sie dort hinten, (ggf. Rechenaufgabe lösen lassen, wenn diese nicht gleich klappt, oder man die »Reorientierung« verstärken will) … und wieder ganz präsent sein.«

Abschließend wird noch einmal die Subjective Untis of Distress Skala (SUD) erfragt, wenn sich die Patientin oder der Patient die belastende/traumatische Situation vorstellt (so wie am Beginn des Moduls anleiten, damit nochmal sondiert wird, wie es sich ggf. verändert hat; es kann erwartet werden, dass die SUD um etwa 2–3 absinkt).

Nachbesprechung

> Beispiele: »Was möchten Sie noch sagen? Was war wichtig für Sie? Hat Sie etwas erstaunt? Haben Sie eine Idee, wie Sie diese Erfahrung zukünftig nutzen können/möchten?«

Siehe Onlinematerialien, Karteikarte 6.

5.4 Kompetenzstärkung

Claudia Wilhelm-Gößling

Zeitpunkt:
Es empfiehlt sich, die Kompetenzstärkung aufgrund der Ressourcenorientierung der Hypnotherapie an den Anfang der Behandlung zu stellen (z. B. 4. bis 6. Sit-

12 Durch das »Pendeln« zwischen Ressourcen- und Belastungssituation kann bei Anwendung dieser hypnotherapeutischen Technik der Fokus von der Therapeutin oder dem Therapeuten bei geringer Ich-Struktur der Patientin oder des Patienten gezielt auf eine verlängerte Wahrnehmung der stabilisierenden Ressourcensituation gelegt werden. Implizit vermittelt sich der Patientin oder dem Patienten: »Ich kann den Fokus ändern«.

zung)[13]. Es kann später immer wieder darauf zurückgegriffen werden, um die gefundenen Ressourcen zu stärken. Zudem kann im weiteren Verlauf, wenn sich herausstellt, dass die Patientin oder der Patient noch nicht ausreichend gut auf die Ressourcen zugreifen kann oder bei sehr starkem Belastungserleben (siehe Punkte 2. und 3. unter Indikation), die Wiederholung des Moduls erfolgen (z. B., wenn während der Biografie-Arbeit ein für die depressive Symptomatik relevantes Ereignis deutlich wird und aufgrund starker Affekte vor der Bearbeitung eine weitere »Ressourcenaktivierung«, ggf. auch das Hinzufügen einer weiteren Fähigkeit sowie Reduktion der Belastung günstig erscheint).

Thema:
Ressourcen aus der eigenen Erfahrung der Patientin oder des Patienten zugänglich machen, die im Hinblick auf die (bessere) Bewältigung einer Belastung notwendig und wichtig erscheinen.

Indikation:
Zur besseren Bewältigung einer Belastungssituation; zur Stärkung von Kompetenz und Zuversicht. Dieses Vorgehen empfiehlt sich

1. generell zur Aktivierung und Verankerung von Ressourcen, die bei Belastungen hilfreich sind (z. B. Mut, Gelassenheit, Abgrenzung, Durchhaltevermögen).
2. wenn Ressourcen noch nicht genügend aktiviert bzw. unzureichend verfügbar sind, so dass nicht ausreichend sicher auf diese zugegriffen werden kann.
3. bei starker Belastung und/oder bei geringer Affekttoleranz: beim bloßen Denken an bzw. sich einfühlen in die Belastungssituation erfolgt eine sehr starke Stress – und ggf. Abwehrreaktion (SUD > 7, vgl. »Subjective Units of Distress« Skala [SUD; 0–10, Wolpe 1969]).

Verwendete Techniken:
Exploration, »VAKOG«, »Tranceinduktion«, »Ankern« von Ressourcen.

Ziele:
Eigene Fähigkeit (wieder) erkennen und erleben; Zutrauen, schwierige Situationen angehen und bewältigen zu können, erhöhen bzw. wiederherstellen. Impliziert wird hier auch, dass es sich günstig auswirkt, sich nicht nur auf die Belastung zu fokussieren, sondern auch auf die eigenen Fähigkeiten sowie auf Möglichkeiten, um Hilfe zu bitten.

Hinweise zur therapeutischen Haltung:
Keine Besonderheiten; Vorgehen modifiziert und erweitert nach Reckert (2009).

13 Auch hier ist eine Anpassung an das Struktur-Niveau der Patientin bzw. des Patienten leicht durch die Häufigkeit des Einflechtens und Aktivierens der Kompetenzen und Ressourcen der Patientin bzw. des Patienten möglich.

Durchführung und zeitlicher Ablauf

Eine genauere Einschätzung der Dauer empfiehlt sich nicht, da es mehr oder weniger lange dauern kann, die Ressourcen zu erfragen, zu aktivieren oder aufzubauen (letzteres bei schwächerem Ich-Strukturniveau und stärker von der Therapeutin oder dem Therapeuten unterstützt) und zudem unterschiedlich viele Ressourcen genannt werden können. Es kann aber auch sinnvoll sein, die Anzahl auf drei Ressourcen zu begrenzen und eine Auswahl treffen zu lassen – dieses Modul kann auch auf mehrere Termine ausgedehnt werden.

Eingangs wird an die vorherige Stunde angeknüpft, mit Fragen, ob es noch einen Nachtrag oder Einfälle dazu gibt, was die Patientin oder der Patient erzählen möchte. Außerdem kann erfragt werden, ob es in der letzten Woche Besonderheiten gab und wie es der Patientin oder dem Patienten geht etc.

Anschließend wird zur Ressourcenorientierung übergeleitet. Im Hinblick auf eine belastende Situation werden Fähigkeiten erfragt, die benötigt werden, um mit dieser Situation besser umgehen zu können.

Exploration eines belastenden Ereignisses

Günstig ist es, sich an den Zielen der Patientin oder des Patienten zu orientieren und auf diesbezüglich relevante zukünftige oder alltägliche Belastungen zu fokussieren (z. B.: »Als eines Ihrer Ziele haben Sie genannt, dass Sie sich besser durchsetzen möchten. In welchen Situationen haben Sie damit zu tun? Sie haben erzählt, Ihr Arbeitskollege schiebe Ihnen immer wieder Aufgaben zu und dass Sie es nicht schaffen, ihm zu sagen, er möge das lassen«).

Bei der Belastung kann es sich handeln um

- ein belastendes Ereignis in der nahen Zukunft,
- wiederholte Belastung/Auslöser im Alltag,
- belastende/traumatische Ereignisse aus der Vergangenheit (bei Traumata i. d. R. erst im späteren Therapieverlauf).

Es sollte sich um ein relevantes Ereignis in Bezug auf die depressive Symptomatik handeln. Das Ereignis wird knapp exploriert und eine Überschrift gefunden. Die Therapeutin oder der Therapeut benennt zusammenfassend relevante Eckdaten dieses Ereignisses mit der Bitte, die Patientin bzw. der Patient möge sich in der Vorstellung diesem Ereignis gedanklich (ggf., wenn die Fähigkeit zur Affekttoleranz dies ermöglicht, auch emotional) für kurze Zeit annähern und die Belastung einschätzen (SUD erfragen).

Exploration von Fähigkeiten/Ressourcen

Die Patientin oder der Patient wird gebeten, mindestens drei Fähigkeiten zu benennen, die benötigt werden, um das entsprechende Ereignis besser zu bewältigen.

Im zweiten Schritt werden in Vorbereitung auf die Trance (dabei entsteht bereits leichte, indirekte Trance) zu jeder Fähigkeit jeweils folgende Informationen erfragt:

- »Wann haben Sie selbst in der Vergangenheit diese Fähigkeit gehabt?« (Falls gleich mehrere Beispiele genannt werden, eine Situation auswählen, am besten eine besonders prägnante in Hinblick auf die Fähigkeit oder einfach die erste, die spontan eingefallen ist.)

Im Anschluss wird die Patientin oder der Patient gebeten, die Situation kurz zu beschreiben und eine passende Überschrift dafür zu finden. Falls der Patientin oder dem Patienten keine eigenen Situationen einfallen sollten, wird erfragt, wer im eigenen Umfeld diese Fähigkeit hat und wann das beobachtet wurde. Falls auch das nicht gelingt, erfragen, welche Person aus dem öffentlichen Leben, aus einem Film o. Ä. diese Eigenschaft gezeigt hat und entsprechendes Beispiel schildern lassen (dies wäre dann i. d. R. ein Hinweis auf ein weniger gut integriertes Strukturniveau).

Ggf. macht die Therapeutin oder der Therapeut Vorschläge für die Überschrift, die Formulierungen sollen jedoch von dem Patienten angepasst und validiert werden; die Therapeutin oder der Therapeut notiert sich die Überschrift und alle weiteren an »VAKOG« orientierten Angaben zu dieser Ressource; es macht nichts, wenn nicht auf jede Frage eine Antwort gefunden wird; ggf. können auch noch weitere Fragen zur vertieften Aktivierung der Fähigkeit gestellt werden. Bei gesichert gutem Ich-Strukturniveau kann auf die konkrete Vorabexploration verzichtet werden. Diese erfolgt dann erst durch allgemeiner gehaltene »Suggestionen« und »Seeding« (z. B. »und Sie können neugierig sein …«) in der Trance.

- »Mal angenommen, diese Fähigkeit (konkret benennen, z. B.: Ihr Mut) hätte eine Farbe – welche Farbe wäre das?«
- »Mal angenommen, diese Fähigkeit hätte eine Melodie/einen Ton/ein Geräusch – was wäre das?«
- »Mal angenommen, diese Fähigkeit hätte einen ganz bestimmten Geruch/einen ganz bestimmten Geschmack – was wäre das für einer?«
- »Mal angenommen, diese Fähigkeit wäre in Ihrem Körper zu spüren – wo wäre das? Wie würde sich das anfühlen?«
- »Mal angenommen, diese Fähigkeit wäre irgendwo im Raum um Sie herum spürbar – wo wäre sie lokalisiert? Hinter/Vor/Über Ihnen? Rechts/Links von Ihnen?«
- »Mal angenommen diese Fähigkeit hätte einen für Sie prägnanten Satz oder ein passendes Wort, wie würde dies lauten?«

Mind. drei (max. fünf) Fähigkeiten (im Folgenden a/b/c genannt) sollten in dieser Art exploriert werden. Manchmal kann es auch länger dauern, so dass zunächst nur eine Fähigkeit entfaltet und in der Trance vertieft werden kann.

Dann mit der Einleitung der Trance beginnen.

Einleitung der Trance

Alle explorierten Fähigkeiten werden in Trance intensiviert/stärker aktiviert und verankert. Dabei nutzt die Therapeutin oder der Therapeut die explorierten Eigenschaften, möglichst mit den Worten der Patientin oder des Patienten. Zudem können die Modalitäten in Trance angeregt werden, die vorher nicht benannt wurden (optional).

Im Anschluss wird der Fokus auf die Belastung gelenkt (mit den aktivierten Fähigkeiten).

> »Und nun, mit all diesen Fähigkeiten, die Sie haben, Ihre(n) a/b/c … rufen Sie die Belastungssituation (Überschrift) in ihrer Vorstellung wach und schauen, wie ist das jetzt? Wie ist das jetzt, wenn Sie die Fähigkeit a im Rücken spüren und merken, wie b und c an Ihrer Seite sind, wie empfinden Sie jetzt die Belastung (Überschrift)?
>
> Und unabhängig davon, was Sie jetzt dabei empfinden, können Sie sich innerlich wieder ganz Ihren Fähigkeiten, Ihre(n) a/b/c, zuwenden – und wann immer eine Belastung wie (Überschrift) auftritt können Sie sich ganz wie von selbst daran erinnern, was Sie brauchen und was Sie für Fähigkeiten haben. …«

Ausleitung der Trance

> »Sie können, bevor Sie sich gleich reorientieren, noch einmal tiefer gehen und Ihre Fähigkeiten einfach genießen. … Ich weiß nicht, ob sich zuerst Ihre Füße oder erst die Hände und Arme bewegen werden, …wann Sie beginnen sich zu strecken, die Augen zu öffnen, um wieder ganz hier zu sein.«

Nachbesprechung mit nochmaliger Einschätzung der Belastung (SUD). Hierzu wird im Wach- bzw. Alltagsbewusstsein erneut auf die Belastung fokussiert (Anleitung und Fragen wie zu Beginn der Exploration).

Nachbesprechung

> »Was möchten Sie noch sagen? Haben Sie die Fähigkeiten noch intensiver als zuvor wahrgenommen?«
>
> Und ggf. hinlenken auf das bevorstehende Ereignis, was Angst o. Ä. ausgelöst hatte. »Wie gehen Sie jetzt vor, was werden Sie tun? Wie können Sie dafür sorgen, dass die Fähigkeiten dabei präsent sind?«

Siehe Onlinematerialien, Karteikarte 7.

5.5 Loslassen

Clemens Krause

Thema:
In dieser Sitzung geht es um das »Loslassen« hinderlicher Einstellungen, Erwartungen, Gefühle, die das Ziel einer Depressionsbewältigung verhindern könnten.

Indikation:
Ist für alle Patientinnen und Patienten geeignet.

Verwendete Techniken:
Es erfolgt eine »formale Hypnoseinduktion« mit Trancevertiefung, die einzelnen Elemente werden in der Induktion benannt. Hinsichtlich der Sprache orientiert sich die Induktion an den Prinzipien von Bongartz und Bongartz (2000). Zur Anwendung kommen Metaphern für »Loslassen« (z. B. Bergwanderung, Rucksack auspacken, Äste dem Feuer übergeben) und therapeutische Geschichten, wie die Begegnung mit dem »inneren Heiler« bzw. »der inneren Heilerin« und die Geschichte von den »Reisaffen« (siehe Onlinematerialien, Metapher 40).

Ziele:
Der Patientin oder dem Patienten soll zu Beginn der Therapie ein erstes signifikantes Tranceerlebnis ermöglicht werden. Deshalb erfolgt die Sitzung ohne dialogische Elemente, um die Patientin oder den Patienten in seiner bzw. ihrer imaginativen Involviertheit nicht zu stören. Das inhaltliche Ziel, das Loslassen hinderlicher Einstellungen, Erwartungen, Gefühle wird transparent formuliert. Was das inhaltlich bedeutet, wird bewusst offen und vage gehalten, um einen möglichst großen Freiraum zu lassen und um Misserfolgserleben möglichst zu verhindern.

Hinweise zur therapeutischen Haltung:
Es sollte die Betonung darauf liegen, diese Hypnosesitzung zu einem angenehmen Erlebnis zu machen, der Patientin oder dem Patienten sollen etwaige Ängste genommen werden. Die Therapeutin oder der Therapeut legt dabei eine betont fürsorgliche Haltung an den Tag.

Theoretischer Hintergrund:
Eine Studie von McMullen und Conway (2002) ergab nach einer Auswertung des Metapherngebrauchs von Patientinnen und Patienten in hunderten Therapiesitzungen, dass Depression in vier konzeptuellen Metaphern beschrieben wurde: »Depression ist ein Abstieg«, »Depression ist ein Gewicht«, »Depression ist Dunkelheit«, »Depression ist ein Kidnapper«. Mit den Metaphern werden nicht nur verbal-kognitive, sondern auch emotionale und physiologische Komponenten repräsentiert. In der folgenden Intervention erfolgt ein »Pacing« und eine »Utilisierung« der Metaphern »Depression ist ein Abstieg« und »Depression ist ein Gewicht«. Die Patientin oder der Patient beginnt einen Aufstieg auf einen Berg und damit

einen Weg hinaus aus seiner Depression. Er legt Ballast aus dem schweren Rucksack, den er trägt, ab und bewegt sich anschließend leicht und befreit. In einer Studie von Michalak et. al. (2015) zeigte sich, dass die Körperhaltung beim Gehen bestimmt, ob eher depressive oder eher optimistische Informationen verarbeitet werden. Deshalb erfolgen »Suggestionen« zu einem aufrechten Gang nach dem Ablegen von Ballast.

Durchführung und zeitlicher Ablauf

15 Minuten zu Beginn der Sitzung können genutzt werden, um Aktuelles zu klären. Die Trance geht ca. 30 Minuten. Fünf Minuten werden zur Nachbesprechung genutzt.

Begrüßung

Begrüßung und Klärung aktueller Ereignisse (Organisatorisches; aktuelle Befindlichkeit; aktuelle Ereignisse, welche die Patientin oder der Patient mitteilen möchte; evtl. Hausaufgaben besprechen; Nachbesprechung der vorherigen Sitzung).

Orientierung auf die Trance

> »Heute haben Sie wieder Gelegenheit, eine hypnotische Trance zu erfahren. Gibt es von Ihrer Seite noch Fragen dazu?« Eventuelle Fragen beantworten, dabei auf die in vorherigen Sitzungen erläuterten, realistischen Einstellungen und Erwartungen bzgl. Hypnose hinweisen. Ist die Patientin oder der Patient nervös oder ängstlich, so kann das aufgegriffen werden mit der Bemerkung: »Das ist völlig normal so! Die meisten Menschen sind dabei zuerst noch ein wenig aufgeregt.«
>
> »Wählen Sie eine bequeme Position, indem Sie sich so hinsetzen, dass Sie sich wohlfühlen. (Pause, bis die Patientin bzw. der Patient eine bequeme Position eingenommen hat.) Diese Trance soll Ihnen helfen, sich tief zu entspannen und eine innere Distanz zu belastenden Gedanken, Gefühlen oder Ereignissen zu entwickeln. Dabei können Sie innerlich einiges loswerden, was der Depressionsbewältigung im Wege steht. Sie brauchen nicht bewusst zu wissen, wie das geht, lassen Sie sich überraschen, Ihr Unterbewusstes weiß, wie das geht. Bitte schließen Sie nun die Augen.«

Die Anleitung sollte so erfolgen, dass die Sprechgeschwindigkeit im Laufe der Induktion abnimmt und sich dem Atemrhythmus der Patientin oder des Patienten anpasst. Die Stimme wird im Verlauf der Induktion tiefer. Kürzere Sprechpausen werden nachfolgend nicht im Text markiert, sollten aber intuitiv und im Atemrhythmus der Patientin oder des Patienten erfolgen.

Fokussierung der Aufmerksamkeit

Die Fokussierung der Aufmerksamkeit erfolgt über die Grundprinzipien des »Pacing« und »Leading«. Dabei kann die Aufmerksamkeit der Patientin oder des Patienten auf die Atmung und/oder Sitzhaltung gelenkt werden. Das Eintreten von Trancephänomenen (z. B. Schwere, Wärme, Unbeweglichkeit) wird indirekt und permissiv suggeriert (Bongartz und Bongartz 2000).

Trancevertiefung

Die Trancevertiefung erfolgt mittels der »Treppenmetapher«.

> »Sie können tiefer und tiefer in Trance gehen, während ich von eins bis zehn zähle können Sie sich die Zeit nehmen und einzelne Schritte tun, vielleicht wie auf einer Treppe. Kleine einzelne Schritte, mit denen Sie weiterkommen in Ihrem eigenen Rhythmus. Bei jeder Zahl, die ich zähle, können Sie einen Schritt tiefer gehen.«

Dann erfolgt ein Zählen von eins bis zehn. Zu jeder Zahl kann eine bildhafte »Assoziation« erfolgen, um eine »imaginative Verarbeitung« zu fördern. Nach dem zehnten Schritt:

> »Sie können den Eindruck haben, im Kopf ganz klar zu sein und feststellen, Ihr Körper ist gut aufgehoben. Ich weiß, dass Ihr bewusster Verstand zuhören kann, während er unbewusst von dem lernt, was Sie bewusst nicht hören können, und manchmal lernt Ihr bewusster Verstand von dem, was Sie unbewusst richtig machen. In Trance können Sie Gedanken neu ordnen, und gelassen auf Ideen kommen, die Sie vorher nicht hatten.«

Nutzung der Trance

Metapher einer Bergwanderung

Der Patientin oder dem Patienten wird nun eine Bergwanderung geschildert, die er allein unternimmt. Zu Beginn erfolgt ein »Pacing« des Problems.

> »Ich möchte Sie nun einladen, mit mir eine Bergwanderung zu unternehmen. Es ist ein angenehmer, kühler Morgen, die Luft ist klar und rein. Sie sehen die Farben des Himmels und der Wolken. Sie machen sich auf den Weg, einen Berg zu besteigen. Die ersten Schritte fallen schwer, Sie sind müde und energielos, der Rucksack drückt auf den Schultern, als wäre er mit lauter Steinen gefüllt, Sie schwitzen und Sie atmen schwer. Vielleicht denken Sie, dass Ihnen die Kraft fehlt, es nach oben zu schaffen.«

Es kommt zu einer Begegnung mit einer alten Frau bzw. einem alten Mann, die bzw. der für die »innere Helferin« bzw. den »inneren Helfer« steht und den Impuls für das Abladen von Ballast gibt. Die Patientin oder der Patient hat die Möglichkeit, Ballast abzuladen, dazu werden von therapeutischer Seite offene Angebote gemacht.

Nachdem die Patientin oder der Patient sich seines Ballastes entledigt hat, setzt sie oder er den Weg fort und beginnt nun, die Umgebung auf der Bergwanderung intensiv wahrzunehmen. Dazu werden der Patientin oder dem Patienten Eindrücke einer Bergwanderung in verschiedenen Sinneskanälen (»VAKOG«) geschildert. Die Wahrnehmungseindrücke sollten mit körperlichen und emotionalen Eindrücken verknüpft werden, um die emotionale Beteiligung zu erhöhen (Bongartz und Bongartz 2000).

Auf dem Gipfel erfährt die Patientin oder der Patient das Gefühl der Freiheit und des Abstands von den Sorgen im Tal. Sie oder er entfacht ein Feuer, durch ein Starren in die Flammen wird eine weitere Trancevertiefung suggeriert. Die »innere Helferin« bzw. der »innere Helfer« taucht am Feuer auf und erzählt die Geschichte der »Reisaffen« (siehe Onlinematerialien, Metapher 40, Arbeitsblatt 9), denen das Festhalten zum Verhängnis wird.

Indem mit Ästen und Zweigen, die dem Feuer übergeben werden, symbolisch auch etwas Innerliches losgelassen werden kann, kommt eine weitere Metapher zur Anwendung.

> »Sie nehmen einen Ast in die Hand und geben ihn ins Feuer, dann nehmen Sie den nächsten Ast u. s. w., und mit jedem Ast, den Sie ins Feuer geben, lassen Sie etwas los, das Sie nicht mehr brauchen. Eine bestimmte Erinnerung, einen quälenden Gedanken, ein altes überkommenes Gefühl, Schmerzen seelischer oder körperlicher Art, Gewohnheiten, die Sie nicht mehr brauchen. Sie können jetzt alles dem Feuer übergeben, und sehen, wie es zu brennen beginnt, Energie erzeugt, die sie wärmt, zu Glut wird und sich in Rauch auflöst, der in den Nachthimmel aufsteigt und dort einfach so verschwindet.«

Am nächsten Morgen erfolgt dann der »befreite« Abstieg bis zum Ausgangspunkt der Wanderung.

Posthypnotische Suggestion

An dieser Stelle kann die Tranceerfahrung, bzw. das Loslassen durch eine »Posthypnotische Suggestion« mit einer Alltagssituation verknüpft werden (z. B. »Immer wenn Sie …, werden Sie unweigerlich … «).

Reorientierung

Zurücknahme der Trancephänomene und »Suggestion« zunehmender Wachheit in Verbindung mit Rückwärtszählen von fünf auf eins.

Nachbesprechung

»Ohne auf die Uhr zu schauen, was meinen Sie, wie lange ging die Trance?« (Nach der Antwort der Patientin oder des Patienten die tatsächliche Dauer zurückmelden. Falls es eine Diskrepanz zwischen der Schätzung und der tatsächlichen Trancedauer gibt, erklären, dass Zeitverzerrung ein häufig auftretendes Phänomen in Trance ist.) »Wie haben Sie die Hypnose erlebt? Was hat Ihnen geholfen, um in Trance zu gehen? Hat Sie etwas gestört? Konnten Sie die Inhalte imaginativ nacherleben?« (Die Antworten werden notiert, um sie bei zukünftigen »Tranceinduktionen« zu berücksichtigen. Die Aussagen sollten von der Therapeutin oder vom Therapeuten verbal und non-verbal bekräftigt und verstärkt werden.)

Ausformulierter Trancetext mit »Treppenmetapher« und »Bergmetapher« siehe Onlinematerialien, Arbeitsblatt 9, Karteikarte 8 und Metapher 40.

5.6 Lösungserfahrungen

Clemens Krause

Zeitpunkt:
Diese Sitzung kann im Verlauf der Therapie wiederholt werden. Meist werden zu verschiedenen Zeitpunkten der Therapie verschiedene Ressourcen zur Depressionsbewältigung erforderlich. Hier kann beispielsweise eine Erfahrung von Energie, Kraft und Kreativität sowie das Gefühl des Wertvollseins entstehen. Geeignet auch beim Training in »Selbsthypnose«, Trance sollte zuvor in Fremdhypnose erfahren worden sein (hierfür ggf.eine Audio-Datei mit der Trance für die Patientin oder den Patienten erstellen).

Thema:
In dieser Sitzung geht es um das Aktivieren von Ressourcen aus der Vergangenheit, ähnlich wie im Kapitel »Kompetenzstärkung« (▶ Kap. 5.4), welches sich bei schwächerer Ich-Struktur besser eignet. Hier werden insbesondere Möglichkeiten gefunden, die bei der Bewältigung depressiver Symptome helfen. Die Ressourcensituationen werden in Trance aktiviert und dann erst genauer exploriert, um so beispielsweise Rationalisierungen zu umgehen.

Indikation:
Ist für alle Patientinnen und Patienten geeignet, unter Berücksichtigung und Anpassung an die individuellen Fähigkeiten und das Struktur-Niveau.

Verwendete Techniken:
Es erfolgt eine formale Hypnoseinduktion mit Fokussierung der Aufmerksamkeit,

Trancevertiefung und »dialogischer Trance«. Die Sprache der Induktion ist an den Prinzipien der Trancesprache von Bongartz und Bongartz (2000) orientiert. Zur Anwendung kommen »Altersregression«, das imaginative Aufsuchen individueller und emotionaler Ressourcensituationen und die »Konfusionstechnik«. Die Ressourcen werden mit einer »Posthypnotischen Suggestion« geankert.

Ziele:
Die Ressourcensituationen werden bei guter Ich-Struktur nicht bewusst im Wachzustand »ausgesucht«, sondern das »Unbewusste« angesprochen, diese Ressourcensituationen in Trance aufzufinden. Bei geringerer Ich-Struktur ist daher ggf. eine Anpassung des Vorgehens empfehlenswert (s. u.). Indem die Patientin oder der Patient in Trance die Ressourcensituationen in möglichst vielen Sinnesmodalitäten imaginiert (»VAKOG-Modell«), werden emotionale Komponenten davon wieder erfahrbar. Zum »Ressourcentransfer« vom Trancezustand in das Alltagsbewusstsein werden die Ressourcen »geankert«, d. h. mit Alltagssituationen der Patientin oder des Patienten verknüpft.

Hinweise zur therapeutischen Haltung:
Keine Besonderheiten.

Durchführung und zeitlicher Ablauf

Zu Beginn Aktuelles klären. Die Trance inkl. Vorbereitung dauert etwa 40 Minuten.

Exploration

Hinführen zu dem Thema der Stunde, klären, worunter die Patientin oder der Patient derzeit am meisten leidet und auf das Ziel orientieren, dieses Leiden ein wenig leichter zu machen/zu überwinden.

Wenn die Patientin oder der Patient mehrere belastende Symptome nennt: »*Was steht davon im Vordergrund? Was belastet Sie derzeit am meisten?*« Das Ziel ist es, sich auf ein Leitsymptom festzulegen. Im Anschluss wird erfragt, welchen Zielzustand die Patientin oder der Patient – bezogen auf die momentane Situation – realistisch[14] erreichen kann und möchte und welche Ressource gebraucht würde, um dahin zu gelangen.

---

14 Bei schwacher Ich-Struktur kann das realistische Benennen von erreichbaren Zielen eingeschränkt sein. Z. B.: Lange Zeit bestehende Schmerzsymptomatik soll schnell und komplett verschwinden. Hier ist die Unterstützung durch die Therapeutin oder denTherapeuten in Form einer sukzessiven Annäherung an das Ziel ggf. auch eine realistische Anpassung erforderlich, um die Patientin oder den Patienten vor der Erfahrung von Überforderung und der damit verbundenen Erfahrung des Scheiterns zu schützen. »Viele kleine Schritte führen zum Ziel, ein Schritt folgt auf den anderen. Woran würden Sie bemerken, dass sie erste Schritte in die gewünschte Richtung gehen? Bemerken Sie die gewünschte Veränderung, indem Sie Ihren Einkauf wieder alleine ohne Hilfe anderer tätigen können oder indem Sie frei beweglich aufstehen können?«

Beispiele zur Exploration: »Wenn Sie das jetzt für einen Moment hinter sich lassen könnten, wie würde es Ihnen dann jetzt gehen? Was würden Sie anstelle von X fühlen? Was bräuchten Sie, um Ihre Abgeschlagenheit oder Interessenslosigkeit oder Traurigkeit zu überwinden?«

Die Patientin oder der Patient sollte möglichst selbst auf mindestens eine Ressourcenemotion kommen (z. B. Abgeschlagenheit – Energie, Interessenslosigkeit – Neugierde, Traurigkeit – Heiterkeit). Falls von der Patientin oder vom Patienten nach mehrfachem Nachfragen und Anregen keine Ressourcenemotion kommt, kann die Therapeutin oder der Therapeut entsprechende Vorschläge machen. Nennt die Patientin oder der Patient mehr als drei Ressourcenemotionen, so gilt es die Zahl der Ressourcenemotionen auf max. drei zu reduzieren.

Z. B.: »Sie meinten, dass Sie »Heiterkeit«, das Erfahren von sozialer Unterstützung, Erfolgserlebnisse, Durchhaltevermögen und Durchsetzungsvermögen bräuchten, um Ihre Traurigkeit zu überwinden. Welche drei der Ressourcen wären für Sie am Wichtigsten?«. Die Therapeutin oder der Therapeut notiert sich die drei Ressourcenemotionen.

Bei Patientinnen und Patienten mit guter Ich-Struktur kann es sinnvoll sein, die Exploration vage zu belassen, die Ressourcensituationen nicht konkret zu erfragen, sondern diese »auftauchen« zu lassen:

»Sie können Ihr Unbewusstes nutzen, um Situationen aus Ihrer Vergangenheit aufzusuchen, in denen Sie sich (die festgelegten 1–3 Ressourcenemotionen nennen) gefühlt haben. Dabei ist es wichtig, dass Sie diese Situationen nicht mit Ihrem rationalen Bewusstsein aufsuchen, sondern intuitiv darauf kommen. Lassen Sie sich einfach davon überraschen, was in diesem Moment vor Ihrem inneren Auge auftaucht. Nehmen Sie die Situation einfach an, auch wenn es Ihnen rational unsinnig erscheint. Haben Sie dazu noch Fragen?« (Eventuelle Fragen der Patientin oder des Patienten beantworten.)

Einführung der »dialogischen Trance«: »Diesmal werde ich in Trance mit Ihnen reden und Sie fragen, welche Situation Ihr Unbewusstes ausgesucht hat. Vielleicht wird sich Ihr Mund in Trance etwas müde anfühlen, aber Sie können mit mir reden und antworten, während der Rest von Ihnen in Trance bleibt. Gibt es von Ihrer Seite dazu noch Fragen?« (Eventuelle Fragen der Patientin oder des Patienten beantworten.)

»Nun wäre es noch wichtig zu wissen, womit Sie die positiven Gefühle der Ressourcensituation verknüpfen wollen, damit Sie sie auch im Alltag erfahren können. Etwa eine Tätigkeit aus Ihrem Alltag, etwas, das Sie jeden Tag tun.« (Es empfiehlt sich die Situationen mit relevanten Hinweisreizen im Alltag zu verknüpfen. Das könnte z. B. der morgendliche Blick in den Spiegel sein, der Moment des Zubettgehens, kurz vor dem Einschlafen, das Betreten des Arbeitsplatzes oder das Öffnen der Haus- oder Wohnungstür. Die Situation sollte vorher klar benannt werden können. Kommt er oder sie selbständig auf keine Situationen, kann die Therapeutin oder der Therapeut Angebote machen und sich die

Hinweisreize, mit denen das Ressourcenerleben verknüpft werden soll, notieren.) »Haben Sie nun noch Fragen, bevor wir mit der Trance beginnen?« (Eventuelle Fragen der Patientin oder des Patienten beantworten.)

Orientierung auf die Trance

»Wählen Sie eine bequeme Position, indem Sie sich so hinsetzen, dass Sie sich wohlfühlen. (Pause, bis die Patientin oder der Patient eine bequeme Position eingenommen hat.) Bitte schließen Sie nun die Augen.«

Fokussierung der Aufmerksamkeit

Die Aufmerksamkeitsfokussierung erfolgt nach den Prinzipien des »Pacing« und »Leading«. (▶ Kap. 5.5).

Trancevertiefung

Die Trancevertiefung erfolgt mittels der »Treppenmetapher« (Beispiel für die »Treppenmetapher« ▶ Kap. 5.5).

Nutzung der Trance

Wenn, bei guter Ich-Struktur, die Frage nach den Ressourcensituationen offen geblieben ist, Förderung einer »Altersregression« ggf. mit »Konfusion-Technik«[15] und Anleitung einer »dialogischen Trance«.

»Ich möchte Sie nun bitten, die Gegenwart zugunsten der Vergangenheit in den Hintergrund treten zu lassen. Wie Sie wissen, können wir die Gegenwart nur aus der Zukunft beurteilen und jedermann weiß, dass die Zukunft Gegenwart sein wird und die Gegenwart einmal Vergangenheit sein wird. Aus der Gegenwart in die Vergangenheit zu blicken heißt das zu erfahren, was früher Zukunft war. Sie brauchen meinen Worten nicht bewusst zu folgen, Ihr Unbewusstes kann sich von den Worten, die ich sage, in die Vergangenheit führen lassen. Ich möchte Ihr Unbewusstes jetzt bitten, eine Situation in der Vergangenheit aufzusuchen, in der Sie X empfunden haben. (Hier 1–3 der Ressourcen schildern, die mit der Patientin oder dem Patienten erarbeitet wurden, z. B. »Heiterkeit«, dabei die Ressourcen möglichst Nominalisieren). Das kann eine Situation aus der jüngeren oder der älteren Vergangenheit sein. (Im Fall, dass mehrere Ressourcen benannt wurden.) Es müssen auch nicht alle drei Ressourcen vorhanden sein, es reicht

15 Bei Menschen mit mäßig bis geringer Ich-Struktur gemäß OPD und Depressionen infolge traumatischer Erfahrungen, sind »Konfusionstechniken«, genauso wie das Vertrauen auf das »weise Unbewusste« oder das einfache Darbieten von Metaphern ohne Erläuterungen, ungünstig.

auch aus, wenn nur eine oder zwei (Ressourcen noch einmal benennen) vorhanden gewesen sind.«

Ansonsten weiter mit »dialogischer Trance«: »Sie brauchen sich nicht bewusst bemühen, so eine Situation zu finden, Ihr Unbewusstes wird dafür sorgen, dass Sie die richtige Situation auffinden. Schauen Sie einfach, was vor Ihrem inneren Auge so auftaucht, und wenn eine Szene oder eine Situation aus der Vergangenheit erscheint, so können Sie mir darüber berichten. Sie können dabei in Trance bleiben, während Ihr Mund sich wie von alleine bewegt und mir berichtet, wo Sie sich gerade befinden.« (Pause von bis zu 10 Sekunden. Mundbewegungen und Sprechversuche mit einem »mmh« oder »ja« verstärken).

Wenn von der Patientin bzw. vom Patienten bis dahin keine Situationsschilderung kommt, dann die Instruktion ab »Ich möchte Ihr Unbewusstes bitten …« wiederholen. Diesmal 20 Sekunden Pause lassen. Notfalls die Instruktionen ein drittes Mal wiederholen. Falls auch da keine Antwort kommen sollte, direkt fragen, wo die Patientin oder der Patient gerade ist und woran es hängt (was fast nie passiert). Falls sich das Problem nicht in Trance lösen lässt, eine passende Geschichte/Metapher erzählen, anschließend reorientieren und nachbesprechen.

Imagination der Ressourcen-Situationen

(Dieser Abschnitt wird bei schwacher Ich-Struktur ggf. intensiviert und ausgeweitet.)

Die Patientin oder der Patient schildert eine Ressourcensituation, z. B. die Ressource »Heiterkeit«. Pat.: »Als ich in Spanien im Urlaub war.« Es erfolgt eventuell eine weitere Exploration der Ressourcensituation durch die Therapeutin oder den Therapeuten. Ther.: »Wann war das?« Pat.: »Vor fünf Jahren.« Ther.: »Wo befinden Sie sich, wenn Sie sich umschauen?« Pat.: »Ich liege am Strand und schaue aufs Meer.« Ther: »Sind Sie alleine oder sind andere Menschen um Sie herum?« Pat.: »Meine Freundin liegt neben mir, am Strand sind auch noch andere Leute um uns herum.« Ther.: »Sehen Sie sich selbst von außen oder ist es so, als ob Sie jetzt dort am Strand wären und Sie aus sich herausgucken?« Pat.: »Als ob ich da wäre.« (Diese Informationen reichen aus, um die Patientin oder den Patienten die Situation noch einmal imaginativ lebhaft ausbauen zu lassen. Dabei möglichst viele Sinnessysteme (»VAKOG« – visuell, kinästhetisch, auditiv, olfaktorisch, gustatorisch) und v. a. die Ressourcenemotion (z. B. »Heiterkeit« ansprechen. Damit die Patientin oder der Patient die Ressourcensituation imaginativ lebendig ausbauen kann, nachfolgend längere Pausen beim Schildern der Wahrnehmungsinhalte lassen. Die Patientin oder den Patienten auf diese Weise drei Ressourcensituationen imaginativ erleben lassen.

Ausformulierte Trance zur Ressourcen-Situation siehe Onlinematerialien, Arbeitsblatt 10.

Posthypnotische Suggestion

An dieser Stelle erfolgt eine Verknüpfung der aktivierten Ressourcen mit einem Hinweisreiz im Alltag. Den Hinweisreiz, der zuvor definiert wurde, benennen (z. B.

am Morgen in den Spiegel schauen, im Bett liegen und das Licht ausschalten, u. s. w.) und mit den Ressourcenemotionen (z. B. »Heiterkeit«) verbinden. (Z. B. »Immer wenn sie abends das Licht ausschalten, erinnern sie sich ganz unweigerlich an Ihre »Heiterkeit«.)

Reorientierung

> »Sie können sich nun bei Ihrem Unbewussten bedanken für seine Mitarbeit … dafür, dass es Ihnen geholfen hat sich an X (Ressourcenemotion benennen) zu erinnern. Sie können in wenigen Minuten ganz frisch und wach und ausgeruht sein, wenn ich rückwärts von fünf bis eins zähle.« (Beim Rückwärtszählen zunehmend lauter sprechen, die Stimmhöhe und die Sprechgeschwindigkeit erhöhen.)

Zurücknahme der Trancephänomene und »Suggestion« zunehmender Wachheit in Verbindung mit Rückwärtszählen von fünf auf eins. (Die Therapeutin oder der Therapeut verändert demonstrativ die eigene Sitzhaltung, um auch die Patientin oder den Patienten dazu zu bewegen, eine wache und aktive Sitzposition einzunehmen.)

Nachbesprechung

> »Wie haben Sie die Hypnose erlebt? Was hat Ihnen geholfen, um in Trance zu gehen? Hat Sie etwas gestört? Konnten Sie die Inhalte imaginativ nacherleben? Welche der imaginierten Ressourcensituationen war besonders intensiv? u. s. w.«

Siehe Onlinematerialien, Arbeitsblatt 10 und Karteikarte 7.
Trance zur »Posthypnotischen Suggestion« siehe Onlinematerialien, Arbeitsblatt 10.

5.7 Zukunftsprojektion

Clemens Krause

Zeitpunkt:
Diese Sitzung kann an das Modul 9 »Lösungserfahrungen« (► Kap. 5.6) anknüpfen. In abgewandelter Form eignet sich die »Zukunftsprojektion« auch als Rückfallprophylaxe.

Thema:
Imaginatives Probehandeln in der Zukunft, in der die Depression schon bewältigt wurde. Evtl. auch Ziele formulieren.

Indikation:
Ist für alle Patientinnen und Patienten geeignet.

Verwendete Techniken:
»Hypnoseinduktion« mit »Fokussierung der Aufmerksamkeit«, »Trancevertiefung« und »dialogischer Trance«. Die Sprache der Induktion ist an den Prinzipien der Trancesprache von Bongartz und Bongartz (2000) orientiert. Zur Anwendung kommen »Altersprogression« (i. S. von Zukunftsprojektion) und »Konfusionstechnik«. Die Patientin oder der Patient versetzt sich imaginativ in eine Zukunft, in der sie oder er die Depression bewältigt haben wird.

Ziele:
Die Patientin oder der Patient wird angeleitet, eine Problemlösung im Sinne einer Depressionsbewältigung imaginativ vorwegzunehmen. Dazu nutzt sie oder er die Ressourcenemotionen (Exploration der Ressourcenemotionen siehe Modul »Lösungserfahrungen« ► Kap. 5.6). Eine lösungsorientierte Einstellung wird angestrebt. Indem sich die Patientin oder der Patient auf einen erwünschten Zielzustand fokussiert, werden weitere Ressourcen, u. a. Motivation und Zuversicht, aktiviert.

Hinweise zur therapeutischen Haltung:
Die Haltung sollte optimistisch, ressourcen- und lösungsorientiert sein, weg von einer Orientierung an Defiziten.

Durchführung und zeitlicher Ablauf

Zehn Minuten zu Beginn der Sitzung können genutzt werden, um Aktuelles zu klären. Die Vorbereitung der Trance dauert ca. fünf Minuten. Die Trance dauert ca. 30 Minuten. Zehn Minuten werden zur Nachbesprechung genutzt.

Begrüßung

Begrüßung und Klärung aktueller Ereignisse, Nachbesprechung der vorherigen Sitzung. Dieser Teil findet dialogisch im Wachzustand statt.

Vorbereitung der Trance

> »In der letzten Sitzung haben Sie in Trance Situationen in der Vergangenheit aufgesucht, um Ressourcenemotion(en) zu erleben, die in der vorherigen Sitzung definiert wurde(n), (z. B. »Heiterkeit«). Wie ist es Ihnen damit bis zur heutigen Sitzung ergangen?« (Gemeinsam mit der Patientin oder dem Patienten dessen Erfahrungen reflektieren.) »Erinnern Sie sich noch an die Ressourcenemotionen, die notwendig sind, um (depressives Leitsymptom benennen, z. B. »Traurigkeit«) zu überwinden?« (Patientin oder Patient benennt Ressourcenemotion(en). Falls die Patientin oder der Patient die Ressourcenemotion nicht erinnert oder eine

andere Ressourcenemotion benennt, hilft die Therapeutin oder der Therapeut.) »Heute wollen wir in Trance in die Zukunft gehen, beispielsweise ein Jahr voraus. In eine Zeit, in der Sie die Depression überwunden haben und Ressourcenemotionen wieder erleben können. Sie können einen Blick in die Zukunft werfen, wie Ihr Leben aussieht und wie es sich anfühlt, wenn Sie X (Ressourcenemotion benennen) erreicht haben. Zudem können Sie erfahren, welche Veränderungen noch notwendig sind, um den Zielzustand zu erreichen. Haben Sie dazu noch Fragen?« (Evtl. auftauchende Fragen der Patientin oder des Patienten beantworten.)

Orientierung auf die Trance

»Wählen Sie eine bequeme Position, indem Sie sich so hinsetzen, dass Sie sich wohlfühlen. (Pause, bis die Patientin oder der Patient eine bequeme Position eingenommen hat.) Bitte schließen Sie nun die Augen.«

Nach der Fokussierung der Aufmerksamkeit kann eine mögliche Trancevertiefung z. B. mit der »Treppenmetapher« oder einer anderen bekannten »Induktionstechnik« angeleitet werden.

Nutzung der Trance

Vorbereitung einer »Altersprogression« (Zukunftsprojektion) durch »Konfusionstechnik«[16].

»Ich möchte Sie nun bitten, die Gegenwart zugunsten der Zukunft in den Hintergrund treten zu lassen. Wie Sie wissen, können wir die Gegenwart nur aus der Zukunft beurteilen und jeder weiß, dass die Zukunft einst Gegenwart sein wird und die Gegenwart einst Vergangenheit sein wird. Aus der Zukunft in die Gegenwart zu blicken heißt, das noch einmal zu erfahren, was längst Vergangenheit ist. Sie brauchen meinen Worten nicht bewusst zu folgen, Ihr Unbewusstes kann sich vom Klang meiner Stimme und den Worten, die ich sage, in die Zukunft führen lassen.«

Zukunftsprojektion

»Ich möchte Ihr Unbewusstes jetzt bitten, sich eine Vorstellung von Ihnen selbst in etwa einem Jahr zu machen. Sie haben Y (depressives Leitsymptom benennen) überwunden und ein neues Gefühl X (Ressourcenemotion nennen) entwickelt. Bitte lassen Sie jetzt ein Bild von sich in der Zukunft entstehen, in einem Jahr. Sie

16 Bei Menschen mit mäßig bis geringer Ich-Struktur gemäß OPD und Depressionen infolge traumatischer Erfahrungen sind »Konfusionstechniken«, genauso wie das Vertrauen auf das »weise Unbewusste« oder das einfache Darbieten von Metaphern ohne Erläuterungen, ungünstig.

haben Ihr Ziel, X (Ressourcenemotion nennen) zu sein, erreicht. … (Fünf Sekunden Pause.) … Sehen Sie sich zunächst von außen, als würden Sie sich selbst beobachten.«

In der nachfolgenden Passage auf ausreichende Sprechpausen achten, damit die Patientin oder der Patient die suggerierten Inhalte imaginativ ausgestalten kann.

»Achten Sie auf die Umgebung, die Farben, die Geräusche, das Licht. Vielleicht sind da auch Gerüche? Wo befinden Sie sich? Sehen Sie, wie Sie gekleidet sind, wie Sie Ihre Haare tragen. Hat sich da etwas verändert? Sind Sie auf dem Bild, das Sie da von sich haben, alleine oder ist jemand bei Ihnen? Schauen Sie genau hin, vielleicht hören Sie eine Stimme, eine vertraute Stimme oder eine unbekannte Stimme, die etwas zu Ihnen sagt. Achten Sie auf Ihre Körperhaltung. Wie stehen Sie im Raum? Wie ist Ihr Gesichtsausdruck, jetzt nachdem Sie X erreicht haben? Wie klingt Ihre Stimme, wenn Sie sprechen?« (Fünf Sekunden Pause.)

»Vielleicht sind Sie ja auch neugierig, wie es sich anfühlt, in einem Jahr, wenn Sie X erreicht haben? Deshalb möchte ich Sie als nächstes bitten, in Ihr zukünftiges Ich hineinzuschlüpfen, als würden Sie einen Overall überziehen. Sie brauchen bewusst nicht zu wissen, wie das geht. Ihr Unbewusstes weiß, wie es das machen muss. Schlüpfen Sie nun in Ihr zukünftiges Ich, um die Welt aus seinen Augen zu sehen und bemerken Sie, wie es sich anfühlt, X (Ressourcenemotion nennen) zu sein. Wo in Ihrem Köper bemerken Sie besonders intensiv, dass Sie X (Ressourcenemotion nennen) sind? Was hat sich verändert an der Art und Weise, wie Sie sich fühlen? Wie beeinflusst das die Art und Weise, wie Sie Ihren Körper wahrnehmen? Achten Sie auf Ihr Körpergefühl und Ihre Haltung. Was hat sich geändert an der Art und Weise, wie Sie sich selbst wahrnehmen und wie Sie mit sich umgehen?« (Fünf Sekunden Pause.)

»Ich bin mir sicher, Sie kennen die Erfahrung, innerlich einen Schritt zurückzutreten und über sich selbst nachzudenken, Bilanz zu ziehen, wie es im Leben denn so läuft. Alle tun das von Zeit zu Zeit. Dort nun, ein Jahr in der Zukunft, was hat sich in Ihrem Leben geändert? Wie gehen Sie mit Erfolgen um? Wie gehen Sie mit Problemen um? Hat sich an den Beziehungen zu anderen etwas geändert? Wie haben sich die Beziehungen zu ihrem engeren Umfeld verändert? Was hat sich beruflich getan? Wie sorgen Sie für innere Balance und Ausgeglichenheit? Was tun Sie dafür, um X (Ressourcenemotion nennen) zu erleben? Vielleicht gibt es ja auch noch Dinge, an denen Sie arbeiten möchten? Welche Ziele und Pläne haben Sie für die Zukunft? Welche Fähigkeiten möchten Sie entwickeln? … (Fünf Sekunden Pause.) … Und Sie können aus der Zukunft auch in die Vergangenheit blicken und erkennen, welche Veränderungen geschehen sind, um die bzw. der zu werden, die bzw. der Sie in der Zukunft sind. Wie Sie es geschafft haben, X (Ressourcenemotion nennen) zu entwickeln. Welche Schritte notwendig waren und was Sie alles gelernt haben, um in der Zukunft anzukommen und zu der bzw. dem zu werden, die bzw. der Sie jetzt sind, welche Anstrengungen notwendig waren, welche Hindernisse Sie überwunden haben. Jetzt, rückblickend auf die Vergangenheit, können Sie vielleicht

> sogar so etwas wie Stolz entwickeln auf das, was Sie erreicht haben. Fühlen Sie den Stolz darüber, die Herausforderungen des Lebens angenommen zu haben, sich entwickelt zu haben zu jemanden, der X (Ressourcenemotion nennen) ist? Lassen Sie das Gefühl ganz groß und stark in sich werden. (Zehn Sekunden Pause.) Es wird nun Zeit, sich langsam von Ihrem zukünftigen Ich zu verabschieden, um wieder zurück in die Gegenwart zu gelangen. Sie können sich sicher sein, dass Ihr Unbewusstes sich alles eingeprägt hat, was wichtig ist für Sie im Hier und Jetzt. Die positiven Gefühle, den Stolz auf Ihre Leistung und X (Ressourcenemotion nennen) dürfen Sie gerne mit zurücknehmen in die Vergangenheit, die jetzt Gegenwart ist.« (Fünf Sekunden Pause.)

Reorientierung

> »Sie können sich nun bei Ihrem Unbewussten bedanken für seine Mithilfe, sich an X (Ressourcenemotion benennen) zu erinnern. Sie können in wenigen Minuten ganz frisch und wach und ausgeruht sein, wenn ich rückwärts von fünf bis eins zähle.« (Beim Rückwärtszählen zunehmend lauter sprechen, die Stimmhöhe und die Sprechgeschwindigkeit erhöhen.)

Zurücknahme der Trancephänomene und »Suggestion« zunehmender Wachheit in Verbindung mit Rückwärtszählen von fünf auf eins. Die Therapeutin oder der Therapeut verändert demonstrativ die eigene Sitzhaltung, um auch die Patientin bzw. den Patienten dazu zu bewegen, eine wache und aktive Sitzposition einzunehmen.

Nachbesprechung

> »Wie haben Sie die Hypnose erlebt? Was hat Ihnen geholfen, um in Trance zu gehen? Hat Sie etwas gestört? Konnten Sie sich ein Bild von sich selbst in der Zukunft machen? Haben Sie sich selbst von außen gesehen? Konnten Sie in Ihr zukünftiges Ich hineinschlüpfen? Konnten Sie die Ressourcenemotion erleben? Wie war das für Sie? Was hat sich verändert in einem Jahr? Wie haben Sie sich verändert? Haben Sie Anhaltspunkte dafür bekommen, was sich in nächster Zeit noch verändern muss, um diesen Zielzustand zu erreichen?« Die Aussagen sollten von der Therapeutin oder dem Therapeuten verbal und non-verbal bekräftigt und verstärkt werden.

Siehe Onlinematerialien, Arbeitsblatt 10.

5.8 Lösungsvision Kinotechnik

Dirk Revenstorf

Zeitpunkt:
Jederzeit, nachdem positive Tranceerfahrungen und eine »Handlevitation« gemacht wurden.

Thema des Moduls:
Eine Ressource zu konstruieren, die das Verhaltens- und Erlebens-Repertoire sowie das Selbstbild erweitert und Stresssituationen zu bewältigen hilft.

Indikation:
Immer dann, wenn der Patientin oder dem Patienten eine bestimmte Aufgabe unlösbar erscheint oder es ihr bzw. ihm an Souveränität mangelt.

Verwendete Techniken:
Leichte »Tranceinduktion«, »Blickfixation«, »Sicherer Ort« (▶ Kap. 4.3), »Externalisierung« (Symbolisierung), »Kinotechnik« (Visualisierung auf imaginärer Leinwand), »Handlevitation« als »ideomotorisches Signal«, »VAKOG« zur Beschreibung des Erlebens.

Ziele:
Für ein bestimmtes Verhalten, eine bestimmte Problem-Situation, in der die Person sich als unzulänglich, gescheitert empfindet, eine Lösungsalternative in Form einer »Externalisierung« (Symbolisierung) zu finden.

Hinweise zur therapeutischen Haltung:
Wohlwollend lenkend, deutlich strukturierend, da der Ablauf komplex ist. Empfehlenswert ist es, das Erreichen der einzelnen Schritte durch Fingersignale oder Kopfnicken bestätigen zu lassen.

Durchführung und zeitlicher Ablauf:
Zehn Minuten Exploration des Problems, 30 Minuten Trance, zehn Minuten Nachgespräch.

Exkurs: Handlevitation

Zwei Dinge sind wichtig: Erstens zu betonen, dass sich mit der »Handlevitation« zeige, dass das tiefere Wissen der Patientin oder des Patienten daran interessiert sei, Hypnose für sich zu erforschen. Und zweitens, dass die Hand nicht reagieren würde, wenn es einen unbewussten Vorbehalt gebe, dies im Augenblick zu tun. Man kann einfließen lassen, dass nicht alle Menschen einen Zugang zur Hypnose haben und es gut sei, zu klären, wie gut genau diese Methode für diese Patientin oder diesen Patienten geeignet sei.

Hier einige Vorschläge zur Durchführung, die auch kombinierbar sind:

- »Aktive Handlevitation«: eignet sich bei Menschen, bei denen eine körperliche Berührung prekär sein könnte, wie z. B. bei manchen Narzissten, die sich durch die Berührung dominiert oder bei schizoiden Menschen, die sich von der Berührung überflutet fühlen könnten.
  Es werden fortlaufend Suggestionen der Leichtigkeit gegeben und Bilder dazu angeboten: Blatt/Feder im Wind, Vogel der fliegt, Ballons an den Fingern, welche die Finger nach oben ziehen, Beschreibung einer Ballonfahrt u. s. w.
- »Passive Handlevitation«: eignet sich bei Menschen, die eine Zuwendung als angenehm empfinden, wie z. B. bei manchen Menschen mit dependenten Tendenzen.
  Die Therapeutin oder der Therapeut bittet um Erlaubnis, das Handgelenk der Patientin oder des Patienten anzuheben. Wenn kein Einwand besteht, ergreift sie oder er das Handgelenk der Patientin oder des Patienten von oben mit Daumen und Mittelfinger und sagt z. B.: »Bitte geben Sie mir einen leichten linken Arm, der Ellenbogen kann auf der Lehne ruhen.« Die Therapeutin bzw. der Therapeut hebt das Handgelenk behutsam an, achtet auf Widerstand und drückt gleichzeitig mit dem Zeigefinger schwach von oben auf den Handrücken. Wirkt die Hand schwer, sagt sie bzw. er: »Helfen Sie mit, wir simulieren das erst einmal, damit Sie einen Eindruck haben, wie sich das anfühlt.« Das kann man ein- bis zweimal in gemeinsamer Simulation wiederholen und sagen: »Ihre Hand kann das jetzt alleine«. Dann wird die Unterstützung langsam entzogen und wiedergegeben, bis der Körper selbst die Haltung übernimmt. Erfolgt dies nicht, geht man zu »Paradoxe Handlevitation« über.
- »Paradoxe Handlevitation«: eignet sich bei Menschen, die Dinge gern durch Eigenbeteiligung zustande bringen, eventuell auch bei Menschen mit passivresistenten Tendenzen.
  Man bittet die Patientin oder den Patienten die Hand etwas anzuheben: »Bitte heben Sie Ihren Arm bewusst an, der Ellenbogen kann auf der Lehne ruhen.« Man drückt mit dem Zeigfinger von oben gegen den Handrücken der Patientin oder des Patienten und bittet sie bzw. ihn, den Druck durch Gegendruck auszubalancieren, sodass die Hand unbewegt bleibt. Dann variiert man den Druck bis es sich eingespielt hat, dass die Patientin oder der Patient ausgleicht, sodass die Hand in derselben Position bleibt. Schließlich verringert man den Druck auf Null und entfernt den Finger – dann bleibt die Hand in der Luft stehen. Wenn nicht, geht man zu D über.
- »Handlevitation« mit Mutter-Kind-Metapher (Zindel 2015): Wenn man den Verdacht hat, die Patientin bzw. der Patient könne eine Tendenz haben, sich oder die Therapeutin oder den Therapeuten scheitern zu lassen.
  Man bittet die Patientin oder den Patienten, sich vorzustellen, die Hand sei ein Kind, das Aufstehen lernen möchte und das Bewusstsein der Patientin oder des

Patienten sei eine gute Mutter, die dem Kind dabei helfe. Sie unterstütze das Kind, damit es die Erfahrung, sich aufzurichten, mache – aber nur so viel, dass es auch die Erfahrung der Selbständigkeit machen könne. D. h., das Bewusstsein solle der Hand die Unterstützung allmählich entziehen. Dann wird die Levitation autonom.

- »Handleviatation« durch »Selbsthypnose«: man bittet nach vorheriger »Passiver Handlevitation« die Patientin oder den Patienten, mit der eigenen rechten Hand anstelle der Therapeutin oder des Therapeuten die linke Hand in derselben Form zu levitieren wie in »Passive Handlevitation« beschrieben.

Vorbereitung:
Exploration der Aktivität, Situation, Begegnung mit einer bestimmten Person oder Aufgabe, die schwierig erscheint (Problem). Dann Suchen einer Gegenperson X (im Sinne eines »idealisierten Selbstbildes«), die das Problem nicht hat (»der bzw. dem könnte so was wie mir nie passieren …«) oder der bzw. die das Problem souverän lösen würde. Das kann jemand aus dem Bekanntenkreis, aus den Medien, Romanen oder Filmen sein. Die Vorbild-Person sollte der Patientin oder dem Patienten relativ fremd sein, sodass sie bzw. er dessen Schwächen nicht kennt und eine Idealisierung gelingen kann.
Die Haltung/Befindlichkeit, die diese Vorbild-Person ausstrahlt bzw. zu haben scheint, soll die Patientin oder der Patient in mehrere ich-ferne Symbolisierungen projizieren (»Externalisierung«), die die Patientin oder der Patient anschauen kann ohne sich unmittelbar aufgefordert zu fühlen, so sein zu müssen. Die »Externalisierungen« sollten ein Tier sein, z. B. ein Krafttier (relativ ich-nahe), eine Landschaft (z. B. der Urwald, ein Weidelandschaft o. Ä.) und ein totes/unbelebtes Objekt, z. B. eine Textilie, Stein, Holz, Muschel o. Ä. (relativ ich-fern). Tier, Landschaft und Objekt dienen als »symbolisierte Lösungsvision«. Mit dieser durch die Symbole externalisierte Haltung kann die Patientin oder der Patient später in der Trance durch Annäherung an die drei Symbole Kontakt aufnehmen und sich identifizieren. Das »idealisierte Selbst« in Form der Gegenperson X wird nicht mehr benötigt, da dessen Nachahmung nicht sinnvoll ist. Denn dies würde für eine zu große Hürde gehalten werden. Die Gegenperson diente lediglich als Brücke zu den Projektionen für die Lösungsvision.

Tranceinduktion:
Induktion durch Entspannung oder »Blickfixation«. Aufsuchen durch sinnliche Beschreibung (»VAKOG«) des »Sicheren Ortes«. Der »Sichere Ort« sollte aus einer früheren Sitzung bekannt sein und Ungestörtheit und Schutz signalisieren.
Am »Sicheren Ort« sollten keine Menschen auftreten – Menschen gegenüber kann man nie 100 % sicher sein. Eventuell kommt dort ein vertrautes Tier vor (z. B. Katze, Hund, Pferd).

Kinotechnik:
Die Patientin oder der Patient soll sich im Folgenden eine Leinwand oder einen Bildschirm vorstellen, worauf mehrfach die Landschaft erscheint. Zunächst soll sie

bzw. er dies aus der Ferne (visuelle Repräsentation) auf sich wirken lassen. Danach das Bild abschalten und die Aufmerksamkeit zurück zum »Sicheren Ort« lenken. Beim zweiten Mal näher an die Leinwand herangehen lassen: Die Dinge in der Landschaft deutlicher, klarer sehen und auch Geräusche hören, wie den Wind, Wasser, Vogelstimmen (visuelle und auditive Repräsentation). Ansonsten wie beim ersten Mal. Danach zurück zum »Sicheren Ort«. Beim dritten Mal soll die Patientin oder der Patient sich vorstellen, in die Landschaft einzutreten. An dieser Stelle mit einer »Handlevitation« überprüfen, ob die Patientin oder der Patient dies als einen hilfreichen Schritt empfindet oder ein Vorbehalt besteht: dann sinkt die Hand. (Wenn sie nicht in der Induktion verwendet wurde, dann jetzt eine »Handlevitation« anleiten.) Erklären, dass die »Handlevitation« ein Signal innerer Zustimmung ist:

> »Ihre Hand bleibt so lange ganz leicht in dem Schwebezustand, wie Ihr tieferes Wissen mit dem, was Sie denken oder sich vorstellen, einverstanden ist. Wenn Sie einen Vorbehalt haben, auch ohne ihn nennen oder erklären zu können, verliert Ihre Hand automatisch ihre Leichtigkeit und sinkt nach unten, auch wenn Sie nicht wissen warum«. In diesem Fall die Trance beenden und dem Vorbehalt im Gespräch nachgehen. Ansonsten soll die Patientin oder der Patient sich jetzt vorstellen, in das Bild der Landschaft einzutreten und sie auch körperlich erfahren (visuell, akustisch, kinästhetisch, taktil, olfaktorisch – VAKO). Nach dem Krafttier suchen lassen, sich ihm in angstfreier Weise nähern, es eventuell berühren, schließlich auch das (unbelebte) Objekt dort finden und in die Hand nehmen. Alle drei Symbole soll die Patientin oder der Patient auf sich wirken lassen und ihre Qualität in sich aufnehmen und emotional »verankern«:
>
> »Spüren Sie, wie Sie sich dort fühlen in der Landschaft mit dem Krafttier an Ihrer Seite und dem Objekt in Ihrer Hand. Wo in Ihrem Körper spüren Sie das? Geben Sie diesem Gefühl einen Farbnamen, der intuitiv passen könnte, z. B. grün. Sagen Sie innerlich: »Grün her!« So, als könnten sie diesen Zustand, dieses Gefühl abrufen. Dann können Sie zurück zum sicheren Ort kommen.« Damit ist für eine Bewältigung der kritischen Problemsituation eine Ressource konstruiert worden.

Transfer:
Dann die Konfrontation mit der kritischen Problemsituation anleiten:

> »Stellen Sie sich vor, es gibt eine zweite Leinwand: Sie sehen sich dort in der kritischen Problem-Situation und sagen (innerlich): »(Farbename) her!«. Wenn Ihre Hand sich immer noch leicht anfühlt (falls die Hand wieder im Schoß liegt, die Handleviatation neu anleiten) und vom Körper unterstützt wird, können Sie in den zweiten Film eintreten und innerlich nochmal sagen: »Farbename her!« Erleben Sie, was Sie jetzt anders machen«. Eventuell auch statt der assoziierten Form zunächst dissoziiert nur als Kino-Szene anschauen. Auf diese Weise hat die Patientin oder der Patient eine Lösungsvision für die Bewältigung der kritischen Problem-Situation entwickelt.

Reorientierung:
Formale »Reorientierung« durch Rückwärtszählen von 10 auf 1.

»Öffnen Sie bei 7 die Augen und prüfen Sie, wie es ist, mit offenen Augen (halb) in Trance zu sein. Stellen Sie sich vor, Sie sind in die kritische Situation und sagen (innerlich): »(Farbenamen) her!«.« Dann auf 1 zählen, wie üblich.

Nachbesprechung:

»Wo im Körper haben Sie die Landschaft, das Krafttier und das tote Objekt jeweils gespürt? Was war die Farbe? Was haben Sie in der kritischen Situation im zweiten Kino anders gemacht als sonst?«

Siehe Onlinematerialien, Arbeitsblatt 11 und Karteikarte 11.

5.9 Selbsthypnose – Basismodul

Martin Braun

Zeitpunkt:
Nachdem mit hypnotischen Trancen gearbeitet wurde und die Patientin oder der Patient mit Trance vertraut ist.

Thema:
Patientin oder Patient lernt sich selbstständig in hypnotische Trance zu versetzen und Trance zu unterschiedlichen förderlichen Zwecken selber zu nutzen. Die Patientin oder der Patient erlebt dabei eigene Handlungsfähigkeit.

Indikation:
Ist für alle Patientinnen und Patienten geeignet.

Verwendete Techniken:
Die Therapeutin oder der Therapeut führt eine eigene »Selbsthypnose« durch und verbalisiert das eigene, üblicherweise im stillen Selbstdialog durchgeführte, Vorgehen laut. Sie oder er bietet damit ein aktives Beispiel für die Patientin oder den Patienten und regt eine parallel selbst durchführbare Übung an. Zur Anwendung kommt das suggestive Angebot eines ruhigen positiven, sicheren Ortes in Trance, der in dieser Phase zur Entspannung, zur kontemplativen Ausrichtung und zum Genießen genutzt werden kann. In späteren Therapiephasen dient dieser ruhige positive und sichere Ort als Startpunkt hin zu einem weiteren nachgelagerten, noch zu benennenden Ort in vertiefter Trance. An diesem Ort kann ein Mentaltraining zu

positiven Glaubenssätzen, ihrer »Verankerung« und Umsetzung suggestiv eingesetzt werden. »Selbsthypnose« mit stufenweise vertieftem Tranceerleben wird vermittelt. Parallel wird über dieses Vorgehen das Wahrnehmen eigener Handlungsfähigkeit, im Kontrast zu vorheriger depressiver Ausrichtung, reaktiviert.

Ziele:
»Selbsthypnose« erlernen, um sie mit unterschiedlich möglichen Zielintentionen anwenden zu können. Beispielsweise kann die »Selbsthypnose« zur Entspannung genutzt und später erweitert werden. Darauf aufbauend kann innerhalb der »Selbsthypnose« mentales Training implementiert werden. Gewünschte Ziele und zugehöriges Verhalten wird auf der unbewussten Ebene erfahren, eingeübt und verankert. Mit dem gewählten Vorgehen des Vermittelns der »Selbsthypnose« soll die Patientin oder der Patient eigene Handlungsfähigkeit erfahren und diese stärken.

Hinweise zur therapeutischen Haltung:
Aufgrund eigener regelmäßiger Erfahrung mit »Selbsthypnose«, Ausstrahlung von Souveränität und Sicherheit im Umgang mit dieser Übung.

Durchführung und zeitlicher Ablauf

Die ersten Minuten zu Beginn der Sitzung können genutzt werden, um Aktuelles zu klären. Die Hinführung zur »Selbsthypnose« und die allgemeine Erklärung zum Ablauf benötigen ca. fünf Minuten. Die Trance dauert ca. 25 Minuten. 15 Minuten werden zur Nachbesprechung und für eine mögliche Aufgabenstellung genutzt.

Durchführung

»Den Zustand, sich in Selbsthypnose zu versetzen, kann man gut mit dem Erleben eines Tagtraumes vergleichen.

In beiden Zuständen befinde ich mich überwiegend in einem Trancezustand. Das bedeutet, ich konzentriere/fokussiere mich auf meine inneren Wahrnehmungen (Bilder, Erinnerungen, Geräusche …) und blende äußere Reize mehr und mehr aus. Vielleicht schaue ich lange auf einen bestimmten Punkt und versinke in Gedanken. Bei einem Tagtraum geschieht das meist automatisch, und manchmal erinnere ich meine dortigen Gedanken nachher kaum. Bei einer Selbsthypnose begebe ich mich gewollt und geplant in diesen Wahrnehmungszustand und habe überwiegend konkrete Gedanken und Ziele. Z. B. könnte ich mich mit Selbsthypnose tief entspannen und Ruhe empfinden.

Ich möchte Ihnen Selbsthypnose zeigen, indem ich Ihnen die »Übung« vormache. Das, was ich sonst für mich selber denke, um mich selber in Trance zu begeben, spreche ich laut aus. Ich lade Sie ein, auf Ihre Art und Weise mit Ihren passenden Gedanken, sich gleichzeitig mit in diese Übung hinein zu begeben.

Ich wähle eine Selbsthypnose, in der ich mich mit meiner Konzentration in ca. 25 Minuten tiefer und tiefer in meine unbewusste Wahrnehmung hineinversetze und dabei die Augen schließen werde. Ich werde mich zunächst auf ein positives inneres Bild konzentrieren. Es kann ein bekanntes Bild oder ein Phantasiebild sein. Ich konzentriere mich darauf und werde dort etwas verweilen. Dann orientiere ich mich von meinem positiven Bild hin zu einem positiven, sicheren, ruhigen, entspannten und angenehmen Ort. Ich konzentriere mich darauf und genieße den Ort ausgiebig für eine Weile.

Dann verabschiede ich mich von diesem Ort und wechsele wieder zurück zu meinem positiven Bild.

Dort verweile ich ein wenig.

Dann werde ich mich zurück ins bewusste Wahrnehmen zurückorientieren.

Im Laufe der Übung werde ich wie beschrieben meine Augen schließen, schaue aber zwischendurch zu Ihnen, um Ihren Fortschritt in Ihrer Selbsthypnose besser wahrnehmen zu können und um nach der Übung mit Ihnen darüber noch effektiver sprechen zu können.

Kann ich Ihnen Fragen beantworten?«

Nachbesprechung

Fragen beantworten, Ablauf zur Orientierung auf Flipchart aufzeichnen und der Patientin oder dem Patienten mitgeben, mögliche Ziele und mögliche Aufgaben skizzieren.

Die Patientin oder der Patient wird nach den eigenen Erfahrungen gefragt und danach, ob sie oder er das eigene Bild, den »Sicheren Ort« beschreiben möchte. Die Therapeutin oder der Therapeut erörtert anschließend die berichteten Erfahrungen und gibt Raum für allgemeine und spezielle Fragen.

Ablauf der »Selbsthypnose« aufzeichnen:

1. Bewusste Wahrnehmung im Raum
2. Visuelle Fixierung eines angenehmen Punktes im Raum
3. Trancebeginn: Schließen der Augen
4. Trancevertiefung: positives Bild – Wahrnehmung, Atmung
5. Trancevertiefung: ruhiger positiver entspannter sicherer Ort – Wahrnehmung
6. Trancereduzierung: positives Bild – Wahrnehmung, Atmung
7. Reorientierung ins bewusste Wahrnehmen

Anschließend bespricht die Therapeutin oder der Therapeut mit der Patientin oder dem Patienten den Verlauf und beantwortet mögliche Fragen.

Die Patientin oder der Patient erhält die Skizzierung des Ablaufes der »Selbsthypnose«. Erläutert wird zudem, welche Vorteile es hat, »Selbsthypnose« einzuüben und für unterschiedliche Zwecke zu nutzen. Selbsthypnotische Übungen können z. B. als Entspannungsübungen eingesetzt werden oder dazu dienen, positive, antidepressive Lebensausrichtungen und positive gedankliche Haltungen nachhaltig zu unterstützen, sowie auch als Grundlage für ein effektives Mentaltraining für unterschiedlichste Zielsetzungen genutzt werden.

Die Patientin oder der Patient wird angeregt, »Selbsthypnose« wie erlebt und beschrieben zu Entspannungszwecken einzuüben und die Erfahrungen und mögliche Fragen in den nächsten Sitzungen einzubringen.

Konkrete Trancevermittlung siehe Onlinematerialien, Arbeitsblatt 12 und Karteikarte 12.

6 Depressionsspezifische Techniken

Bei den depressionsspezifischen Techniken handelt es sich zunächst um drei Einheiten zum Thema Schlafstörungen, anschließend geht es um biografische Aspekte und um »externalisierende Techniken« wie der »Stellvertreter-Technik«. Im weiteren Verlauf können Themen wie Suizidalität und Sinnsuche behandelt werden.

Wichtig ist, dass insbesondere depressiven Patientinnen und Patienten nicht suggeriert wird, das Symptom sollte bearbeitet oder eliminiert werden, sondern dass es um ein besseres Verständnis der zugrundeliegenden Themen geht. Patientinnen und Patienten sind Experten für ihre Symptomatik, und da viele Patientinnen und Patienten im Alltag mit Vorurteilen oder Bewertungen über Depressionen konfrontiert sind und immer wieder die Erfahrung gemacht haben, dass die Symptome eben nicht einfach so weggehen oder bewältigbar sind, wenn sie »sich nur einmal zusammenreißen«, ist es wichtig, nicht zu suggerieren, die Probleme könnten von alleine verschwinden oder es ginge um den Aufbau einer simplen Lösungsvision. Gemeinsam können Therapeutin oder Therapeut und Patientin oder Patient hier auf die Suche nach Zusammenhängen mit früheren Erfahrungen oder Assoziationen gehen, die dazu entstehen.

6.1 Paradiesort

Heinz-Wilhelm Gößling

Zeitpunkt:
Tendenziell eher in der Anfangsphase der Therapie.

Thema:
Erlernen einer spezifischen »Selbsthypnosetechnik«, welche der Patientin oder dem Patienten ein psychophysisches Umschalten ermöglicht, um besser einschlafen bzw. – bei nächtlichem Erwachen – wiedereinschlafen zu können.

Indikation:
Für Patientinnen und Patienten, die Schlafstörungen als eines ihrer Hauptprobleme ansehen und Interesse zeigen für eine mentale »Abschalt»- bzw. »Umschalt«-Technik.

Verwendete Techniken:
In der Anleitungsphase mentales Aufsuchen eines persönlichen, inneren Ortes einschlaffördernder Entspanntheit, Gelassenheit und Geborgenheit mit Hilfe der »5–4–3–2–1-Technik« (Alternative zur beschriebenen »Selbsthypnose-Anleitung« ▶ Kap. 5.9), ggf. unter Einsatz »fraktionierter Trance«. »Verankerung« und »Posthypnotische Suggestion« mit Hinführung zur »autoimaginativen Technik«.

Ziele:
Hauptziel der Sitzung ist es, ein Selbsthilfewerkzeug an die Hand zu geben, um Schlafprobleme, eines der Kernsymptome von Depressionen, besser bewältigen zu können.
Die Patientin oder der Patient soll angeregt werden, diese Form der »Selbsthypnose« (oder eine andere) regelmäßig, möglichst einmal am Tag, zu üben und anzuwenden. Eine angenehme, also positive Tranceerfahrung bereits in der Anleitungssitzung wirkt als stark wirksames Motivationserlebnis. In der Regel soll die Patientin oder der Patient dazu angehalten werden, die »Selbsthypnose« zunächst einige Male in einer Situation zu üben, in der es nicht ums Einschlafen, sondern um ein entspanntes Dösen geht. Dafür kommt am ehesten eine ca. 20-minütige Ausruhzeit, möglichst am frühen Nachmittag, in Frage (Rodenbeck 2007).
Das Erleben von Selbstwirksamkeit soll gestärkt und eine positive Veränderungserwartung gefördert werden. Zudem wird die effektive Reduktion eines ggf. vorliegenden psychophysischen Hyperarousals angestrebt.

Hinweise zur therapeutischen Haltung:
Abbau eines zu hohen, kurzfristigen Erfolgsdrucks, indem ein erstes Üben in Situationen angeraten wird, in denen kein Erfolgsdruck (= Einschlafdruck) herrscht, zugleich aber eine hohe Ruhe-/Erholungsbereitschaft des Organismus besteht, z. B. in einer Ausruhzeit nachmittags bzw. unmittelbar nach der Arbeit.
Mit der Patientin oder dem Patienten sollten auf seine Alltagsgegebenheiten zugeschnittene Übungszeiten individuell ausgelotet werden. Falls z. B. an Werktagen eine nachmittägliche Übungsphase nicht möglich erscheint, wäre diese an Wochenenden bzw. arbeitsfreien Tagen in der Siesta-Zeit durchzuführen und tagsüber sonst zu einem anderen, passenden Zeitpunkt.

Durchführung und zeitlicher Ablauf

Die Einführung und das Auffinden des inneren »Paradiesortes« dauert etwa 15 Minuten, die Trance 25 Minuten. Danach erfolgt die Nachbesprechung mit Hinweisen zur Anwendung im Alltag.

Zu Beginn wird die Patientin oder der Patient darüber informiert, dass die heutige Sitzung dazu dient, eine »Selbsthypnose« zum inneren »Paradiesort« einzuüben. Diese kann sie oder er bei sich zuhause als Einschlaf- bzw. Wiedereinschlafhilfe anwenden. Mit Hilfe der sog. »5–4–3–2–1-Technik« lässt sich diese Art von »Selbsthypnose« relativ leicht erlernen. Im Verlauf der Sitzung wird deutlich werden, warum die Technik »5–4–3–2–1-Technik« heißt und um was es sich beim inneren »Paradiesort« genau handelt.

Nach der kurzen Einführung begibt sich die Patientin oder der Patient therapeutisch unterstützt auf die Suche nach seinem oder ihrem inneren, »paradiesischen« Ort angenehmer Entspanntheit und Gelassenheit. Die Therapeutin oder der Therapeut erläutert in kurzer Form, was den inneren »Paradiesort« auszeichnet:

> »An diesem Ort ruhen wir »in uns selbst«, sind also unabhängig vom Zugegensein anderer Menschen. Wir befinden uns dort in einer Gemütsverfassung, die sich durch Gefühle von Unbeschwertheit, Zufriedenheit und Geborgenheit auszeichnet. Es ist unser inneres Paradies, in dem wir uns dann aufhalten, und dieser Ort lädt uns ein zu einem angenehmen Dösen, zum Träumen, vielleicht auch zu einem Nickerchen.«

Der innere Paradiesort kann aus Erinnerungen an eine Urlaubsreise – ggf. auch reaktiviert über Urlaubsfotos –, aus erlebten oder ausgemalten Situationen am Meer, in den Bergen oder sonst in der freien Natur bestehen. Nicht selten ist es mit einem Erleben des Geschaukelt- oder Getragenwerdens verbunden. Es kann sich auch um einen Platz in der häuslichen Umgebung handeln, an dem sich die Person gerne aufhält, um sich auszuruhen, wie z. B. eine Bank im Park, ein Liegestuhl im Garten oder auf dem Balkon, ein Platz auf der Liegewiese oder an einem Gewässer.

Mit Hilfe einiger weniger Nachfragen verschafft sich die Therapeutin oder der Therapeut einen Eindruck von der Beschaffenheit des gefundenen inneren Paradiesortes, vergewissert sich, ob dieser für die Übung in Frage kommt (Gemütsverfassung wie oben beschrieben; sinnliches Selbsterleben steht im Vordergrund; Ambivalenz- und Konfliktfreiheit in der Situation gegeben; Situation lädt zum Dösen bzw. Einschlafen ein) und notiert sich einige sinnlich wahrnehmbare Eindrücke wie z. B. Himmel, das Meer, die Bäume, Blumen, rauschendes Wasser, Vogelgezwitscher, angenehme Wärme auf der Haut etc., um diese später in der Trance als individuell passendes Beispiel aufzugreifen.

Im nächsten Schritt wird die Patientin oder der Patient gebeten, die Augen zu schließen und sich intensiver darauf zu konzentrieren, den »Paradiesort« vor dem inneren Auge entstehen zu lassen. Geleitet wird die Entfaltung der eigenen Binnenwahrnehmung durch spezifische Fragen der Therapeutin oder des Therapeuten, welche die drei Hauptsinne (Sehen, Hören, körperlich Spüren) bei der Patientin oder dem Patienten aktivieren: »*Was sehe ich dort? Was höre ich dort? Was spüre ich dort körperlich?*«

Dabei werden die drei Hauptsinneskanäle jeweils fünfmal hintereinander, im zweiten Durchgang viermal, dann dreimal, danach zweimal und schließlich im letzten Durchgang einmal angesprochen, und die Patientin oder der Patient wird jeweils gebeten, darauf zu achten, was sie oder er außerdem noch wahrnehmen kann; sie bzw. er wird gebeten, jede Sinneswahrnehmung für sich innerlich mit dem Satz zu wiederholen: »Ich sehe … ich sehe … ich sehe … ich sehe … ich sehe«, dann weiter »Ich höre … (5 ×)« und schließlich »Ich spüre … (5 ×)«, daraufhin weiter im zweiten Durchgang jeweils viermal … u.s.w.

In der Nachbesprechung wird nach den eindrücklichsten Erlebnissen der Patientin oder des Patienten gefragt. Anschließend werden Hinweise für die Anwendung der »Selbsthypnose« im Alltag gegeben. Insbesondere sollte darauf hingewiesen werden, dass es beim Üben zuhause häufiger schon relativ am Anfang einer Übung zu einem Wegdösen bzw. Einschlafen kommen kann. Dieses ist als erwünscht anzusehen, da es ja bei dieser Art von »Selbsthypnose« darum geht, den Organismus in einen einschlaffördernden Zustand zu versetzen. Das bedeutet auch, dass es keinesfalls darauf ankommt, alle Durchgänge zu »absolvieren«. Sobald man wegdöst bzw. einschläft, hat die Übung ihren Zweck erfüllt.

Bei einem Üben tagsüber, z. B. in der Nachmittagszeit, ist dafür Sorge zu tragen, dass diese bzw. das damit einhergehende »Nickerchen« nach ca. 20–30 Minuten beendet wird, z. B. durch das entsprechende Einstellen der Weckfunktion eines Handys.

Wichtig ist auch der Hinweis, dass die Patientin oder der Patient, falls sie oder er beim Üben in der Reihenfolge der einzelnen Sinneswahrnehmungen durcheinanderkommt bzw. diese nicht mehr präsent hat, wieder zu der Sinneswahrnehmung zurückkehrt, die am angenehmsten war, und von dort aus die Übung bis zum Einschlafen oder einem angenehmen Entspannungszustand einfach fortsetzt.

Tranceanleitung siehe Onlinematerialien, Arbeitsblatt 13 und Karteikarte 13.

6.2 Grübeln

Heinz-Wilhelm Gößling

Zeitpunkt:
Tendenziell eher in der Anfangsphase der Therapie.

Thema:
Aufgreifen von depressionstypischen Kognitionen, die sich in schlafverhindernden Grübelgedanken äußern und als entscheidender Bedingungsfaktor für die Entstehung und Aufrechterhaltung von Schlafstörungen gelten, gerade auch im Zusammenhang mit depressiven Erkrankungen.
Schlafverhindernde Grübelgedanken sind eine fast jeder depressiven Patientin und jedem depressiven Patienten vertraute Form von »Negativ-Trance«. Diese wird für eine »Tranceinduktion« utilisiert. Die weitere therapeutische Bearbeitung der im Beisein der Therapeutin oder des Therapeuten ausgesprochenen Grübelgedanken findet prozessorientiert statt und greift inhaltlich deren Schlüsselthemen auf. Dabei sind fünf alternative Vorgehensweisen möglich, je nachdem, welches Material bei der Patientin oder dem Patienten auftaucht:

1. Bei bildhaften Formulierungen wie Mauer, Wand, Loch, Tunnel etc. Arbeit mit einer »Imagination«.
2. Bei Äußerung einer Ziel- bzw. Wunschvorstellung, die häufig indirekt formuliert ist und erkennbar wird in Negativ-Formulierungen wie »mir fehlt mehr Gelassenheit«, »ich kann mich nicht entscheiden«, »mir fehlt der Mut zu einem Neubeginn« etc.: Übergang in eine ziel- bzw. wunschprojektive »Zeitprogression« (Wiederbegegnung in der Zukunft).
3. Beim Auftauchen einer belastenden Emotion, v. a. in Bezug auf die konkrete Lebenssituation oder auf ein konkretes Lebensereignis wie Trauer, Einsamkeit, Ärger, Wut, Verzweiflung, Enttäuschung etc.: Ausdifferenzierung und Intensivierung des emotionalen Erlebens mit anschließendem »Loslassen«, einem Lösen vom bewussten Aushalten der belastenden Emotion und Übergang in eine »achtsame« Körperwahrnehmung (»Body Scan«).
4. Beim Auftauchen von Selbstvorwürfen, Selbstanklagen, Schuldgefühlen (also Repräsentanzen des Über-Ich) Anwendung einer »Stellvertreter-Technik«.
5. (Restkategorie) Falls keine der vier obigen Vorgehensweisen passend erscheint: in leichter Trance weitere, gemeinsame Erkundung des assoziativen Felds, in dem die Grübelgedanken eingebettet sind.

Indikation:
Für Patientinnen und Patienten, die über wacherhaltendes Grübeln vorm Einschlafen bzw. Wiedereinschlafen berichten.

Verwendete Techniken:
»Utilisieren« einer »Negativ-Trance«; indirektes »Reframing«; »fraktionierte Trance«; »Imagination«, alternativ: »Zeitprogression«, »Stellvertreter-Technik«; Förderung der »ideomotorischen Reaktionsbereitschaft«; assoziative Erlebensintensivierung; kommunikative bzw. »interpersonale Trance«.

Ziele:
»Utilisisation«, »Reframing« und inhaltliche Bearbeitung schlafverhindernder Grübelgedanken. Aus einem als sehr belastend und als wenig konstruktiv erlebten inneren Monolog (Grübeln im Bett) wird ein entlastender, therapeutischer Dialog.

Hinweise zur therapeutischen Haltung:
Bei Anwendung dieser Technik können Themen zum Vorschein kommen, die der Patientin oder dem Patienten noch nicht bewusst zugänglich sind. Es ist nicht Ziel des Moduls, diese Themen im normalwachen, vollbewussten Zustand zu kommunizieren. Die unterbewusste bzw. vorbewusste, indirekte Kommunikationsebene sollte möglichst beibehalten werden.
Es ist von daher auch nicht Ziel der Sitzung, »schnelle Lösungen«, Entscheidungen, konkrete Handlungsschritte etc. zu finden bzw. herbeizuführen oder Veränderungsbemühungen zu induzieren. Im Vordergrund steht die Förderung unterbewusster Prozesse und eine achtsame, zugewandte Akzeptanz des Erlebens, Fühlens und Denkens. Übergeordnet leitend ist die intuitive Kommunikation zwischen

Patientin oder Patient und Therapeutin oder Therapeut im Rahmen einer interpersonalen Trance.

Durchführung und zeitlicher Ablauf

Die Einführung dauert etwa 5–10 Min., die Tranceinduktion 10 Min., die Trancevertiefung 20–30 Min. und die Nachbesprechung etwa 5–10 Min.

Einführung

Zunächst wird der Patientin oder dem Patienten erläutert, dass die heutige Sitzung dazu dienen soll, sich ausführlich mit seinen abendlichen bzw. nächtlichen Grübelgedanken zu befassen. Er wird gefragt, wann er zuletzt – im Bett liegend – gegrübelt hat. Dabei sollten der Zeitpunkt (»An welchem Abend/in welcher Nacht war das? Was denken Sie, um wie viel Uhr war das etwa?«) und die Umstände (»Was haben Sie gemacht, bevor es mit dem Grübeln losging? Lagen Sie allein im Bett? War das Licht ausgeschaltet? Hatten Sie dabei die Augen geschlossen?«) geklärt werden.

Die Fragen dienen der Therapeutin oder dem Therapeuten dazu, sich einen Einblick in die situativen Gegebenheiten der betreffenden Grübelphase zu verschaffen, auf die sich die nachfolgende Trance bezieht. Die Patientin oder den Patienten sollen die obigen Fragen auf seinen »Grübelmodus« einstimmen, wobei darauf zu achten ist, dass zu diesem Zeitpunkt noch nicht näher auf die Inhalte der Grübelgedanken eingegangen wird.

Tranceinduktion

Nunmehr wird die Patientin oder der Patient gebeten, sich die Grübelgedanken zu vergegenwärtigen, die sie oder er sich gemacht hat und diese auszusprechen, sie »laut werden zu lassen«. Die geäußerten Grübelgedanken/-inhalte werden von der Therapeutin oder dem Therapeuten möglichst wortgetreu wiederholt, danach wird kurz gewartet, ob spontan ein weiterer Grübelgedanke von der Patientin oder dem Patient geäußert wird, falls nicht, wird der letztgenannte Grübelsatz nochmals wiederholt und danach gefragt: »Und über was grübeln Sie noch?«

Wichtiger Hinweis: Während dieser Interventionsfolge achtet die Therapeutin oder der Therapeut darauf, ob die geäußerten Grübelgedanken bildhaftes Material, eine – häufig indirekt geäußerte – Ziel- bzw. Wunschvorstellung, eine belastende Emotion oder Selbstvorwürfe bzw. Schuldgefühle enthalten (vgl. alternative Vorgehensweisen 1.–5.).

Falls ein neuer Grübelgedanke auftaucht, wird dieser in der beschriebenen Art wiederholt, dann erneut gefragt: »Und über was grübeln Sie noch?« Die Therapeutin oder der Therapeut wartet, ob weiteres Grübelmaterial ausgesprochen wird, falls nicht, die beiden bisherigen Grübelsätze in der beschriebenen Form wiederholen, danach: »Und über was grübeln Sie noch?«

Falls weiteres Grübelmaterial auftaucht, wird dieses von der Therapeutin oder dem Therapeuten wortgetreu wiederholt, erneut kurz gewartet, ob ein weiterer Grübelgedanke auftaucht und ausgesprochen wird. Dieser wird ebenfalls wiederholt. Falls kein neuer Grübelsatz/-gedanke auftaucht, werden die drei bisherigen Grübelsätze/-gedanken wiederholt, noch ein weiteres Mal kurz gewartet, ob noch weitere Grübelgedanken von der Patientin oder dem Patient geäußert werden, diese ggf. wiederholt, dann folgt der Übergang zur Vertiefung der Trancearbeit gemäß einer der nachfolgend aufgeführten Vorgehensweisen.

Fortsetzung und Trancevertiefung mit fünf alternativen Vorgehensweisen (1–5) (siehe auch Tranceanleitung in den Onlinematerialien):

1. falls metaphorisches bzw. bildhaftes Material auftaucht, kann dieses für eine »Imagination« genutzt werden
2. falls eine – auch indirekt – geäußerte Wunsch- oder Zielvorstellung zum Vorschein kommt, kann diese für eine zielorientierte »Zeitprogression« verwendet werden
3. falls eine belastende Emotion bearbeitet werden soll, kann diese weiter in ihrem Erleben intensiviert und ausdifferenziert werden
4. falls Selbstvorwürfe bzw. Schuldgefühle im Vordergrund stehen, können diese mit Hilfe der »Stellvertreter-Technik« bearbeitet werden
5. falls keine eindeutige Zuordnung gemäß 1–4 möglich ist oder nicht deutlich wird, was im Vordergrund steht, ist eine weitere Erkundung des assoziativen Felds der Grübelgedanken angezeigt

Nachbesprechung

Der Patientin oder dem Patienten wird Gelegenheit gegeben, kurz von seinen eindrücklichsten inneren Erlebnissen zu erzählen. Dabei sollte darauf geachtet werden, nun nicht mehr näher auf inhaltliche Aspekte einzugehen. Falls die Patientin oder der Patient z. B. konkrete Veränderungsabsichten bzw. Handlungsvorsätze äußert bzw. diese als Frage in den Raum stellt, wird er ermutigt, auf die Weisheit seines tieferen, unterbewussten Wissens zu vertrauen und vermittelt, dass der bewusste Verstand neugierig sein kann, welche positiven Veränderungen sich wie von selbst, »von innen her«, in den nächsten Tagen und Wochen ergeben.

Ausformulierte Trance siehe Onlinematerialien, Arbeitsblatt 14 und Karteikarte 14.

6.3 Wieder einschlafen

Heinz-Wilhelm Gößling

Zeitpunkt:
Mittlere Phase der Therapie.

Thema:
Zunächst wird das Schlüsselsymptom »Nicht schlafen können« von einer beobachtenden Position aus betrachtet und untersucht. Mit Hilfe einer dissoziativen Hypnosetechnik schaut die Patientin oder der Patient von oben in sein Schlafzimmer und auf die dort liegende, keinen Schlaf findende Person – also auf sich selbst. Sie oder er erkennt Einzelheiten dieser allabendlich wiederkehrenden, intimen Situation, die entweder von ihrer konkreten oder von ihrer symbolischen Bedeutung her in einem noch nicht bewusst wahrgenommenen, tieferen Zusammenhang mit dem Unruhezustand stehen.
Der zweite Schritt führt über eine wunsch- bzw. zielorientiere »Zeitprogression« in eine entsprechend veränderte Situation ein Jahr später. Die Patientin oder der Patient stellt sich vor, sie oder er könne sich selbst in einem Zustand des tiefen, erholsamen Schlafs sehen und den zugehörigen, umgebenden Schlafplatz. Über das unter Trance intensivierte, projektive Erleben werden unwillkürliche Veränderungsprozesse angestoßen.

Indikation:
Für Patientinnen und Patienten, bei denen Schlafstörungen eine bedeutsame Rolle spielen. Voraussetzung ist ein mindestens mäßig strukturiertes Strukturniveau gemäß OPD.

Verwendete Techniken:
Wunsch- bzw. zielorientierte »Zeitprogression«; »Dissoziative Trance«, »Imagination«.

Ziele:
Visualisierung des Zustands »Nicht schlafen können« mit anschließender, zielorientierter »Zeitprogression« in den Zustand »Wieder schlafen können«.

- Mittlerer Trancezustand mit dissoziativem Erleben.
- Betrachtung und Untersuchung eines allabendlich wiederkehrenden Stresszustands (Nicht schlafen können) und dessen räumlich-örtlichen sowie ggf. sozialen Kontextes.
- Intensives Erleben eines imaginierten Zielzustands und dessen räumlich-örtlichen sowie sozialen Kontextes.

Hinweise zur therapeutischen Haltung:

- Der Patientin oder dem Patienten sollte signalisiert werden, dass es nicht darum geht, einen konkreten Veränderungsplan zu entwerfen bzw. bewusste Veränderungsbemühungen anzuregen, sondern darum, es dem Unterbewussten, der Phantasie zu erlauben, sich einfach »ins Blaue hinein« einen erwünschten bzw. ersehnten Zustand vorzustellen.
- Dementsprechend sollte in der Nachbesprechung von der Therapeutin oder dem Therapeuten auch keine handlungsorientierte, auf konkrete Veränderungsabsichten zielende »Interpretation« des Erlebten erfolgen, sondern durch ein eher zurückhaltendes Nachfragen zu den interessantesten, unerwarteten oder gar überraschenden Eindrücken auf die Entfaltungskraft unterbewusster Prozesse gesetzt werden.

Durchführung und zeitlicher Ablauf

Die Vorbesprechung dauert etwa 5–10 Minuten, die Trance 30–35 Minuten. Danach erfolgt die Nachbesprechung für etwa 10 Minuten.

Zunächst die Vorbesprechung mit der Patientin bzw. dem Patienten, anschließend:

Tranceinduktion

»Ich möchte Sie bitten, es sich im Sessel/auf dem Stuhl bequem zu machen, sodass es Ihnen leichter fällt, in eine Entspannungstrance, in eine leichte Entspannungstrance zu gehen. Sie können Ihre Augen zufallen lassen und Ihre innere Aufmerksamkeit darauf richten, wie sich die Entspannung in Ihren Armen ausbreitet, die Muskeln sich lösen, von den Schultern, über die Arme, den Oberarm, die Ellbogen, bis in die Hände und Finger. Und Sie können wahrnehmen, wie die Atmung ruhiger wird und tiefer.

Und jetzt möchte ich Sie bitten, sich vor Ihrem inneren Auge vorzustellen, wie Sie die Erde vom Mond aus betrachten. Sie schauen von dort oben aus auf diesen blauen Planeten. Stellen Sie sich vor, wie Sie von weit oben durch ein Fernrohr schauen und die Weltmeere, die Kontinente, die ersten großen Städte erkennen können.«

Blick von oben ins Schlafzimmer mit Visualisierung des Zustands »Nicht-schlafen-können«

»Und während es Nacht wird auf der Erde, richten Sie Ihr Fernrohr auf die Stadt/das Dorf … (je nach derzeitigem Wohnort der Patientin oder des Patienten). Zoomen Sie sich die Stadt mit Ihrem Fernrohr näher heran. Es ist Nacht und Sie richten Ihren Blick auf das Haus, in dem … (Vorname und Name der Patientin oder des Patienten) (falls nicht alleine wohnend, ggf.) zusammen mit … (je nachdem: Familie, Freundin/Freund, Ehefrau/Ehemann etc.) wohnt. Schauen Sie auf das Haus und stellen Sie sich vor, einen Blick in das Schlafzimmer zu werfen.

Sie sehen … (Vorname der Patientin oder des Patienten). Sie sehen, sie bzw. er kann nicht schlafen, liegt wach. Achten Sie darauf, was in ihrem bzw. seinem Gesicht zu sehen ist, was sie bzw. er mit den Armen und Beinen macht. Schauen Sie sich das Bett an, in dem sie bzw. er liegt. Was gibt es da zu sehen, was fällt Ihnen auf, auf der einen Seite von … (Vorname der Patientin oder des Patienten) und auf anderen Seite.

Und dann richten Sie Ihren Blick auf das weitere Drumherum, was da sonst noch im Zimmer zu sehen ist. Welche Einzelheiten fallen Ihnen auf, wenn Sie so von oben, mit ruhigem Teleskop-Blick auf das Schlafzimmer schauen, in dem … (Vorname der Patientin oder des Patienten) wach liegt und nicht schlafen kann. Nehmen Sie einfach das wahr, was gerade vor Ihrem inneren Auge erscheint. Lassen Sie sich Zeit, das alles in Ruhe zu betrachten, lassen Sie sich ruhig Zeit. …«

Trancevertiefung mit Zeitprogression

»Und jetzt können Sie sich ausruhen. Legen Sie das Fernrohr beiseite, lehnen Sie sich zurück und lassen Sie Ihre inneren Bilder ausruhen. Sie haben jetzt Zeit, alle Muskeln des Körpers zu lockern und zu lösen. Und während Sie sich die Zeit nehmen, sich auf diese angenehme Weise in Ihrem eigenen Rhythmus zu entspannen, dreht sich die Erde weiter und weiter. Sie können in Ruhe von dort oben die Erde da unten sich weiterdrehen lassen.

So dreht sich die Erde weiter und weiter und es vergehen die Tage und Wochen, Monat um Monat, bis ein Jahr vergangen ist.«

Erneuter Blick von oben ins Schlafzimmer mit Visualisierung des Zielzustands »Wieder schlafen können«

»Ein ganzes Jahr ist vergangen und jetzt können Sie Ihr Fernrohr noch einmal nehmen, um zu schauen, was dort unten auf der Erde bei … (Vorname der Patientin oder des Patienten) passiert ist. Stellen Sie sich vor: Wir wissen nicht, wie und wann genau es passiert ist, aber sie bzw. er kann wieder schlafen. Suchen Sie mit Ihrem Fernrohr den Ort auf der Erde, wo … (Vorname der Patientin oder des Patienten) gerade schläft, im Jahr …, im Monat … des Jahres … (ein Jahr später vom aktuellen Termin aus gesehen).

Stellen Sie sich einfach vor, Sie sehen sie bzw. ihn in der Nacht schlafen, tief und fest und zufrieden schlafen. Schauen Sie sich das Gesicht an, wie sie bzw. er … (Vorname der Patientin oder des Patienten) da tief und fest schläft, woran sehen Sie am Gesicht, dass da jemand so tief und fest schläft … und achten Sie auf die Haltung der Arme, der Hände bei diesem tiefen Schlaf … schauen Sie noch mal genau hin,… (Vorname der Patientin oder des Patienten) atmet, in so einer guten Nacht … so tief und erholsam schlafend.

Was sehen Sie drumherum, neben ihr bzw. ihm, auf der einen, auf der anderen Seite. Was gibt es sonst noch in dem Zimmer zu sehen, wo … (Vorname der

Patientin oder des Patienten) im … (Monat/Jahr) so ruhig und tief entspannt schläft. Welche Einzelheiten fallen Ihnen auf, wenn Sie von oben, mit ruhigem Teleskop-Blick in das Zimmer schauen, wo … (Vorname der Patientin oder des Patienten) jetzt so gut schlafen kann. Wo befindet sich das Zimmer? In welchem Haus, an welchem Ort? Was sonst in der weiteren Umgebung können Sie wahrnehmen, in Ihrem eigenen Tempo, mit der Zeit, die Sie brauchen, um ganz in Ruhe alles zu betrachten, was Sie da sehen, was Sie bemerken, und auch die Kleinigkeiten können Sie wahrnehmen. …«

Reorientierung

»Dann möchte ich Sie bitten, sich mit Ihrem Fernrohr so langsam weiter weg zu zoomen, so dass Sie die ganze Stadt/das ganze Dorf, wo … (Vorname der Patientin oder des Patienten) so gut schläft, von oben sehen, … dann sehen Sie das Land um diesen Ort herum … zoomen es noch weiter weg … und sehen alles im Überblick von weit oben … einen ganzen Kontinent … die großen Weltmeere … und schließlich die ganze Erde … und während sich ihr Blick immer weiter davon entfernt, orientieren Sie sich zurück, werden Sie mit Ihrer Aufmerksamkeit wieder ganz wach in dem Raum, wo Sie jetzt gerade sitzen, kommen zurück und werden wach. Sie können sich dabei recken und strecken, dabei nach Herzenslust gähnen, so wie Sie das machen, wenn Sie nach einem langen, tiefen Schlaf am Morgen wieder aufwachen, sich wieder ganz wach und ganz frisch fühlen…«

Abschließend Nachbesprechung.

Siehe Onlinematerialien, Karteikarte 15.

6.4 Kindheitserfahrungen

Ortwin Meiss und Claudia Wilhelm-Gößling

Zeitpunkt:
Mittleres Drittel der Therapie, wenn die depressive Symptomatik weitgehend abgeklungen ist und Ressourcen (zumindest zeitweise) zur Verfügung stehen. Ggf. mehrfache Anwendung, um Entwicklung zu validieren oder für weitere biografische Ereignisse.

Thema:
Belastende und/oder traumatische Erfahrungen in der Kindheit, die mutmaßlich mit der aktuellen depressiven Symptomatik verknüpft sind, werden fokussiert und Ressourcen hinzugefügt, um die während der Kindheitsentwicklung gebildeten

Verhaltens-Kognitions-Emotions-Muster (=damals bestmögliche Lösung) zu transformieren.

Indikation:
Wenn biografische Ereignisse zu dysfunktionalen Verhaltensweisen, Kognitionen, Affekten bzw. einem depressionserhaltenden Interaktionsstil geführt haben oder in Belastungssituationen nicht auf Ressourcen zugegriffen werden kann (= »Regression« auf »frühe Muster«).

Verwendete Techniken:
Aufbauend auf Informationen aus »Genogramm«, »Lebenslinie« und bisherigem Therapieverlauf erfolgt eine »Altersregression« über »Affektbrücke/Affektkette«. Als Ausgangspunkt dienen (depressive) Gefühle, die die Patientin oder den Patienten gerade oder in letzter Zeit wiederholt bedrückt haben. Zusätzlich kann die »Stellvertreter-Technik« eingesetzt werden, um eine gewisse Distanzierung zu erreichen: der Patient imaginiert nicht sich selbst, sondern stellvertretend das eigene Kind oder das einer guten Freundin. Vorgehen großenteils dialogisch.
Zur Anpassung des Vorgehens an die Ich-Struktur siehe ▶ Kap. 3.4 sowie Onlinematerialien, Arbeitsblatt 1.

Ziele:
Ausgehend von den belastenden Gefühlen wird die Patientin oder der Patient zunächst mit der Situation, in der diese auftraten, in Kontakt gebracht (»Assoziation«). In einem zweiten Schritt werden via »Affektbrücke« frühere Situationen aufgesucht (»Altersregression«), die ähnliche Gefühle auslösten. Manchmal können so erstmals die Bedingungen in der Kindheit erlebt und berichtet, Trauer und Wut empfunden/ausgehalten werden. Anschließend werden – als zweiter Schritt – in die früheste (Kindheits-)Erinnerung Ressourcen hinzugefügt, indem entwickelt wird, was das Kind gebraucht, was ihm geholfen hätte (z. B. Trost, Erklärungen), um im weiteren Verlauf günstigere und flexiblere Verhaltens- und Erlebensweisen zu ermöglichen. Liegen strukturelle Störungen vor, sollte geprüft werden, ob Ressourcen zuvor noch aktiviert, gestärkt oder sogar neu aufgebaut werden müssen (z. B. mit den Modulen »Sicherer Ort« (▶ Kap. 4.3), »Einflechten« (▶ Kap. 5.3), »Kompetenzstärkung« (▶ Kap. 5.4), »Ballonfahrt – Basismodul« (▶ Kap. 5.1)). Ist nur eine einfache Ressourcen-Aktivierung erforderlich, kann dies der hier vorgestellten Trance vorgeschaltet werden.

Hinweise zur therapeutischen Haltung:
Die belastenden Kindheitserinnerungen sollen zunächst gewürdigt und wertgeschätzt werden. Übertragung als gütiges, wohlwollendes Elternteil sollte angeboten werden, um ausreichende Sicherheit sowie Angenommen- und Aufgehobensein zu vermitteln.

Theoretischer Hintergrund:
Gerade Menschen, deren depressive Symptomatik sich anscheinend ohne äußere Anlässe entwickelt, haben früher oft Belastungs-Situationen mit Ohnmacht, Hilf-

losigkeit sowie Entwertungen und Gewalt erlebt. Bei vielen Themen zeigt sich, dass die depressiven Reaktionsmuster sich auf in der Kindheit erworbene Schemata/Muster beziehen bzw. auf in der Biografie nicht genügend entwickelte Ich-Funktionen oder/und unbewusste Konfliktdynamiken vorliegen (»Depressiver Grundkonflikt« vgl. ▶ Kap. 3.3), die durch bestimmte Alltags-Auslöser (innere wie äußere) wiederholt aktiviert werden (zum Teil nahezu stereotyp).

Folgende stressreiche Lebensereignisse bringen ein erhöhtes Depressionsrisiko mit sich: schwere eigene Erkrankung/Unfall, schwere Erkrankungen/Unfälle/Todesfälle im nahen Umfeld, Konflikte/Trennungen der Eltern, Parentifizierung/unsichere/verwirrende familiäre Konstellationen, prekäre finanzielle Situation, Vernachlässigung, Ausgrenzung und Mobbing, traumatische Erfahrungen (körperliche/sexuelle Gewalt) aber auch Überfürsorglichkeit und hohe Leistungsorientierung.

Häufig wurde auf die Verwirklichung eigener Bedürfnisse sowie auf Auseinandersetzungen, Abgrenzung und Wettbewerb verzichtet und selbstlos-altruistisches Verhalten entwickelt. Vielfach war es nur mit einem »Ich kann nicht« erlaubt, sich zu verweigern. Es gab vielleicht ein bedürftiges Elternteil oder Geschwisterkind, um das man sich zu kümmern hatte, ein Elternteil drohte mit Liebesentzug/Beziehungsabbruch oder wendete Gewalt an und war (vermeintlich) nur durch Wohlverhalten in der Familie zu halten oder zu besänftigen. Oft entwickelten sich daraus depressionsbegünstigende meist unbewusste/als ich-synton erlebte Interaktionsmuster, Grundüberzeugungen (z. B. »man kann nichts machen«, »keiner kann mir helfen« = »Problemtrancen«) und Gefühle (z. B. Schuld, Scham). Die später depressiv reagierenden Menschen befürchten, nicht zu genügen und dadurch die Partnerin, den Partner oder die Zugehörigkeit zur Bezugsgruppe zu verlieren (▶ Kap. 3.2; Meiss 2017; Linares und Campo 2003).

Durchführung und zeitlicher Ablauf

Am Beginn der Sitzung wird Aktuelles besprochen sowie ggf. Inhalte der vorherigen Sitzung. Zur Vorbereitung der Trance wird das aktuell belastende Erlebnis auch in Bezug auf Emotionen und Körperwahrnehmungen genauer exploriert.

Ther.: »Sie empfinden also so eine ganz bestimmte Traurigkeit, die Sie sich nicht erklären können. Und Sie wissen gar nicht so genau, wann das mal angefangen hat?«

Pat.: »Ja das kenne ich eigentlich schon immer. Und es hat sich verstärkt, seit meine Mutter gestorben ist. Ich sitze dann nur noch rum und kann irgendwie nichts mehr machen und fühle mich so initiativlos, verwirrt und von allem überfordert … «

Ther.: »Dieses Gefühl, so initiativlos, überfordert und verwirrt zu sein … können Sie die Situation schildern, in der Sie das zuletzt so intensiv empfunden haben? … Erlauben Sie sich jetzt, es sich bequem zu machen, vielleicht die Augen zu schließen. Gestatten Sie sich dann, sich selbst wichtig zu nehmen und sich alle Aufmerksamkeit zu schenken. Was für eine Situation war das?«

Fokussierung, Pacing depressiver Gefühle und Wahrnehmungen

> Ther.: »Erlauben Sie sich jetzt, diese Gefühle wahrzunehmen, so als würden Sie sich gestatten, noch einmal in diese Situationen hineinzugehen…
> Und was bemerken Sie körperlich dabei? …
> Und wenn Sie das jetzt ganz genau wahrnehmen und sich gut erinnern können, dann erlauben Sie sich, es zu beschreiben … die Augen können geschlossen bleiben … «

Wichtig ist, alles was ausgedrückt wird, verständnisvoll, einfühlsam und mit den Worten der Patientin oder des Patienten zu wiederholen, um den »Rapport« zu halten (»Pacing«, »Pacing«, »Pacing« – »Leading«).

Leading

> Ther.: »Und nun erlauben Sie sich, etwas Merkwürdiges zu tun. Erlauben Sie sich, sich vorzustellen, Sie könnten ein Kind sehen, dem es ganz genau so geht, das sich genau so fühlt, genau diese Empfindungen hat, sich so traurig fühlt, so erstarrt, fast wie tot, und kaum atmet, und in seiner Haltung nach vornübergebeugt ist!«

Die Formulierungen sollten genau so gewählt werden. »Erlauben Sie sich« ist nicht nur gewährend, sondern impliziert auch, dass die Patientin oder der Patient das kann. »Etwas Merkwürdiges zu tun« beruhigt den kognitiven Verstand der Patientin oder des Patienten, der sich nicht zu wundern braucht, was man nun tun soll. »Sie könnten ein Kind sehen« arbeitet mit dem Prinzip des Als-Ob, was die Einwände des bewussten Verstands reduziert.

> Ther.: »Und seien Sie neugierig, was für ein Kind Ihnen ganz wie von selbst erscheint! Wenn Sie es dann sehen können, schauen Sie es sich erst einmal nur ganz genau an…«

Es ist hier von entscheidender Bedeutung, dass die Therapeutin oder der Therapeut behutsam einen idiodynamischen Prozess aktiviert. Die Patientin oder der Patient stellt sich ein Kind nicht nur vor, sondern ihm »erscheint« ein Kind. Die Formulierung »seien Sie neugierig« fördert genau das. Zusätzlich werden mit der »Dissoziation« die natürlichen Abwehrmechanismen angesprochen (nur schauen, es geschieht einer dritten Person). Dies soll aufrechterhalten werden, da die Patientin oder der Patient sonst leicht in die Kindheitssituation hineingerät und diese assoziiert nacherlebt, was aufgrund emotionaler Überflutung den weiteren Prozess erschweren oder unterbrechen kann.

Mit der Formulierung »schauen Sie es sich erst einmal nur an« werden verschiedene Ziele erreicht. »Nur anschauen« bedeutet noch nicht fühlen, was einen gestuften, sanfteren Zugang zu dem belastenden Ereignis ermöglicht. »Nur« bedeutet zudem, dass noch mehr möglich ist, und bereitet die nachfolgenden Schritte vor.

Im weiteren Verlauf wird die Patientin oder der Patient gebeten, die Situation zu schildern, sich ggf. auch mit dieser assoziativ zu verbinden und mit der Therapeutin oder dem Therapeuten zu sprechen. Dieser verbalisiert alles aus der Beobachterperspektive, auch vermutete zugehörige Gefühle, neben Trauer ggf. Wut, und fördert damit eine Affektdifferenzierung. Die Rückkopplung erfolgt durch »ideomotorische Signale« (einfaches Nicken oder ggf. zuvor vereinbarte Fingersignale).

Ther.: »Und das Kind kann seine Trauer noch nicht mal zeigen, denn da sitzt schon die Mutter/der Vater und weint…«
Pat. nickt.
Ther.: »Und da hat man auch Grund, wütend zu sein, und auch das kann man nicht zeigen. Da sitzt man dann wie regungslos und ist nur noch erstarrt und hat keine Ahnung, wohin man sich bewegen soll …«
Pat. nickt, weint.
Ther.: »Und das ist schlimm, das ist richtig schlimm!«
Pat. nickt, weint.

Wesentlich ist hierbei, die Patientin oder den Patienten zu begleiten und Verständnis für sich selbst zu induzieren, um nachzuholen, was noch nicht erlebt wurde: die schlimme Erfahrung wird wahrgenommen, gewürdigt, verbalisiert und verstanden. Dies ist gerade für depressive Patientinnen und Patienten wichtig, denn ihre Gefühle werden von der Umwelt und von ihnen selbst oft als unpassend, unberechtigt, als Unzulänglichkeit und Überempfindlichkeit gedeutet (in ihrem Ausmaß passen sie allerdings tatsächlich oft nicht zur aktuellen Auslösesituation, jedoch zum damaligen »kindlichen« Erleben sehr wohl).

Ther.: »Und es ist wichtig, dass man weiß, Deine Gefühle sind richtig, Deine Gefühle sind völlig angemessen. Du fühlst genau das, was andere Kinder auch fühlen würden. Das Problem sind die Erwachsenen, die nicht in der Lage waren, mit der entstandenen Situation angemessen umzugehen. Und wie soll es einem da anders gehen, als verwirrt und wie erstarrt … denn damit ist jedes Kind überfordert.«
Pat. nickt, weint.

Das Verhalten des Kindes wird hier als völlig normal und nachvollziehbar beschrieben. Die Erkenntnis, du bist und reagierst normal wie andere auch, wirkt v. a. Scham- und Schuldgefühlen entgegen.

Im weiteren Prozess kann das noch vertieft werden, indem die Verhaltensweisen der Erwachsenen als »Sauerei«, »überhaupt nicht in Ordnung«, »Straftat« etc. bewertet werden, um den Kontext zu (er)klären und ggf. auch Wutgefühle zu »erlauben«.

Erst anschließend werden Ressourcen (z. B. die Patientin oder der Patient als erwachsene Person, quasi als Elternteil für sich selbst) in die Situation hinein geholt und damit eine entlastende, tröstliche Erfahrung ermöglicht und die Fähigkeit zur Selbstfürsorge gefördert.

> Ther.: »Und wenn Sie jetzt dem siebenjährigen Mädchen bzw. Jungen etwas mitteilen könnten, was würden Sie ihr bzw. ihm sagen wollen? … Und wenn Sie das dem Mädchen bzw. Jungen gesagt haben, wie ist das dann für einen als Siebenjährige, wenn man das gesagt bekommt? … Was ändert sich dann für die Siebenjährige bzw. den Siebenjährigen?«

Im Folgenden wird überprüft, ob sich bei dem Kind die gewünschten Veränderungen (z. B. Trost, Beruhigung) ergeben. Ist dies der Fall, wird die Patientin oder der Patient therapeutisch begleitet, sich mit dem Kind zu assoziieren, die Veränderung emotional zu erleben.

Zum Abschluss und während der »Reorientierung« werden die Veränderungen (Gefühle sind ok/es gibt Hilfe, Trost, Erklärung) auf der emotionalen und der Verhaltensebene mit dem eigenen Alltag verknüpft.

> Ther.: »Und es ist gut, sich in Zukunft daran zu erinnern, dass es einen guten Grund für die eigenen Gefühle gibt, dass man auch wütend sein darf, dass man sich fragen kann, was brauchst Du, damit es Dir besser geht? … Denn es ist gut zu wissen, Du darfst sagen: So will ich das nicht. Und zu wissen, Du darfst handeln. Du darfst sagen, was Du brauchst.«

Beendigung:
Möglichkeit bieten, die Sitzung zu reflektieren. Raum geben für die biografischen Ereignisse und Verbindungen zum heutigen Alltag.

Ausführliche Beschreibung des Therapieprozesses siehe Onlinematerialien, Arbeitsblatt 15 und Karteikarte 16.

6.5 Ballonfahrt – Aufbaumodul

Claudia Wilhem-Gößling

Zeitpunkt:
In der Mitte oder im zweiten Drittel der Therapie (Erweiterung des »Basismoduls« ▶ Kap. 5.1)

Thema:
Verständnis depressiogener Zusammenhänge und Muster: Erkennen, in welchen Situationen Selbstabwertung und Selbsthemmung auftreten; erkennen interaktiver Muster mit wichtigen Beziehungspersonen und was unternommen wird, um die

Bindung oder das eigene Ideal-Bild (z. B. Altruismus, Unabhängigkeit) aufrecht zu erhalten. Unangenehme, bzw. unliebsame Gefühle, Gedanken, Impulse können depressiv »abgewehrt« werden. Diese haben häufig aggressive/distanzierende Inhalte, die sich auf eine wichtige Beziehungsperson richten, von der sich die Patientin oder der Patient abhängig fühlt und die daher unterdrückt werden.

Indikation:
Wenn nach Abklingen der depressiven Symptome über einzelne »Rückfälle« berichtet wird oder die Symptomatik wieder zunimmt. Generell, um eine bessere Übersicht zu gewinnen und in einer wertfreien Beobachterperspektive auf das eigene Leben, den Lebensraum, die sozialen Bezüge und/oder auf eine aktuelle Auslösesituation zu schauen und in der Folge mehr Klarheit über (weitere) depressiogene Zusammenhänge zu gewinnen.

Verwendete Techniken:
Individuelle Anpassungen durch Einbindung von aus der Anamnese bekannten sowie am Anfang der Sitzung explorierten Inhalten; »Dissoziative Trance«, »Teilearbeit« mit Einführen einer Beobachterperspektive; »Pendeln« zwischen Ressource und Belastung.

Ziele:
Klarifizierung von Auslösesituation und Erkennen von depressiogenen Mustern sowie Akzeptanz der aktuellen Situation, der eigenen Gefühle (»Es ist wie es ist!«) sowie eine Würdigung bisheriger Lösungsversuche (»Ich kann hinter meinem Verhalten meine große Sehnsucht nach Harmonie erkennen.«). Überblick über die eigene Lebenssituation gewinnen, relevante Problematik wahrnehmen, unliebsame Affekte annehmen, ggf. Ambivalenzen aushalten (»Ich erkenne, dass ich mich so verausgabe, um von allen gemocht zu werden.«). Einflechten der »Pendeltechnik«, auch um zu vermitteln, dass der Aufmerksamkeits-Fokus veränderbar ist. Gleichzeitig wird durch das »Hin-und-Her-Pendeln« zwischen depressiver/belastender Situation und Ressource (Ruhe-Bild, weiter Blick, Abstand) erlebbar gemacht, dass die wahrgenommene Belastung dabei in aller Regel abnimmt.

Hinweise zur therapeutischen Haltung:
Neben den Ericksonschen Techniken werden (indirekt) psychodynamische Aspekte der depressiven Persönlichkeitsstruktur einbezogen: Neben dem sehr strengen Über-Ich ist dies eine hohe Trennungssensibilität bei gleichzeitig großer Bindungsbedürftigkeit. Depressionen werden daher oft durch Themen, die mit (befürchteter) Trennung und Verlust einhergehen, ausgelöst. Während der Hypnose wird zudem vermittelt, dass es nicht darum geht, direkt etwas verändern zu müssen, sondern erst einmal einen wertfreien Überblick und ein vertieftes Verständnis der eigenen Situation und tieferen Beweggründe zu erlangen.

Theoretischer Hintergrund:
Unerwünschte Gefühle, Gedanken, Impulse (z. B. Neid, Wut, Aggressionen, sich abhängig fühlen) gehören i. d. R. zur (ungeliebten) »Schattenseite« und laufen Über-

Ich Anforderungen zuwider. Sie reflektieren intrapsychische Konflikte (bei depressiv reagierenden Menschen sind dies häufig Autonomie vs. Abhängigkeit und Selbstwert vs. Objektwert – diese lassen sich hypnotherapeutisch auch durch eine »Teilearbeit« erhellen). Diese i. d. R. unbewussten Konflikte gehen oft mit der Angst einher, eine wichtige Person (»Objekt«), von der sich die Patientin oder der Patient (i. d. R. ebenfalls unbewusst) abhängig fühlt, zu verlieren. Gemäß den Hypothesen, welche Ich-Struktur (gem. OPD) und welche Verarbeitungsform vorliegt, werden einzelne »Suggestionen« eingestreut (»Hypnotherapeutische Einstreutechnik« ► Kap. 3.3 und Onlinematerialien, Arbeitsblatt 1).

Durchführung und zeitlicher Ablauf

Dauer der Trance ca. 30–35 Minuten.

Anfang der Sitzung

Allgemeine Eröffnung. Falls depressive Grübelgedanken noch nicht genauer exploriert wurden, empfiehlt sich dies jetzt, da diese eingeflochten werden.

Wird über einzelne depressive »Einbrüche« berichtet (Auslösesituationen), wird exemplarisch die Situation mit der intensivsten Reaktion exploriert, um Hypothesen zu depressiogenen Mustern zu bilden (ohne dies jedoch zu diesem Zeitpunkt schon der Patientin oder dem Patienten gegenüber zu äußern). Es wird zudem eine Überschrift für die Situation gefunden und in der Trance eingesetzt. Bei der darauf bezogenen Pendelübung wird der Fokus dreimal gewechselt, immer endend mit einer Hinwendung zur Ressource.

Erläuterung inkl. der Ziele dieser Sitzung und Überleitung zur Trance, die aus dem »Basismodul« übernommen wird mit folgenden Ergänzungen:

> »Aus dem Ballon können Sie eine Beobachterposition einnehmen und wie in einem Film auf Ihr Leben blicken. Sie können Übersicht gewinnen über die Dinge Ihres Alltags. Aus einer Beobachterperspektive gelingt es leichter, alles wertfrei wahrzunehmen. Was wirkt sich vielleicht ungünstig aus, womit fühlen Sie sich wohl, was oder wer unterstützt Sie? Schließlich können Sie sich die Situation (Überschrift der Situation einfügen, die bei der Exploration geschildert wurde) anschauen und vielleicht etwas sehen, was Ihnen hilft, die depressiven Symptome besser zu verstehen.
>
> Sie können wie nebenbei erleben, wie Sie Ihre Aufmerksamkeit lenken können. Es hilft, schwere Themen in den Blick zu nehmen, diesen aber auch immer wieder in die Weite zu richten. Durch dieses »Hin-und-Her-Pendeln« mildern sich Belastungsgefühle häufig bereits ab.«

Trance-Text

Hier finden sich Auszüge der »Suggestionen«, die sich nur auf das »Aufbaumodul« beziehen, bitte diese mit dem »Basismodul« (▶ Kap. 5.1) und den Onlinematerialien, Arbeitsblatt 6 und den Karteikarten 4 und 17 kombinieren.

»Die frische Luft einatmen, wie gelöst … frei, atmen und schauen, wie Du Dich langsam der Gegend näherst, in der Du lebst, … und Du siehst am Horizont die Stadt/das Dorf… (entsprechenden Namen einsetzen, wo die Patientin oder der Patient wohnt oder arbeitet), der Ort, an dem Du zuhause bist, auftauchen … und Du näherst Dich diesem Ort … Du kannst dorthin sehen, wo sich Deine Wohnung/Dein Haus befindet. Und dorthin schauen, wo … (individuelle Themen einfügen: Arbeit, Familie, Hobbys, Freunde). Und Du kannst Dir das alles ganz in Ruhe von oben anschauen … alles auf Dich wirken lassen, einfach nur wahrnehmen … Du kannst einen Überblick gewinnen und schauen, wie das ist in Deinem Leben … (in diesem Abschnitt können Sätze eingeflochten werden, in denen die inneren (unbewussten) Konflikte der Patientin oder des Patienten, z. B. das Bedürfnis nach Verbundenheit und nach persönlicher Freiheit, thematisiert werden ▶ Kap. 3.3.1). Was siehst Du? Wofür nimmst Du Dir Zeit? Gibt es genug Wärme? Mit welchen Menschen umgibst Du Dich? Siehst Du etwas, was Dich überrascht? Was Dich neugierig macht? Etwas, was Du so nicht möchtest? Einfach von oben wahrnehmen und in Ruhe schauen … auf diesen Menschen, wie er lebt. Und … kannst Du vielleicht erkennen, was die tieferen Triebfedern sind? Und lasse es einfach so, wie es gerade ist da unten. (Dabei ist es wichtig darauf zu achten und immer mal wieder Suggestionen einzuflechten, wirklich oben zu bleiben und mit Abstand zu beobachten).

Wenn Du magst, kannst Du jetzt ein Fernglas nehmen und ein wenig genauer hinschauen, auf die Situation am … in … (Ort und Überschrift der Auslösesituation einsetzen; ggf., wenn nicht am Wohnort) … und Du kannst jetzt auch diesen Ort aufsuchen, an dem Du … Dabei kannst du auch durch das Dach in die Räume schauen und alles ganz genau betrachten. Schau einfach, auf die bzw. den (Vornamen der Patientin oder des Patienten), wie sie bzw. er … (Überschrift und ggf. kurze Beschreibung der Situation) und schaue einfach, was es zu schauen gibt. Und während Du weiter diese schwebende Aufmerksamkeit einnimmst und von oben einfach durch Dein Fernglas schaust … gibt es da etwas, was Du sehen kannst? Wie ist das bei (Vornamen der Patientin oder des Patienten einfügen)? Wie es diesem Menschen wohl gerade geht, was er gerade fühlen und denken mag? … Immer gut die Höhe halten. Siehst Du von oben etwas, was Du verstehen kannst und so vielleicht vorher noch nicht wahrgenommen hast? Was löst das aus in Dir? … und dann löse Dich davon … und wieder in die Ferne schauen und die Weite genießen … das Blau des Himmels … und das, was gerade besonders angenehm für Dich ist … verweile noch ein wenig in dieser Weite … und dann nimm Dir noch mal Zeit, nach unten zu schauen. Wie ist das mit … (insgesamt dreimal »pendeln«). Beim letzten Durchgang mit folgenden ergänzenden Fragen: Was löst das jetzt in Dir aus? Hat sich etwas verändert? Gibt es vielleicht etwas, was Du diesem Menschen sagen möchtest? … und dann löse Dich davon, so wie man sich von Gedanken lösen kann … lege jetzt das Fernglas aus der Hand und dann lässt Du Deine Augen wieder in die Weite schauen … lasse Deinen Blick wieder frei schweifen bis zum Horizont … Du siehst die milden Farben im warmen Abendlicht. Die Perspektive ändern und in die Weite schauen.«

Kompletter Trancetext siehe Onlinematerialien, Arbeitsblatt 6 und Karteikarte 17.

6.6 Kompetenzerfahrung

Ortwin Meiss, Clemens Krause und Kristina Fuhr

Zeitpunkt:
Ist anwendbar, nachdem hinreichend stabilisierende Maßnahmen eingesetzt wurden und die Patientin oder der Patient ein positives Verhältnis zur Therapeutin oder zum Therapeuten entwickelt hat, sich akzeptiert, wertgeschätzt und verstanden fühlt.

Thema:
Diese Sitzung zielt auf einen zentralen Aspekt der Depression. Die depressive Patientin oder der depressive Patient hat das Gefühl, ihre bzw. seine Handlungen, Entscheidungen und Gefühle nicht beeinflussen zu können. Sie bzw. er vermisst die Erfahrung, dass das eigene Handeln entscheidenden Einfluss auf ihre bzw. seine Befindlichkeit hat. Diese Erfahrung kann man ihr oder ihm nicht durch rationales Argumentieren vermitteln. Die hier angewendete Technik hat zur Folge, dass die Patientin oder der Patient emotional erfährt und körperlich spürt, wie bestimmte Handlungen und Entscheidungen direkten Einfluss auf das eigene emotionale und körperliche Befinden haben.

Indikation:
Kann insbesondere dann angewendet werden, wenn die Patientin oder der Patient beklagt, aus einer beruflichen oder privaten Beziehung nicht gut herausgekommen zu sein. Vor allem Patientinnen und Patienten, die die Ursache für ihre Niedergeschlagenheit in dem Verhalten anderer sehen und sich deren Willkür ausgeliefert fühlen, profitieren von dieser Technik. Häufig haben die Patientinnen und Patienten ihr Selbstwertgefühl durch ihre Entscheidungen, häufig auch ihre Nicht-Entscheidungen und ihr Nicht-Handeln immer weiter vermindert, sind sich dessen aber kaum bewusst, sondern glauben, sie seien minderwertig.

Verwendete Techniken:
Die Technik besteht aus zwei Abschnitten. In beiden wird mit Trance gearbeitet. Im ersten Abschnitt beschäftigt sich die Patientin oder der Patient mit seiner oder ihrer depressiven Situation und allem, was dazu gehört. Hier wird für die Patientin oder

den Patienten sehr deutlich der »Als-Ob-Modus« verwendet. Zwischen den beiden Einheiten reorientiert sich die Patientin oder der Patient. Dann startet man den zweiten Durchgang. Die Patientin oder der Patient wird nun zu einem Suchprozess angeregt, wo der Punkt gewesen ist, sich in der belastenden Situation abzugrenzen, sie gegebenenfalls zu beenden oder die Bedingungen, unter denen sie bzw. er sie führt, aktiv zu verändern. Ist der Punkt gefunden, wird sie bzw. er aufgefordert, sich vorzustellen, an dieser Stelle die eigenen Interessen klar und eindeutig zu vertreten. Die Patientinnen und Patienten erleben dann oft einen Energieschub. Sie merken, dass sie aufrecht gehen und ihr Selbstwertgefühl intakt ist.

Ziele:
Über die beiden unterschiedlichen Vorstellungen erlebt die Patientin oder der Patient, wie die eigenen Handlungen und Entscheidungen die emotionale Befindlichkeit und das Selbstwertgefühl beeinflussen. Sie bzw. er macht eine Kompetenzerfahrung in Bezug auf die eigenen Gefühle.

Hinweise zur therapeutischen Haltung:
Keine Besonderheiten.

Theoretischer Hintergrund:
Viele Patientinnen und Patienten sehen keinen Zusammenhang zwischen ihren Gefühlen von Depression, Enttäuschung und Wut auf andere und ihren eigenen Entscheidungen und Handlungen. Dies ist ein entscheidender Grund für die Hoffnungs- und Hilflosigkeit, die die Patientin oder der Patient in Bezug auf ihre bzw. seine Lebensgestaltung zeigt. Sie oder er hat das Gefühl, keinen Einfluss auf die eigene Befindlichkeit zu haben. Es fehlt die Kompetenzerfahrung, dass sie bzw. er selbst die eigene Gefühlswelt steuern kann. Depressive Patientinnen und Patienten sind meist hypersoziale Wesen, die nicht gelernt haben ihre Bedürfnisse zu äußern und ihre Interessen angemessen zu vertreten. Oft sind sie nicht mal in der Lage, diese wahrzunehmen. Sie neigen dazu, zurückzustecken und faule Kompromisse zu machen, bei denen sie den Kürzeren ziehen, bzw. glauben durch Wohlverhalten und das Erfüllen der Bedürfnisse der anderen, Anerkennung und Wertschätzung zu bekommen. Dies führt langfristig dazu, dass sie in ihren Beziehungen »Minusgeschäfte« machen, was sie wütend werden lässt, sie letztendlich deprimiert und ihr Selbstwertgefühl ruiniert. Die Patientin oder der Patient sieht dann oft in dem Verhalten ihrer bzw. seiner Umwelt die Ursache für ihre oder seine Depression, beklagt sich über diese, sieht aber die eigenen Anteile nicht und nimmt auch nicht wahr, welche Möglichkeiten es gibt, die Situationen und Beziehungen anders zu gestalten.
Die hier vorgestellte Technik führt hin zu einer Kompetenzerfahrung: »Deine Handlungen und Deine Entscheidungen bestimmen, wie Du Dich langfristig fühlst. Deine Depression ist das Ergebnis Deiner Handlungen und Deiner Entscheidungen, die Du getroffen hast.«
McCullough (2006) betont, dass es entscheidend für einen therapeutischen Fortschritt ist, dass die depressive Patientin oder der depressive Patient den Zusammenhang zwischen der eigenen Lebensführung und den Entscheidungen herstellen

kann und realisiert, dass depressive Gefühle nicht fremdbestimmt sind, sondern Folge ihrer bzw. seiner gegen die eigenen Bedürfnisse und Interessen gerichteten Handlungen. Eine rein kognitive Erkenntnis wird in diesem Verfahren durch eine emotional nachvollziehbare Erfahrung ergänzt. Das folgende hypnotherapeutische Vorgehen ermöglicht es, diese Erfahrung entstehen zu lassen.

Hinweise zur Durchführung:
Es empfiehlt sich, in der »Biografie-Arbeit« vor der Hypnose konkret eine Situation festzulegen, die genauer angeschaut und ggf. imaginativ verändert werden soll. Sollten dann während des dialogischen Vorgehens andere belastende Situationen auftauchen, diese begrenzen (z. B.: »Ok, das kann später auch noch wichtig werden, lassen Sie uns jetzt erst einmal bei der Ausgangssituation bleiben – wie war das noch?«)
Möglich ist auch, im Sinne einer »Affektkette« vorzugehen (mehrere »Affektbrücken«). Von einer für die depressive Symptomatik relevanten aktuellen Belastung ausgehend erfragen, wann es davor schon mal so ähnlich war – (»Ah ja, ok, was war zu der Zeit los? Wenn Sie noch weiter zurückgehen? Und davor?«). Die früheste Erinnerung eignet sich oft am besten, um eine »Einstellungs-Korrektur« in Hypnose vorzunehmen. Dafür braucht man allerdings oft eine darauf bezogene Vorbereitung.

Durchführung der Sitzung (Textbeispiel) und zeitlicher Ablauf

Fünf Minuten zu Beginn der Sitzung können genutzt werden, um Aktuelles zu klären. Die Vorbereitung der Trance nimmt ca. fünf Minuten in Anspruch. Die Trancen lassen sich in der Regel innerhalb von zwei Mal zehn Minuten vollziehen. Die Patientin oder den Patienten dabei nicht zu lang, aber auch nicht zu kurz in den negativen Gefühlen halten. Die zweite Trance darf ggf. dann länger sein. Je fünf Minuten werden zur Nachbesprechung der einzelnen Einheiten genutzt.

Fallbeispiel zur Durchführung siehe Onlinematerialien, Arbeitsblatt 16.

Vorbereitung der Trance

Ablauf erklären:

> »Wir machen zwei Trance-Durchgänge, und ich möchte Sie schon darauf vorbereiten, dass es sein kann, dass die Gefühle, die sich bei dem ersten Durchgang entwickeln, keine angenehmen Gefühle sind. Das wird sich aber dann in dem zweiten Durchgang ändern. Ist das in Ordnung, wenn wir so arbeiten?«

Dann wird zunächst im Dialog die jeweilige Situation genauer exploriert. Was war damals los? Wie erging es der Patientin oder dem Patienten? Was waren ihre bzw. seine Gefühle dabei?

1. Tranceerfahrung

Als nächstes wird eine Trance eingeleitet, bei der die Patientin oder der Patient aufgefordert wird, sich an diese jeweilige Situation zu erinnern, wahrzunehmen und zu beschreiben, was sie oder er erlebt und fühlt. Es geht darum, das Erleben der belastenden Situation nochmals direkt erfahrbar zu machen.

Im ersten Durchgang arbeitet man mit der Vorstellung, dass die Patientin oder der Patient noch mehr faule Kompromisse macht, noch mehr die eigenen Bedürfnisse zurückstellt oder noch mehr Entscheidungen gegen die eigene Person trifft. Dies wird entsprechend vorher erläutert und eingeführt und es wird eine Zustimmung der Patientin oder des Patienten dazu eingeholt. Manchmal kann es hilfreich sein, zu untersuchen, wodurch die depressive Stimmung entsteht und wie sie aufrechterhalten wird. Dafür ist es günstig anzunehmen, dass die Patientin oder der Patient diese Stimmung selbst erzeugt. Das ist bewusst natürlich so nicht der Fall. Während der Trance wird die Patientin oder der Patient immer wieder gefragt, wie sie bzw. er sich fühlen würde. Die Sequenz wird so lange fortgesetzt, bis die Patientin oder der Patient sehr genau spürt, wohin sie oder ihn die faulen Kompromisse und Entscheidungen gegen die eigene Person bringen. Das Selbstwertgefühl ist oft auf einem Nullpunkt. Nach individueller Erfordernis wäre es günstig, eine Beobachterperspektive einzuführen, z. B. mit einer »Kinotechnik«: Patientin oder Patient wird nur angeleitet zu sehen, evtl. zu hören – nicht aber zu spüren, wie es einer Person geht, die so handelt.

Nach der ersten Tranceerfahrung wird die Patientin oder der Patient reorientiert. Es empfiehlt sich, sie oder ihn aufzufordern, aufzustehen und sich zu schütteln, um aus dem negativen emotionalen Zustand wieder herauszukommen.

Kurze Nachbesprechung.

2. Tranceerfahrung

Ther.: »Ok, dann machen wir jetzt den zweiten Durchgang, und dann schauen wir mal, was Sie da erleben, und ich kann Ihnen garantieren, dass es diesmal angenehmer wird.«

Danach wird die zweite Trance eingeleitet. Beim zweiten Durchgang geht es darum, einen Ausweg, eine Alternative aus der belastenden Situation zu finden.

Wichtig ist dabei, sich auch innerhalb der Trance immer wieder von der Patientin oder vom Patienten rückmelden zu lassen, was sie oder er gerade wahrnimmt, was gerade abläuft. Dafür können einfache Fragen gestellt werden, ohne dass die Patientin oder der Patient die Trance für sich beendet.

Z. B.: Ther.: »Und wie haben Sie reagiert? Und wie fühlt es sich an?« Das positive Empfinden der Patientin oder des Patienten, in der Situation anders zu handeln, wird verstärkt und wiederholt.

Ther.: »Prima, und dann erlauben Sie sich, mit diesem Gefühl hierher zurück zu kommen, zurück in diesen Raum.«

Nachbesprechung

Meist ist die Patientin oder der Patient überrascht über die Energie und Kraft, die sie bzw. er plötzlich verspürt. Manche Patientinnen und Patienten sprechen von einer Art Energieflash, den sie erleben. Manchmal entstehen Trauergefühle über die vergebenen Chancen, die man gehabt hat, das Leben anders zu gestalten. Dem sollte Raum gegeben werden. Manche Patientinnen und Patienten merken, was sie sich angetan haben, und dass die Wut auf den Beziehungspartner oder die Beziehungspartnerin nicht da wäre, wenn sie sich rechtzeitig abgegrenzt hätten. Das hilft ihnen meistens, sich leichter von dieser bzw. diesem zu lösen und unbeglichene Rechnungen zu streichen. In seltenen Fällen entsteht Wut auf sich selbst, dann sollte man die Patientin oder den Patienten darauf aufmerksam machen, dass es einen guten Grund gibt, warum sie oder er solche schlechten Kompromisse gemacht hat, oft, weil sie oder er schon in der Kindheit gelernt hat, zurückzustecken. Sie bzw. er sollte dann animiert werden, in Zukunft die eigenen Interessen besser zu vertreten.

Ende der Sitzung

Verabschiedung, Terminvereinbarung für nächste Sitzung.

Siehe Onlinematerialien, Arbeitsblatt 16 und Karteikarte 18.

6.7 Stellvertreter-Technik

Ortwin Meiss, Clemens Krause und Kristina Fuhr

Indikation:
Depressive Patientinnen und Patienten sind – ähnlich wie psychosomatische Patientinnen und Patienten – »Zwängler«, viele Angst- oder Panikpatientinnen und Panikpatienten sind oft nicht in der Lage, genau zu beschreiben, was in ihrem Leben nicht in Ordnung ist. Oft sind ihnen die Schieflagen und Ungleichgewichte in ihrem Leben nicht oder nur halb bewusst. So haben sich viele Patientinnen und Patienten an ihre Situation gewöhnt, bzw. die negativen Veränderungen haben sich schleichend und jenseits bewusster Wahrnehmung entwickelt. Oft stehen körperliche Probleme im Vordergrund, für die sich kein die Symptome ausreichend erklärendes, organpathologisches Korrelat findet. Nach ICD-10 (World Health Organisation 1993) passen diese Ausdrucksformen depressiver Störungen, bei denen nicht die psychischen, sondern die körperlichen Symptome im Vordergrund stehen, am besten zu den Diagnosen der Gruppe F45, somatoforme Störungen. Das ICD-11 (World Health Organisation 2019/2021) fasst diese recht große Gruppe als »Körperliche Belastungsstörungen« (ICD-11-Code: 6C20 Bodily distress disorder) zu-

sammen. In älterer Literatur wird häufig und im Grunde treffender von lavierter, also versteckter Depression gesprochen. Manche Patientinnen und Patienten sind zudem unbewusst motiviert, ihre psychosoziale Situation zu beschönigen bzw. gar nicht erst wahrzunehmen, um wichtige Beziehungen nicht zu gefährden und Veränderungen, die ihnen Angst machen, nicht vollziehen zu müssen. Hierin drückt sich die bereits beschriebene abhängige Beziehungsgestaltung aus, die den Menschen nicht immer bewusst ist.

Verwendete Techniken:
Die folgende Technik stützt sich auf einen zentralen Aspekt hypnotherapeutischen Vorgehens, der »Idiodynamik«. Idiodynamische Prozesse entwickeln sich für das Bewusstsein der Patientin oder des Patienten wie von selbst ohne ihr bzw. sein bewusstes Zutun. Tatsächlich erlebt das Bewusstsein der Patientin oder des Patienten das Aufsteigen der inneren Bilder und anderen Assoziationen als überraschend und fremdartig. In der Hypnotherapie wird dem Unbewussten die Gelegenheit gegeben, ein Bild zu der psychosozialen Situation der Patientin oder des Patienten zu entwickeln. Gleichfalls nutzt die Technik die Fähigkeit des Unbewussten, psychische Inhalte so weit zu entfremden, dass sie die bewusste Kontrolle passieren und für den bewussten Verstand akzeptabel sind. Da es sich oft um aus dem Bewusstsein gedrängte Themen handelt, welche die Patientin oder der Patient auf meist ebenfalls unbewusster Ebene glaubt oder fürchtet, nicht ertragen oder bewältigen zu können, ist durch die »Stellvertreter-Technik« eine symbolische Repräsentation der Problematik ein hilfreicher Zwischenschritt, um die Problematik der Patientin oder des Patienten zu explorieren. Auch hier findet der Patient selbst Bedeutungen und psychologische Hintergründe für seine Störung.
Die Technik muss bei schwacher Ich-Struktur und bestehender Schwierigkeit, den inneren Phantasieraum hilfreich zu nutzen, adaptiert werden.[17]

Hinweise zur therapeutischen Haltung:
Keine Besonderheiten.

Beschreibung:
Das Vorgehen führt die Patientin oder den Patienten in eine »Beobachterperspektive«, regt sie oder ihn an, durch die »Stellvertreter-Technik« ein Symbol für sich selbst zu finden, und ermöglicht ihr bzw. ihm so auf indirekte Weise, ihre bzw. seine Probleme und sich selbst von außen zu betrachten. Je problematischer das Thema erscheint, das im Hintergrund liegt, desto wichtiger ist es, die Thematik der Patientin oder des Patienten möglichst verfremdet zu Tage treten zu lassen, es ist dann also sinnvoll, statt einer Person (Kind) ein Tier oder ein Wesen (ggf. Phantasiewesen)

17 Bei Menschen mit mäßig bis geringer Ich-Struktur gemäß OPD und Depressionen infolge traumatischer Erfahrungen sind »Konfusionstechniken« genauso wie das Vertrauen darauf, dass schon etwas Hilfreiches auftaucht, meist nicht möglich. Verständnis der Situation entwickelt sich eher nicht von allein, sondern muss von der Therapeutin oder dem Therapeuten z. B. durch Nachfragen und durch Beispiele günstiger Lösungsmöglichkeiten, Symbole oder Handlungsalternativen unterstützt werden.

zu nehmen. Eine andere Metapher, die sich für die Diagnostik depressiver Problematiken eignet, ist die »Landschafts-Metapher«. Sie ist besonders dann geeignet, wenn die Patientin oder der Patient ohnehin schon landschaftsähnliche Metaphern zur Beschreibung der eigenen Situation verwendet. (Z. B.: »Ich befinde mich in einem Loch, wie im Nebel, auf wackligem Boden, wie auf Treibsand, habe einen Berg vor mir, mir liegen Steine im Weg.«)
Die Arbeit mit der »Landschafts-Metapher« umgeht noch stärker als die »Stellvertreter-Technik« die bewusste, kognitive Kontrolle und die festgefahrenen Einstellungen und Glaubenssysteme der Patientin oder des Patienten.

Durchführung

1. Nach der Aktivierung einer leichten Trance (Fokussierung auf das Symptom) leitet die Therapeutin oder der Therapeut die Patientin oder den Patienten an, sich jemanden vorzustellen, der sich genau so fühlt, genau diese Störung hat, und bittet sie bzw. ihn, diese Person/dieses Tier/dieses Wesen von außen zu sehen. »Ich möchte, dass Sie etwas Merkwürdiges tun. Ich möchte, dass Sie sich erlauben, sich vorzustellen, Sie könnten ein Wesen oder ein Tier sehen, dem es ganz genauso geht, das sich genauso fühlt, das genau das gleiche Symptom hat. Und seien Sie neugierig, was Ihnen ganz von selbst erscheint. Und wenn Sie es sehen können, dann schauen Sie es sich erst einmal nur an, in der Körperhaltung, den Bewegungen, vielleicht in Gestik und Mimik.«
   Alternative: sich eine Landschaft vorzustellen, die genau zu der Störung, die die Patientin oder der Patient hat, passt. (Wieder mit einer Beschreibung aus der Beobachterperspektive beginnen.) »Was ist das für eine Landschaft? Wie sieht sie aus?«
   Kommentar zu den Formulierungen: Die gewählten Formulierungen wurden mit Bedacht gewählt und haben die Absicht, den Widerstand gegen das Verfahren zu reduzieren, die Überzeugung zu umgehen, dass man ohnehin nichts hinbekommt, und eine Erwartung zu schaffen, dass sich von selbst etwas zeigen wird. Hier im Detail:
   »Ich möchte, dass Sie etwas Merkwürdiges tun!« Die Formulierung fokussiert auf das Kommende (da kommt etwas Besonderes) und reduziert Widerstand gegen das Verfahren (das ist merkwürdig), gleichzeitig hat »merkwürdig« eine Doppelbedeutung (würdig zu merken).
   »Dass Sie sich erlauben…« ist eine gewährende, großzügige Formulierung und impliziert, dass man es kann, man braucht es sich nur zu erlauben.
   »Sie könnten« nutzt den Konjunktiv und das Prinzip des Als-Ob.
   »Ein Wesen oder ein Tier« produziert eine Scheinalternative.
   »Seien Sie neugierig, was Ihnen ganz von selbst erscheint!« unterstellt einen idiodynamischen Prozess.
   »Erst einmal nur …« impliziert, dass noch mehr möglich ist und reduziert mit einem Verbot (sich mehr anzuschauen) den Widerstand und lenkt ab von Bedenken, ob man in der Lage sein wird, etwas zu sehen.

2. Dann fragt man nach den Gefühlen und dem Befinden dieser Person/dieses Wesens/dieses Tieres: »Wenn Sie wüssten, was mit dieser Person/diesem Tier los ist, was sie bzw. es fühlt, wie es ihr bzw. ihm geht; Was ist ihr bzw. sein Problem?« Interessanterweise können die Patientinnen und Patienten genau angeben, wie es der Person/dem Wesen/dem Tier geht und was es fühlt. Oft wissen sie auch genau, was das Problem ist. Das Vorgehen hat dabei den Vorteil, dass die Patientin oder der Patient die Aussagen nicht direkt auf sich beziehen muss.
   Dann fragt man nach den Eigenschaften der Landschaft: »Was ist das Besondere an dieser Landschaft? Was fehlt ihr, woran mangelt es?«
3. Schließlich erfragt man: »Was fehlt dieser Person/diesem Wesen/diesem Tier und was bräuchte sie bzw. es, damit sie bzw. es ihr bzw. sein Problem lösen kann? Was müsste sich ändern? Was könnte sie bzw. es tun? Wie könnten die Veränderungen stattfinden?«
   Das weitere Vorgehen eignet sich, um eine konkrete Vorstellung darüber zu entwickeln, was der Patientin oder dem Patienten bei der Lösung ihres bzw. seines Problems helfen kann, und um ihr bzw. ihm das Wissen über die Lösbarkeit des Problems zur Verfügung zu stellen. Man entwickelt dabei die Vorstellung eines Wesens/einer Person, welche/s die Ressourcen zur Verfügung hat, die der Patientin oder dem Patienten fehlen.
   Lebewesen in die Landschaft einfügen: »Wenn ein Lebewesen da leben würde, was für eins wird sichtbar. Wie geht es ihm? Wenn ein Mensch da leben müsste, wie geht es dem? Was müsste sich ändern?«
4. Man leitet die Patientin oder den Patienten an, sich jetzt jemanden vorzustellen, die oder der die Störung niemals bekommen könnte und zu dem diese Störung überhaupt nicht passt. Wieder mit einer Beschreibung des Verhaltens und des Ausdrucks beginnen.
5. Dann fragen: »Was ist das für ein Mensch/ein Wesen/ein Tier? Welche Eigenschaften und Einstellungen hat er bzw. sie bzw. es? Wie lebt er bzw. sie bzw. es? Welches Verhältnis hat er bzw. sie bzw. es zu sich und zu anderen Menschen?«
6. Identifikation mit dieser Person anregen: »Wenn man so lebt, wie fühlt man sich? Wo genau spürt man diese Gefühle. Was für ein Lebensgefühl ist das?«
   Über die oben beschriebenen Fragen erhält man oft präzise Auskünfte über das, was sich bei einer Patientin oder einem Patienten ändern muss, damit sie bzw. er frei von den Symptomen und Störungen wird.
   Das dargestellte Verfahren beruht auf dem Spiegeleffekt. Eine Information, die ein System nicht mehr erkennen kann, wird durch die Nutzung der Beobachterperspektive erkennbar.
   Ein weiterer Schritt besteht darin, das »Ressourcenwesen« als Ratgeber zu nutzen.
7. Positionswechsel: »Und wenn man jetzt aus den Augen, aus der Perspektive, aus dem Blickwinkel dieses »Ressourcenwesens« auf die Person/das Wesen/das Tier schaut, welche/s das Problem hat, was würde man über die Person/das Wesen/das Tier denken, die bzw. das man da sieht? Welchen Ratschlag würde man geben? Was müsste sich da ändern?«

Fallbeispiel zur Durchführung siehe Onlinematerialien, Arbeitsblatt 17 und Karteikarte 19.

6.8 Der »Genug-Ort«

Claudia Wilhelm-Gößling

Zeitpunkt:
Etwa ab der Mitte der Therapie

Thema:
Erfahrung eines prinzipiellen Gefühls des Genügens (»Ich habe alles, was ich brauche!«, »Ich genüge so, wie ich bin!«, »Ich fühle mich wertvoll genug im Hier und Jetzt!«) mit Selbstakzeptanz der persönlichen Eigenarten, des eigenen Wesens und Wertes; die Intervention zielt darauf ab, das bei Depressiven regelmäßig vorhandene, äußerst strenge Über-Ich abzumildern. (Es zeigt sich mit den typischen antreibenden Grübelgedanken: »Du bist nicht gut genug!«, »Du musst noch mehr leisten!«, »Die anderen können es viel besser als du!« oder Selbstentwertungen, wenn den Über-Ich-Anforderungen nicht entsprochen wird (wie z. B. »Du schaffst ja wieder mal gar nichts!«).
Thematisch geht es um Selbstwert, Selbstakzeptanz, besonders wenn im Hintergrund Versagensängste und Scham spürbar sind: Scham, dem Ich-Ideal nicht zu entsprechen, wenig Fehlertoleranz, Perfektionismus und daher Streben nach immer mehr, was zu dem depressionstypischen Kreislauf mit Erschöpfung der Ich-Funktionen führen kann (etwaige Erfolge werden als selbstverständlich kaum gratifiziert, das Geleistete als »nie genug« angesehen und daher wenig beachtet).

Theoretischer Hintergrund:
Psychodynamisches Erklärungsmodell (nach dem Drei-Instanzen-Modell von Freud): Das Ich droht von dem rigiden, strengen, oft übermächtigen Über-Ich und den von diesem nicht akzeptierten Strebungen des Es unterdrückt zu werden (► Kap. 3.3 und Mentzos 2011)

Indikation:
Bei allen Selbstwertthemen; wenn niederdrückende innere und äußere Anforderungen oder entsprechende negative (selbstabwertende) Kognitionen/Glaubenssätze wiederholt berichtet werden. Besonders geeignet bei depressiven Erschöpfungszuständen und Perfektionismus.
Das Modul eignet sich auch als »Selbsthypnose«: Die Patientinnen und Patienten werden, nachdem sie diese Trance einmal in der Therapie erfahren haben, dazu angeleitet, den »Genug-Ort« mit »Selbsthypnose« wiederholt aufzusuchen, um Über-Ich-geleitete negative Kognitionen abzuschirmen und diese ggf. auch selbst weiter zu verändern (oder dies in der Therapie anzusprechen). Insofern empfiehlt es sich, die Hypnose aufzunehmen und der Patientin oder dem Patienten als Audio-Datei zur Verfügung zu stellen. Alternativ kann der »Genug-Ort« auch mit einer der bereits vorgestellten »Selbsthypnose-Anleitungen« kombiniert werden (► Kap. 5.9 und ► Kap. 6.1).

Verwendete Techniken:
»Tranceinduktion« mit »Einflechten« von spezifischen Formulierungen, die auf das Thema »Genug« einstimmen, und Verankerung des »Genug-Ortes« mit einer »Fraktionierung« der Trance am Ende. Individuelle Anpassung durch Einbindung von aus der Anamnese bekannten, am Anfang der Sitzung explorierten und am Ende während der »Fraktionierung« der Trance berichteten Inhalten. Anwendung von Metaphern.

Ziele:
Die »Genug-Ort-Trance« zielt darauf ab, Zufriedenheit und ein Gefühl von Erfüllung zu empfinden und zielt damit auf die immer vorhandene Möglichkeit, sich selbst (so wie man ist, mit allen Fehlern und Schwächen) ohne Bewertung akzeptieren zu können. Der Aufbau der »Genug-Ort-Trance« orientiert sich an der Struktur des »Sicheren Ortes«. Den inneren »Genug-Ort« zu kennen und wahrnehmen zu können, kann unabhängiger machen von äußeren Einflüssen und äußeren Anforderungen. Wichtiger ist oft noch, dass die bei depressiv strukturierten Menschen vorhandenen strengen Anforderungen des Über-Ichs bzw. des Ich-Ideals und damit der Perfektionismus beim Aufsuchen des »Genug-Ortes« zunächst abgeschirmt werden und ein milder werden des Über-Ichs gefördert wird.
Eingeflochten in die Trance wird ein antidepressiver Selbstdialog, der sich in der Struktur an den o. g. antreibenden, abwertenden Selbstdialog anlehnt. Hierbei wird von der »Sie-Form« in die »Du-Form« gewechselt. Diese kann in der weiteren Trance beibehalten werden, um generell auf günstigere Selbstinstruktionen hinzuwirken.

Hinweise zur therapeutischen Haltung:
Neben den üblichen Ericksonschen Techniken werden die psychodynamischen Aspekte der drei Instanzen des Ichs als Hintergrunderklärung einbezogen (► Kap. 3.3).

Durchführung und zeitlicher Ablauf

Anfang der Sitzung

Nach der kurzen »Anwärmphase« werden Themen beispielsweise des »inneren Antreibers« (»Schneller – höher – weiter«, »Das reicht nicht«, »Du musst noch mehr schaffen«) oder des »inneren Richters« (»Du verdienst das nicht«, »Das genügt so nicht«, »Du bist ungerecht, ein schlechter Mensch, ein Versager … «), die in den vorangegangenen Sitzungen bereits angeklungen sind, vertiefend exploriert.

Beispiel:

> »Sie haben erzählt, dass Sie einen freien Tag brauchten, es aber nicht geschafft haben, Ihre Chefin bzw. Ihren Chef danach zu fragen, und dass es Ihnen in den nächsten Tagen schlecht gegangen ist. Dass Sie keinen Antrieb mehr hatten, sich bei der Arbeit schlecht konzentrieren konnten. Erzählen Sie mir das genauer … Was genau denken Sie dann?«

Je nach Thema könnte die Antwort z. B. lauten: »Du hast schon in den letzten Tagen nicht genug geschafft und getrödelt, den freien Tag kannst du dir jetzt nicht mehr leisten. Du denkst nur an dein Vergnügen. Die Arbeit ist wichtiger. Die Kolleginnen und Kollegen werden denken, du bist faul, wenn du schon wieder einen Tag nicht zur Arbeit kommst. Nicht mal das kriegst du hin.«

Im Anschluss wird exploriert, was sich die Patientin oder der Patient zukünftig wünscht und welche Gedanken sich angenehmer anfühlen würden (dabei realistisch), ggf. werden Anregungen dazu gegeben. Zuletzt wird eine Ressourcensituation erfragt, in der Zufriedenheit empfunden wurde (ggf. wird aus den Erfahrungen der Patientin oder des Patienten ein Beispiel genannt) und was hierfür wichtig war. Beides wird notiert und kann in die Trance an entsprechenden Stellen eingeflochten werden.

Trance

Der komplette Text inkl. eines Beispiels für eine allgemeine Induktion, »Fraktionierung« und Exduktion befindet sich in den Onlinematerialien, Arbeitsblatt 18. Im zweiten Teil der Induktion werden spezifische Formulierungen eingeflochten, die hinsichtlich des Themas »Genug« »Suchprozesse« anregen und dazu überleiten, einen inneren Raum hierfür zu kreieren.

Individuelle Modifikation

Im Arbeitsblatt 18 in den Onlinematerialien für die Genug-Ort-Trance sind die Stellen gekennzeichnet, an denen individuelle Formulierungen, sowie weitere spezifische Informationen darüber, was die Patientin oder der Patient gerne mag (sieht, hört, spürt) und wobei sie bzw. er sich wohl fühlt etc., eingeflochten werden können. Die Trance ist allgemein formuliert und kann ggf. auch unverändert präsentiert werden.

Im Folgenden eine leicht gekürzte Fassung:

> »Einfach so viel einatmen, wie Sie gerade brauchen … und ausatmen. Und wie Sie bemerken können … es ist immer genug Luft für einen tiefen Atemzug da … kann sich Ihr Körper gleichzeitig mit jedem Ausatmen … noch ein Stückchen tiefer entspannen. … Sie brauchen gar nichts Bestimmtes zu tun … Sie können es einfach geschehen lassen, das reicht vollkommen aus, Ihr Organismus weiß schon, wie das geht … und dabei zu merken, wie Sie vom Stuhl gehalten werden … und von der Erde, die Sie einfach immer trägt, ohne dass Sie irgendetwas tun müssen … einfach entspannen … sich tiefer gleiten lassen … so angenehm. …«

Der Genug-Ort

> »Sie können jetzt beginnen, sich Ihrem inneren Erleben noch ein Stück weiter zu öffnen … und sich Ihrem inneren »GENUG« nähern, einem »Genug-Haben« …

einem »Genug-Sein« ... beginnen, das zu empfinden, dieses ganz bestimmte, wohlige Gefühl. ... Vielleicht taucht dabei auch jetzt schon ein Ort auf, ein Ort, der frei ist von Forderungen ... Sie können diesen Ort schon sehen oder jetzt beginnen, ihn sich vorzustellen ... und Sie können ihn kennenlernen ... sich darin einrichten, es sich gemütlich machen, ... einen Ort, an dem Sie zu sich sagen können: Du kannst Dich vollkommen zufrieden fühlen. Es ist gut so, wie es jetzt ist. Du hast alles, was Du brauchst. ... Du kannst ganz bei Dir sein.

Und Du weißt ja, es geht dabei gar nicht um eine absolute Zufriedenheit oder darum, dass dieses Gefühl immer da ist, ... aber es kann gut sein, zu wissen, ... dass so ein Gefühl in Dir ist ... Du es in Dir entstehen und wachsen lassen kannst. ... Dass Du die Fähigkeit hast ... an einen inneren Ort zu gehen, an dem Du tiefe Ruhe, Erfüllung und Zufriedenheit empfindest, an dem nichts Dich treibt, an dem alles da ist, was Du gerade wirklich brauchst.«

Sehen

»Du kannst Dich jetzt erst einmal in Ruhe umschauen, schauen, was alles an diesem Ort zu sehen ist. Was immer Dir angenehm ist ... und wenn etwas fehlt, dann ergänze das ruhig und wenn etwas zu viel ist, kannst Du es einfach ausblenden ... und Du weißt vielleicht, dass sich unsere Augen besonders gut entspannen können, wenn sie in die Weite blicken. Ich sehe ...«

Hören

»Und was kannst Du Schönes hören an diesem Ort? ... Was immer du gerne hören magst ... was du verbindest mit Deinem Genug. ... Du weißt ja, Musik kann Menschen tief berühren ... Und wenn noch etwas fehlt, dann ergänze das ruhig ... und wenn etwas zu viel ist oder vielleicht ein wenig zu laut, dann kannst Du es einfach leiser drehen oder ganz ausschalten. Ich höre ...«

Spüren

»Und wie fühlt sich Dein Körper an diesem Ort an? Was nimmst Du wahr? Ist es bequem genug? ... Einen Geschmack, den Du im Mund empfindest ... Vielleicht steht dort irgendwo frisches klares Quellwasser ... Du weißt ja, Geruch und Geschmack sind eng miteinander verbunden, beeinflussen sich gegenseitig, und ein Wohlgeruch kann ein Wohlgefühl in Deinem Körper vertiefen, ... so angenehm, ... lass Dir ruhig Zeit. Ich spüre ...«

Nutzung der Trance

»Und während du dich nun nochmal umschauen kannst an deinem Genug-Ort ... kannst du diesen Ort in seiner Gesamtheit auf dich wirken lassen ... ändere ruhig, wenn da noch etwas zu ändern ist ... damit du dich rundum zufrieden und erfüllt fühlen kannst: Ich sehe ... Ich höre ... Ich spüre ...

Du kannst dabei bemerken, was du wirklich brauchst, um dieses Gefühl »Es ist genug« zu empfinden – dieses Gefühl, auf angenehme Weise zufrieden und auf allen Ebenen satt zu sein ... genug auf allen Ebenen, um Dich jetzt erfüllt und zufrieden zu fühlen ... und Dir zu sagen: »Ich habe alles was ich brauche.« Wie fühlt sich dieser Zustand bei Dir an? ... Menschen haben die Fähigkeit, zufrieden zu sein und Zufriedenheit ist so ein ruhiger, langfristiger Zustand. ... Menschen können diese Zufriedenheit auskosten. ...

Und ist es nicht so ... Im Augenblick der Zufriedenheit haben Menschen alles, was sie brauchen ... haben genug ... spüren vielleicht ein Genug-Sein. ... Und umgekehrt? ... Sind Menschen erst dann zufrieden, wenn sie genug haben? Wenn sie genug machen? Wenn sie genug schaffen? Und was heißt eigentlich »genug« genau? Genug Wissen? Genug Nahrung? Genug Freunde? Genug Abwechslung? Genug Ruhe? Genug Wärme? Oder vielleicht ... Es reicht! Ich habe genug für heute! Mehr will ich jetzt nicht!

Vielleicht wirst Du beim nächsten Mal, wenn du wieder diese innere Stimme hörst (hier individuelle Formulierungen einfügen), die dich antreibt, die sagt: »Du musst weiterarbeiten ... Du bist zu faul ... Du bist ein Versager ...«, an diesen inneren Ort denken ..., dann kannst Du dieser Stimme Dein »Genug«, dieses ganz bestimmte »Genug«, entgegnen und dich mit diesem inneren Ort verbinden ... dafür kannst Du einen Satz, ein Wort oder ein Symbol finden. ... Was ist es, was Dich verbindet mit Deinem inneren Genug? ... Das kann jetzt schon oder auch erst später deutlich werden. ...«

Fraktionierung, Exploration und erneute Trance mit Verankern

»... genauso, wie es jetzt gut ist ... diesen Ort innerlich verankern ... Du kannst dafür jetzt ein Zeichen für diesen Ort vereinbaren ... z. B. ein Symbol, eine Farbe, eine Melodie, eine Geste oder eine Überschrift ... lass Dir ruhig Zeit, ... um dieses Symbol mit dem Ort, mit dem, was Du siehst, was Du hörst, was Du spürst ... zu verankern, so dass dieses Zeichen Dich jederzeit an diesen Ort zurückführen kann ... sage Dir dieses Zeichen jetzt innerlich noch mal und stelle es Dir genau vor ... während Du noch ein wenig an diesem inneren Ort verweilen kannst ... bevor Du gleich – in Deinem Tempo ... so langsam, wie das für Dich gerade passend ist – wieder auftauchst ... kannst Du Dir klar machen: Wann immer Du möchtest und gerade dann, wenn Du unter Druck stehst, wenn Deine innere Antreiberin bzw. Dein innerer Antreiber, Deine innere Richterin bzw. Dein innerer Richter unerbittlich erscheint, wenn Du denkst, Du seist ein schlechter Mensch ... (hier die typischen selbstabwertenden/antreibenden Gedanken einfügen) ... dann kannst Du Dich an dieses Symbol und an Deinen Genug-Ort (ggf. hier individuelle Formulierungen der Patientin oder des Patienten einfügen) erinnern, an das, was wirklich wichtig für Dich ist ... wie sich das anfühlt und wie wohl Dir das tut ... Du kannst dann einfach für ein paar Momente innehalten, ein paar tiefe Atemzüge nehmen ... und prüfen, muss es wirklich noch mehr sein, damit es genug ist … es gut sein lassen … für heute … sich eine Aufmunterung gönnen, oder eine Pause nehmen, um wieder ganz bei Dir zu sein … morgen ist auch noch ein Tag.«

»Fraktionierung« der Trance mit kurzen Rückmeldungen zum Erleben und zum »Genug-Ort«. Erfragt wird die wichtigste, intensivste Erfahrung der Patientin oder des Patienten, die bzw. der darauf vorbereitet wird, hierzu in Trance einen Satz oder ein Symbol zu finden (Form, Farbe, Melodie o. Ä.). Anschließend wird der »Genug-Ort« erneut in Trance aufgesucht und mit dem Satz oder dem Symbol verankert.

Formale »Reorientierung« anleiten.

Nachbesprechung

Fragen, was besonders wichtig/intensiv war: Ob ein realer oder ein Phantasie-Ort aufgetaucht ist, wann es im Alltag gut sein könnte, an diesen Ort zu denken. Therapeutin oder Therapeut notiert sich die Informationen sowie »VAKOG« der Patientin oder des Patienten zum »Genug-Ort«, um das im Therapieverlauf ggf. aufzugreifen und so zu verstärken. Abschluss der Stunde mit ggf. erneut kurzer Rückmeldung, Hinweisen der Therapeutin oder des Therapeuten etc.

Der komplette Trancetext siehe Onlinematerialien, Arbeitsblatt 18 und Karteikarte 20.

6.9 Interaktionsmuster

Ortwin Meiss, Clemens Krause, Cornelie Schweizer und Kristina Fuhr

Zeitpunkt:
Es empfiehlt sich, diese Sitzung im Mittelteil der Therapie anzuwenden.

Thema:
Depressionsfördernde Interaktionsmuster werden von der Patientin oder dem Patienten erkannt. Daraus können alternative hilfreiche Muster abgeleitet werden, mit denen in Trance probegehandelt wird.

Indikation:
Ist geeignet für Patientinnen und Patienten, deren Beziehungsgestaltung zu unbefriedigenden Beziehungen führt und denen ihre Eigenanteile wenig bewusst sind. Wenn Bedürftigkeit nach einer Sicherheit gebenden Bezugsperson oder die Angst vor Trennung und Streit auslösende Faktoren den Hintergrund für die depressive

Symptomatik darstellen, ist diese Sitzung besonders indiziert. Bei fehlender Ich-Stabilität ist der Tranceteil nur eingeschränkt zu verwenden oder wegzulassen und das ganze Modul dialogisch zu gestalten.

Verwendete Techniken:
Es erfolgt eine »paradoxe Intervention«. Die Patientin oder der Patient wird dazu angeregt nachzudenken, welche Schemata sie oder er zeigen müsste, um eine interaktionelle Beziehung zu verschlechtern, bzw. um mit anderen Personen erneut eine dysfunktionale Beziehung zu etablieren. In einem nächsten Schritt werden alternative Schemata erarbeitet. Es folgt eine formale »Hypnoseinduktion« ohne Trancevertiefung, die einzelnen Elemente werden in der Induktion benannt. Zur Anwendung kommt eine »Altersprogression«. Es gibt dialogische Elemente.

Ziele:
Die Patientin oder der Patient erkennt im Rahmen der Intervention dadurch, dass das eigene Verhalten im »Als-Ob-Modus« durch Übertreibung verdeutlicht wird, eigene Anteile an der Beziehungsgestaltung, die meist Ergebnis fehlgeleiteter Selbstregulationsversuche sind. Dadurch wird klar, dass eigene Symptome und wiederkehrende Schwierigkeiten nicht durch von außen kommende Zumutungen des Schicksals, anderer Menschen oder äußerer Umstände zustande kommen. Die Patientin oder der Patient übernimmt Verantwortung für die Symptome und die beklagten Missstände und sieht sich nicht länger ausschließlich als Opfer widriger Umstände, sondern als aktiv die eigene Situation gestaltend. Alternative, hilfreichere Muster zur Beziehungsgestaltung können entwickelt werden und imaginativ in der Zukunft ausprobiert werden.

Hinweise zur therapeutischen Haltung:
Voraussetzung ist eine bereits etablierte tragfähige therapeutische Beziehung.

Theoretischer Hintergrund:
Hypnotherapie favorisiert ein Störungsmodell, in dem ein Problem oder ein Symptom als eine aktive Leistung der Patientin oder des Patienten gesehen wird (▶ Kap. 2). Während Patientinnen und Patienten oft das Gefühl haben, das Symptom entstände ohne ihr Zutun, und dieses als von ihnen unabhängiges Geschehen interpretieren, sieht die Hypnotherapie die Störung bzw. das Symptom als ein Ergebnis eines fehlgeleiteten Selbstregulationsversuchs der Patientin oder des Patienten. Dem entspricht McCulloughs (2006) Annahme, dass depressive Patientinnen und Patienten im Rahmen einer Psychotherapie den Zusammenhang zwischen eigener Lebensführung und Entscheidungen herstellen können und realisieren, dass depressive Gefühle nicht fremdbestimmt, sondern Folge eigener, gegen die eigenen Bedürfnisse und Interessen gerichteten Handlungen sind.

Durchführung der Sitzung und zeitlicher Ablauf

Begrüßung und Aktuelles klären. Das Erheben der dysfunktionalen Beziehungsgestaltungschemata sowie das Erarbeiten eines alternativen Schemas dauern ca. 15 Minuten. Dieser Teil findet im dialogisch im Wachzustand statt. Die Trance dauert ca. 25 Minuten. Fünf Minuten werden zur Nachbesprechung genutzt.

Vorbereitung der Trance

Erheben dysfunktionaler Schemata zur Beziehungsgestaltung

> »In (einer) der letzten Sitzung(en) haben wir uns auch mit biografischen Ereignissen und auslösenden Bedingungen beschäftigt, die mit der Depression in Zusammenhang stehen. Gibt es in diesem Zusammenhang berufliche oder private Beziehungen, die Ihnen Probleme bereiten, die Sie belasten? Gibt es Beziehungen, in denen Sie sich hilflos oder ausgenutzt oder abgewertet fühlen?« (Benennt die Patientin oder der Patient mehrere Beziehungen, so sollte diejenige Beziehung ausgewählt werden, die die Patientin oder den Patienten am meisten belastet.) »Ist Ihnen klar, welche Anteile Sie daran haben, dass die Beziehung so ist, wie sie ist?« Mit dem Patienten das problematische Verhalten identifizieren. Häufig haben Patientinnen und Patienten es schwer, eigene Anteile zu benennen, dies sollte gegebenenfalls angesprochen werden.

Es ist an dieser Stelle wichtig, der Patientin oder dem Patienten zu vermitteln, dass abwertendes, aggressives oder negatives Verhalten der Interaktionspartner in keiner Weise gerechtfertigt werden soll. Ziel ist vielmehr, zu verstehen, wie das Schema zur Beziehungsgestaltung, in dem die Patientin oder der Patient sich bewegt hat, funktioniert. Gleichzeitig vermittelt das Vorgehen der Patientin oder dem Patienten, dass andere nicht zufällig und unabhängig von ihrem oder seinem eigenen Verhalten und Auftreten agieren, was bedeutet, dass sie bzw. er durchaus Einfluss auf die Reaktionen der anderen hat. Die nun folgende Frage zielt darauf ab, dass die Patientin oder der Patient formuliert, was sie oder er aktiv tun kann, um eine dysfunktionale Beziehung zu verschlimmern, bzw. wie sie oder er dysfunktionale Beziehungsmuster auch in anderen Beziehungen etablieren könnte. Dazu können auch »Stellvertreter« für die Patientin oder den Patienten benannt werden, im nachfolgenden Beispiel ist das die Therapeutin oder der Therapeut selbst. Anschließend werden Beispiele gegeben, wie die Frage formuliert werden kann:

> Partnerschaft: »Wenn Sie erreichen wollen, dass ihr Mann sich noch mehr zurückzieht, was würde da gut funktionieren?« Oder: »Wenn Sie sich mit ihrem Partner noch mehr streiten wollen, was wäre dann eine gute Strategie?« Oder: »Was könnten Sie einem jungverheirateten Paar raten, wie man möglichst schnell keine Lust auf Sex bekommt?«

> Eltern: »Was müssten Sie tun, damit der nächste Besuch bei Ihrer Mutter wieder in Streit ausartet?« Oder: »Wie könnte ich es schaffen, mit Ihrem Vater so in Streit zu geraten, dass die Fetzen fliegen?«

Beispiele für Formulierungen bzgl. der Themen Kinder, Kollegen und Freunde siehe Onlinematerialien, Arbeitsblatt 19.

Die Therapeutin oder der Therapeut notiert sich die Schemata bzw. Strategien der Patientin oder des Patienten, um dysfunktionale Beziehungen zu etablieren. Dabei können Grundüberzeugungen, Erwartungen, Bewertungen, automatische Gedanken, Emotionen, interaktionelles Verhalten (z. B. Kommunikation, non-verbale Aspekte der Kommunikation) erhoben werden. Im Anschluss werden diese der Patientin oder dem Patienten noch einmal gespiegelt:

> Partnerschaft: »Damit sich Ihr Mann noch mehr zurückzieht, müssten Sie also immer mehr Forderungen an ihn stellen, ihn die ganze Zeit bedrängen, etwas mehr mit Ihnen zu unternehmen.«
>
> Eltern: »Um mit Ihrer Mutter richtig in Streit zu geraten, sollten Sie also möglichst schon auf der Hinfahrt denken, dass es wieder eine Katastrophe wird, wenn Ihre Mutter mit diesem Thema anfängt. Sie sollten sich also schon vorher bildlich ausmalen, wie das Ganze eskaliert, weil es eh immer so geschieht.«

Erarbeiten alternativer Schemata zur Beziehungsgestaltung

Im Folgenden wird erarbeitet, welche alternativen Schemata für die Patientin oder den Patienten in Frage kämen, um die benannten Beziehungen gelungener zu gestalten.

> »Nun wissen Sie ja, was Sie aktiv tun können, damit die Beziehung zu … nicht gelingt. Lassen Sie uns nun einmal überlegen, was Sie aktiv tun können, um die Beziehung in Ihrem Sinne anders zu gestalten. Haben Sie dazu Ideen? Partnerschaft: »Vielleicht könnte ich weniger fordernd auftreten und abwarten, ob dann mehr Initiative von meinem Mann kommt, um gemeinsam etwas zu unternehmen.«
>
> Eltern: »Hilfreich wäre es auf der Hinfahrt gedanklich eine positive Einstellung auszuprobieren, zu denken, diesmal wird es anders, ich werde ruhig reagieren, wenn meine Mutter wieder mit diesem Thema anfängt und aktiv versuchen, das Thema zu wechseln. Ich kann ja auch nachsichtiger mit ihr sein, schließlich ist sie eine alte Frau und ich bin kein Kind mehr.«

Patientinnen und Patienten kostet es oft Mühe, neue Handlungsmöglichkeiten in Erwägung zu ziehen. Wenn sie selber nicht auf Alternativen kommen, kann die Therapeutin oder der Therapeut Vorschläge machen. In einem nächsten Schritt erfolgt eine Zukunftsprojektion, in der das neue Schema ausprobiert wird.

> »Als nächstes werden wir in Trance in die Zukunft gehen. In eine Zeit, in der Sie Ihre Beziehung zu … anders gestaltet haben, und wir gehen davon aus, dass es geklappt hat und Sie die Beziehung nun positiv erleben können. Sie können nun einen Blick in die Zukunft werfen, wie Ihr Leben aussieht und wie es sich anfühlt, wenn die Beziehung zu … sich verändert hat. Haben Sie dazu noch Fragen?«

Orientierung auf die Trance und Fokussierung der Aufmerksamkeit

> »Wählen Sie eine bequeme Position, indem Sie sich so hinsetzen, dass Sie sich wohlfühlen. Sie können die Augen schließen. … Und alles so einrichten, wie es gegenwärtig gut für Sie ist …«

Beispielhafte »Tranceinduktion« und ein ausführlicher Ablauf siehe Onlinematerialien, Arbeitsblatt 19.

Nutzung der Trance

Förderung einer »Zukunftsprojektion« durch »Konfusion« (bei guter Ich-Struktur),[18] sonst Anpassung (siehe »Ich-Struktur-Niveau« ▶ Kap. 3.4).

> »Ich möchte Sie nun bitten, die Gegenwart zugunsten der Zukunft in den Hintergrund treten zu lassen. Wie Sie wissen, können wir die Gegenwart nur aus der Zukunft beurteilen und jedermann weiß, dass die Zukunft einst Gegenwart war und auch Vergangenheit. Aus der Zukunft in die Gegenwart zu blicken heißt, das noch einmal zu erfahren was längst Vergangenheit ist. Sie brauchen meinen Worten nicht bewusst zu folgen, Ihr Unbewusstes kann sich vom Klang meiner Stimme und den Worten, die Sie hören, in die Zukunft führen lassen.
>
> Jetzt können Sie langsam beginnen, vor Ihrem inneren Auge die Situation …, die gerade für Sie ansteht, die am … auf Sie zukommen wird/die Sie am … machen möchten (Zeitpunkt einsetzen), auftauchen lassen… Sie kennen das ja schon … es ist schon viele Male in ähnlicher Form passiert (an die individuelle Situation der Patientin oder des Patienten anpassen) und Sie können neugierig darauf sein, was Sie sehen werden, wenn Sie jetzt erstmals … machen … und Sie können das jetzt ganz intuitiv ablaufen lassen und sich eine Vorstellung von Ihnen selbst in dieser Situation … machen …« (u. s. w., auf Patientin bzw. Patient bezogen ausformulieren).

Ggf. kann in einem 2. Schritt die »Wiederbegegnung aus der Zukunft« in einem, zwei oder drei Jahren angeleitet werden. Es kann aber auch, insbesondere, wenn weniger Zeit bleibt, nur die Situation in der nahen Zukunft aktiviert werden.

---

18 Bei Menschen mit mäßig bis geringer Ich-Struktur gemäß OPD und Depressionen infolge traumatischer Erfahrungen, sind »Konfusionstechniken« genauso wie das Vertrauen auf das »weise Unbewusste« oder das einfache Darbieten von Metaphern ohne Erläuterungen ungünstig.

Zukunftsprojektion:

»Ich möchte Ihr Unbewusstes jetzt bitten, sich eine Vorstellung von Ihnen selbst in Zukunft zu machen, in einem, in zwei oder in drei Jahren. Sie haben es geschafft, die Beziehung zu … zu verändern, so dass es Ihnen gut damit geht. Bitte lassen Sie jetzt ein Bild von sich in der Zukunft entstehen, in einem Jahr. Sie haben Ihr Ziel, die Beziehung zu … zu verändern erreicht (Pause…) Sehen Sie sich zunächst von außen, als würden Sie sich selbst beobachten. (In der nachfolgenden Passage auf ausreichende Sprechpausen achten, damit die Patientin oder der Patient die suggerierten Inhalte imaginativ ausgestalten kann.) Achten Sie auf die Umgebung, die Farben, die Geräusche, das Licht. Vielleicht sind da auch Gerüche? Wo befinden Sie sich? Sehen Sie, wie Sie gekleidet sind, wie Sie Ihre Haare tragen. Hat sich da etwas verändert? Sind Sie auf dem Bild, das Sie da von sich haben alleine oder ist jemand bei Ihnen? Schauen Sie genau hin, vielleicht hören Sie eine Stimme, eine vertraute Stimme oder eine unbekannte Stimme, die etwas zu Ihnen sagt. Achten Sie auf Ihre Körperhaltung. Wie stehen Sie im Raum? Wie ist Ihr Gesichtsausdruck, jetzt, nachdem die Beziehung zu … anders ist? Wie klingt Ihre Stimme, wenn Sie sprechen? (Pause …) Vielleicht sind Sie ja auch neugierig, wie es sich anfühlt, in der Zukunft, wenn Sie die Beziehung zu … erfolgreich verändert haben? Deshalb möchte ich Sie als nächstes bitten, in Ihr zukünftiges Ich hineinzuschlüpfen, als würden Sie einen Overall überziehen. Sie brauchen bewusst nicht zu wissen, wie das geht. Ihr Unbewusstes weiß, wie es das machen muss. Schlüpfen Sie nun in Ihr zukünftiges Ich, um die Welt aus seinen Augen zu sehen und bemerken Sie, wie es sich anfühlt in der Zukunft. Wie fühlen Sie sich körperlich? Was hat sich verändert an der Art und Weise, wie Sie sich fühlen? Wie beeinflusst das die Art und Weise, wie Sie Ihren Körper wahrnehmen? Achten Sie auf Ihr Körpergefühl und Ihre Haltung. Was hat sich geändert an der Art und Weise, wie Sie sich selbst wahrnehmen und wie Sie mit sich umgehen? (Pause …) Ich bin mir sicher, Sie kennen die Erfahrung, innerlich einen Schritt zurückzutreten und über sich selbst nachzudenken, Bilanz zu ziehen, wie es im Leben denn so läuft. Jeder tut das von Zeit zu Zeit. Dort nun, in der Zukunft, was genau hat sich an der Beziehung zu … geändert? Wie gehen Sie miteinander um? Wie fühlt sich das an? Haben sich auch andere Beziehungen verändert? Vielleicht gibt es ja auch noch Dinge, an denen Sie arbeiten möchten? Welche Ziele und Pläne haben Sie in der Zukunft? Welche Fähigkeiten möchten Sie entwickeln? (Pause …) Und Sie können nun aus der Zukunft auch in die Vergangenheit blicken und erkennen, welche Veränderungen geschehen sind, um der/die zu werden, der/die Sie in der Zukunft sind. Wie es Ihnen gelungen ist, die Beziehung zu … zu verändern. Welche Schritte notwendig waren und was Sie alles gelernt haben, um in der Zukunft anzukommen und zu dem/der zu werden, der/die Sie jetzt sind, welche Anstrengungen notwendig waren, welche Hindernisse Sie überwunden haben. Welche Einstellungen oder Erwartungen haben sich verändert? Was hat sich an der Art und Weise geändert, wie Sie sich mit … fühlen? Was haben Sie in Bezug auf … anders getan? Jetzt, rückblickend auf die Vergangenheit, können Sie vielleicht sogar so etwas wie Stolz entwickeln auf das, was

Sie erreicht haben. Lassen Sie das Gefühl ganz groß und stark in sich werden (Pause …) Es wird nun Zeit, sich langsam von Ihrem zukünftigen Ich zu verabschieden, um wieder zurück in die Gegenwart zu gelangen. Sie können sich sicher sein, dass Ihr Unbewusstes sich alles eingeprägt hat, was wichtig ist für Sie im Hier und Jetzt. Die positiven Gefühle, den Stolz auf Ihre Veränderungsleistung dürfen Sie gerne mit zurücknehmen in die Vergangenheit, die jetzt Gegenwart ist.« (Pause …)

Reorientierung

»Sie können sich nun bei Ihrem Unbewussten bedanken für seine Mitarbeit, dafür, dass es Ihnen geholfen hat, sich in der Zukunft zu orientieren. Sie können in wenigen Minuten ganz frisch und wach und ausgeruht sein, wenn ich rückwärts von fünf bis eins zähle.«

Nachbesprechung

»Wie haben Sie die Sitzung erlebt? Konnten Sie sich in der Zukunft erleben? Wie haben Sie es erlebt? Was genau hat sich an der Beziehung zu … verändert, nachdem Sie sich anders verhalten haben? Was für ein Bild von sich hatten Sie in der Zukunft? Wie haben Sie sich in der Zukunft gefühlt?«

»Ich werde Sie am Anfang der nächsten Sitzung nochmal danach fragen. Gibt es jetzt noch etwas, was Sie sagen oder fragen möchten? Wir können gerne in der nächsten Sitzung noch einmal darauf zurückkommen. Ist das so in Ordnung für Sie?« Falls die Patientin oder der Patient verneint, mit ihr bzw. ihm über das eigene Anliegen reden.

Ende der Sitzung, Verabschiedung, Terminvereinbarung für nächste Sitzung.

Kompletter Trancetext inkl. ausführlicher Reorientierung siehe Onlinematerialien, Arbeitsblatt 19 und Karteikarte 21.

6.10 Vom Grübeln zum Handeln

Clemens Krause

Zeitpunkt:
Diese Sitzung sollte im Mittelteil der Therapie zur Anwendung kommen.

Thema:
In dieser Sitzung geht es darum, Grübeln und Passivität zu reduzieren und einen aktiven Handlungsmodus zu entwickeln.

Indikation:
Ist für alle Patientinnen und Patienten geeignet, bei denen Grübeln ein Symptom der Depression ist. Ggf. Anpassung an das Ich-Struktur-Niveau (▶ Kap. 3.4) sowie die aktuellen Fähigkeiten, den inneren Phantasieraum schon positiv und hilfreich gestalten und erleben zu können.

Verwendete Techniken:
Es erfolgt eine formale »Hypnoseinduktion« mit Trancevertiefung, die einzelnen Elemente werden in der Induktion benannt. Hinsichtlich der Sprache orientiert sich die Induktion an den Prinzipien von Bongartz und Bongartz (2000). Zur Anwendung kommt eine Intervention nach Yapko (2010), eine therapeutische Geschichte sowie eine »Posthypnotische Suggestion«.

Ziele:
Der Patientin oder dem Patienten werden »Suggestionen« gegeben, Grübeln, das zu Passivität, Antriebs- und Initiativlosigkeit führt, aufzugeben und einen aktiven Handlungs- und Problemlösestil zu entwickeln. Es handelt sich um eine monologische Intervention.

Hinweise zur therapeutischen Haltung:
Die Therapeutin oder der Therapeut legt eine betont fürsorgliche, wohlwollende Haltung an den Tag.

Theoretischer Hintergrund:
Grübeln ist ein Leitsymptom depressiver Patientinnen und Patienten und stellt bei depressiven Menschen einen dysfunktionalen Bewältigungsstil dar. Menschen, die grübeln, haben ein höheres Risiko, eine Depression zu entwickeln, haben oft schwerere depressive Episoden, haben häufiger depressive Rezidive, entwickeln häufiger chronische Symptome und haben häufiger Selbstzweifel und Ängste im Zusammenhang mit ihrer depressiven Symptomatik (Yapko 2010). Es gibt Hinweise darauf, dass die Aktivierung von absichtsvollem und zielgerichtetem Verhalten eine wesentliche Komponente in der Therapie depressiver Patientinnen und Patienten darstellt (Jacobson et al. 1996). Grübeln führt dagegen zu einem eher passiven Problemlösestil und steht in engem Zusammenhang mit Antriebslosigkeit. Verhaltensaktivierung nimmt eine zentrale Rolle in kognitiv-verhaltenstherapeutischen Therapien ein (Hautzinger und de Jong-Meyer 2003). Es hat sich bereits gezeigt, dass Hypnose kognitiv-verhaltenstherapeutische Techniken wirkungsvoller machen kann (Yapko 2010). Bei der folgenden Intervention handelt es sich jedoch nicht um eine kognitiv-verhaltenstherapeutische Interventionsmethode, die in Hypnose dargeboten wird, sondern es werden im Rahmen eines hypnotherapeutischen Vorgehens »Suggestionen« zur Überwindung eines grübelnden, passiven Bewältigungsstils und zur Entwicklung eines aktiv-handelnden Bewältigungsstils gegeben.

Durchführung und zeitlicher Ablauf

Die Trance dauert ca. 25 Minuten. 5 Minuten werden zur Nachbesprechung genutzt.

Zunächst Begrüßung und Klärung aktueller Themen.

Orientierung auf die Trance

Ther.: »Sie haben ja berichtet, dass Grübeln bei Ihnen eines der Symptome der Depression darstellt. Bitte berichten Sie mir doch noch einmal kurz darüber.« (An dieser Stelle die Patientin oder den Patienten berichten lassen, in welchen Situationen sie oder er besonders grübelt und welche Inhalte die grübelnden Gedanken haben.) Ther.: »Trägt Grübeln eher zu einer Problemlösung oder aktivem Handeln bei, oder ist es eher hinderlich?« (Den Zusammenhang zwischen Grübeln, Passivität, Antriebslosigkeit und Initiativlosigkeit deutlich machen.) Ther.: »Es hat sich gezeigt, dass eine Überwindung von Depression oft dann erreicht wird, wenn es gelingt, die mit dem Grübeln zusammenhängende Passivität und Antriebslosigkeit zu überwinden und wieder aktiv zu handeln, Probleme aktiv zu lösen. Heute ist Ziel der Hypnose, genau das vorzubereiten, nämlich Ihr Unbewusstes zu stimulieren, einen aktiven Modus einzunehmen. Die Fähigkeit, aktiv zu handeln, ist bei allen Menschen – also auch in Ihnen – angelegt. In der heutigen Hypnose können Sie vielleicht schon wichtige Schritte machen, um diese Fähigkeiten, die in Ihnen schlummern, wieder zu erwecken und zu spüren – quasi so, als ob Sie einen inneren Schatz ans Tageslicht bringen, und wer weiß, ob es Ihnen nicht möglich sein wird, dass Sie in den nächsten Tagen schon etwas davon umsetzen. Haben Sie dazu noch Fragen?« (Der Patientin oder dem Patienten mögliche Fragen beantworten.)

»Wählen Sie eine bequeme Position, indem Sie sich so hinsetzen, dass Sie sich wohlfühlen. (Pause, bis die Patientin oder der Patient eine bequeme Position eingenommen hat.) Bitte schließen Sie nun die Augen.«

Fokussierung der Aufmerksamkeit

Die Fokussierung der Aufmerksamkeit erfolgt über die Grundprinzipien des »Pacing« und »Leading« (► Kap. 5.5).

Trancevertiefung

Die Trancevertiefung kann mittels der »Treppenmetapher« gestaltet werden oder aber so, wie es für die Patientin oder den Patienten der Erfahrung nach bisher gut war, in Trance zu gehen. Wenn schon mehr Erfahrung mit Trance besteht, kann es auch ausreichend sein zu sagen: »Und Sie können nun Ihren eigenen bewährten Weg finden, in Trance zu gehen … Und Sie können mir ein Zeichen geben, wenn Sie so weit sind.«

V. a. gegen Ende der Behandlung kann es sinnvoll sein, die Verantwortung wieder mehr und mehr bei der Patientin oder beim Patienten zu belassen, auch um die erreichten Fähigkeiten der Selbstregulation sowie Selbstständigkeit und Autonomie der Patientinnen und Patienten zu fördern.

Nutzung der Trance

»Sie können neugierig sein. Neugierig darauf, etwas über Ihre innere Welt zu erfahren. Wie Sie es anstellen, sich zu entwickeln und zu wachsen, über sich hinauszuwachsen. Wie Sie bemerken und schätzen, was Sie alles richtig und gut machen. Wie sie es schaffen, scheinbare Gegensätze aufzulösen zwischen dem, was Sie bisher geglaubt haben und dem, was Sie in Zukunft glauben werden, wie das Alte wertgeschätzt und bestätigt werden kann und wie das Alte verändert und neu definiert werden kann. Welche Schritte tun Sie, wenn Sie nicht wissen, welche Schritte zu tun sind? Und jedes Mal, wenn Sie sich in unbekanntes Gelände wagen, können Sie sich darauf verlassen, dass Sie schon eine Menge über Orientierung wissen, viel mehr als Sie bewusst ahnen. Ihr Unbewusstes verfügt über viel Wissen. Sie waren sicher schon manchmal überrascht, wenn Ihnen etwas Ungewöhnliches einfällt oder wenn Sie sich wundern, wo diese gute Idee auf einmal herkam. Wenn Sie sich die Zeit nehmen, wenn Sie irgendwo ruhig und stillsitzen und Ihnen ein wirkungsvoller Plan einfällt ... Manchmal tritt aus der Stille etwas Wertvolles und Klares in Ihr Bewusstsein. Es handelt sich um Möglichkeiten zu handeln. Dabei ist es ein ganz normaler Vorgang zu überlegen, was vielleicht falsch daran ist, oder was daran besser sein könnte, oder was noch gelöst werden muss.

Es ist völlig verständlich, dass Sie verstehen wollen und nachfragen, warum etwas so ist wie es ist, aber Sie können auch entdecken, dass es allein nicht ausreicht, Dinge nur zu verstehen, dass es auch einer Handlung bedarf. Etwas zu tun, dass Sie weiterbringt. Und oft ist das etwas ganz Naheliegendes. Anstatt darüber lange nachzudenken, warum jemand wegen irgendetwas verärgert ist, können Sie ihn einfach fragen. Anstatt immer wieder zu überlegen, was zu tun ist, können Sie jemanden fragen, ob er eine Idee hat, die Ihnen weiterhilft. Und Sie können aktiv werden, um sich gut zu fühlen. Und anstatt Ihre Vergangenheit noch einmal mehr zu analysieren, können Sie aktiv etwas tun, um die Zukunft besser zu machen. Ich habe einmal jemanden sehr Weisen sagen gehört: »Die beste Art und Weise, mit einer lausigen Vergangenheit umzugehen, ist eine richtig gute Zukunft daraus zu machen.« Und ich finde das richtig. So kann Ihr unruhiger Geist zur Ruhe kommen und aufhören, sich immer wieder im Kreis zu drehen, Schlaufe um Schlaufe. Und so wird klarer, was zu tun ist. Und vielleicht machen Sie die Erfahrung, dass Sie plötzlich Sorgen in Handlungen verwandeln, Verletzlichkeit wird zu Stärke, Bedenken zu Entscheidungen und hilfreichen Lösungen. Und vielleicht entdecken Sie einen neuen Anteil an sich, wie es ist, eine Person zu sein, die Entscheidungen trifft und aktiv handelt. Und diese innere Ruhe, die sich einstellen wird und die wachsen wird, wenn Sie entscheidungsfreudiger sind. Ihr Geist kommt zur Ruhe, wenn Sie aktiv werden, ein gelassener

Geist, ein entspannter Körper und ein Gefühl des Wohlbefindens, das sich ausbreiten kann und das nicht so leicht in Worten auszudrücken ist. Und es ist angenehm zu wissen, dass Sie das gar nicht in Worten ausdrücken müssen, Sie dürfen es einfach genießen. Sie haben wahrscheinlich auch meine Neugierde bemerkt zu erforschen, wie Menschen sich entwickeln und wie sie innerlich wachsen. Wie Sie eine Entscheidung treffen, einen Schritt vorwärts machen und Dinge, die nicht länger relevant sind, hinter sich lassen. Wie sie mit ambivalenten Gefühlen umgehen und sie überwinden hinsichtlich eines Ziels, das klarer wird, sobald sie aktiv handeln. Aktiv werden, um ein Ziel zu erreichen, so viel tiefere Gedanken, viel tiefere Gedanken über Erfahrungen von Menschen und Ihre eigenen Erfahrungen im Speziellen. Sie können feststellen, dass Veränderung einen Prozess darstellt und nicht nur ein Ereignis ist. Manchmal bedeutet er langsames Wachstum, manchmal schnelles Wachstum. Man kann viel darüber sagen, viel darüber nachdenken und viel dazu tun, stets wissend, dass das, was Sie tun, mehr von Ihnen zeigt als das, was Sie denken oder fühlen, und etwas zu tun geht oft mit einem Wohlgefühl einher. Alle haben das schon mal gehört: Ein Mensch wird nach seinen Taten beurteilt und nicht nach seinen Gedanken und Stimmungen.«

An dieser Stelle kann die Geschichte »Zwei Mönche auf Wanderschaft« erzählt werden (siehe Onlinematerialien, Metapher 14).

»Sie haben eine Weile zugehört, 25 Minuten oder mehr. Aber was ist der Unterschied zwischen 25,5 und 26 Minuten, wenn man sich wohlfühlt und einen Schritt weitergekommen ist. Sie können überprüfen, was sich verändert hat an Ihrer Haltung oder an der Art, wie Sie die Unterlage berühren, an der Art und Weise, wie Sie über sich und ihre Lage nachdenken, oder wie Sie sich fühlen. Sie können sich Zeit nehmen und noch eine Weile tief entspannt bleiben, während Sie zugleich doch aufmerksam zuhören.«

Posthypnotische Suggestion

»Und vielleicht teilen Sie ja meine Neugierde für innere Prozesse, für Ihre inneren Prozesse. Ich bin mir sicher, Sie haben bereits gelernt, Ihrem Unbewussten ein wenig oder ein wenig mehr zu vertrauen und wissen, dass dort Ihr Wissen ruht. Und vielleicht sind Sie ja genauso gespannt wie ich, was sich da tut bei Ihnen, wenn Sie in den nächsten Stunden und Tagen etwas tun, was sie gewohnt sind zu tun. Wenn Sie zu grübeln beginnen … vielleicht wird da eine innere Stimme sein, eine Stimme, die immer da war, aber der Sie schon lange nicht mehr zugehört haben. Eine innere Stimme, die da sagt: »Werde aktiv!«, »Handle!« »Tu etwas, um deine Gedanken auszudrücken!« Und es kann sein, dass Sie das innere Bedürfnis spüren werden, dass Sie das Verlangen fühlen, ihr Grübeln zu beenden und aktiv zu werden um sich gut zu fühlen. Ich weiß nicht, wie groß dieser innere Antrieb sein wird, etwas aktiv zu verändern, etwas aktiv zu tun um zu wachsen und sich weiterzuentwickeln. Aktiv werden bedeutet, eine aufrechte Körperhaltung einzunehmen und in Bewegung zu kommen. Wenn Sie in den nächsten Stunden und Tagen zu grübeln beginnen…

vielleicht wird da eine innere Stimme sein. Eine innere Stimme, die da sagt: »Werde aktiv!«, »Handle!« »Geh los und tu etwas!« Und Sie werden einen inneren Drang spüren aktiv zu werden, den Sie umsetzen dürfen um sich wohl zu fühlen mit sich selbst.«

Reorientierung

Zurücknahme der Trancephänomene und »Suggestion« zunehmender Wachheit in Verbindung mit Rückwärtszählen von fünf auf eins.

Nachbesprechung

An dieser Stelle kann es wieder sinnvoll sein, das Erleben der Patientin oder des Patienten zu erfragen.

Ende der Sitzung, Verabschiedung, Terminvereinbarung für nächste Sitzung.

Siehe Onlinematerialien, Karteikarte 22 und Metapher 14.

6.11 Sinnfindung

Elsbeth Freudenfeld und Cornelie Schweizer

Zeitpunkt:
Eher gegen Ende der Therapie. Es ist wichtig, dass es der Patientin oder dem Patienten schon besser geht und eine gewisse innere Versöhnung mit dem bisherigen Leben sich bereits abzuzeichnen beginnt, um dieses Modul zieldienlich einzusetzen.

Thema:
Sinnfindung, Versöhnung.

Verwendete Techniken:
»Tranceinduktion« und »Altersregression«.

Indikation und Ziele:
Folgende Trance ist ein Angebot an die Patientin oder den Patienten, die eigene Biografie mit einem würdigenden Blick zu betrachten, die positiven Dinge wahrzunehmen und auch schwierige Themen als sinnvolle und grundsätzlich bereichernde Erfahrungen anzuerkennen. Dies soll unterstützt und gelenkt werden durch Fragen und Formulierungen, die die Aufmerksamkeit der Patientin oder des Patienten auf Bewältigung und Entwicklung lenken, auf die Fülle dessen, was durchlebt wurde und zu nächsten Erfahrungen geführt hat. Die Art der Fragestel-

lung legt außerdem die Werthaltung nahe, dass ein gutes und sinnvolles Leben nicht ein einfaches Leben sein muss.
Zusätzlich wird der Patientin oder dem Patienten eine quasi vorgeburtliche Situation suggeriert, in der sie oder er das eigene Leben vor sich sieht und die Möglichkeit hat, sich mit allem, was dazugehört, für dieses Leben zu entscheiden. Mit dieser – natürlich fiktiven – aktiven, rückwirkend erlebten Entscheidungsmöglichkeit verlässt die Patientin oder der Patient die Haltung des Opfers, dem die Themen seines Lebens, unter denen er leidet, zugemutet wurden, eine Haltung, die Hadern und Verbitterung nach sich ziehen kann. Die Trance ist so angelegt, dass die Patientin oder der Patient die Entscheidung erst trifft, nachdem sie oder er das eigene Leben in immer weiter zurückführenden Schritten würdigend betrachtet hat. Diese Erfahrung macht das Entstehen einer bejahenden Haltung dem eigenen Leben gegenüber sehr wahrscheinlich.

Hinweise zur therapeutischen Haltung:
Keine Besonderheiten.

Kontraindikation:
Latente Suizidalität oder deutliches Hadern mit der eigenen Biografie. In diesen Fällen könnte die Verwendung des Moduls unter Umständen eher zu einer Verschlechterung des Befindens führen.

Durchführung

Einleitung

»Sie können damit beginnen, es sich bequem zu machen, um es sich zu erleichtern, sich wohl zu fühlen … und mit ein paar angenehm tiefen Atemzügen bei sich selbst ankommen … ohne Eile … spüren, wie Sie gerade da sind … und es einfach genießen, nur da zu sein … nichts tun zu müssen … und Ihr Körper kann sich daran erinnern, wie es sich anfühlt, sich angenehm tief zu entspannen … mit jedem Ausatmen ein bisschen mehr der Schwerkraft nachgeben … wie von selbst … mit jedem Ausatmen können Sie etwas abgeben, was Sie jetzt gerade nicht brauchen … Spannungen … Gedanken … und Sie können Ihr Gewicht dem Stuhl/Sessel überlassen … und spüren, wie die Lehne Ihren Rücken hält … und den Kontakt der Füße zum Boden … Sie können neugierig sein, wo der Kontakt zum Boden besonders spürbar ist … vielleicht ist dort ein leichtes Kribbeln in den Fußsohlen …

Und während Ihr Körper gut verwurzelt weiter die Ruhe und Erholung genießen kann …

… können Sie sich gleichzeitig vorstellen, Sie könnten leicht über den Dingen schweben, mit einer Distanz, die es Ihnen erlaubt, die Dinge in einem etwas größeren Maßstab, in einem etwas größeren Zusammenhang zu sehen … mit einer Distanz, die es Ihnen erlaubt, die Dinge des Lebens wahrzunehmen, ohne zu sie zu bewerten … mit einer Distanz, die es Ihnen erlaubt, sich berühren zu

> lassen, ohne ergriffen zu werden, ohne emotional verwickelt zu werden … mit einer Distanz, die Sie die Dinge Ihres Lebens mit Gelassenheit und Klarheit betrachten lässt …
>
> … Und Sie können diese leicht distanzierte Haltung finden und für sich ausprobieren, indem Sie sich selbst hier sitzen sehen und sich ein wenig anmuten lassen, inwiefern es zu Ihrer momentanen Lebensphase passt, dass Sie hier sitzen, welche Bedeutung das für Sie hat … einfach anmuten lassen … und Sie können sich die letzten Tage, die letzte Woche anschauen und innerlich an sich vorüberziehen lassen … was Sie in dieser Woche beschäftigt hat … einfach schauen und anmuten lassen, wie Ihr Lebensgefühl war in der letzten Woche … und weiter zurückgehen, um das ganze letzte Jahr zu betrachten …. die wichtigen Ereignisse … was waren die schönen Dinge … und was waren die schmerzlichen Dinge … was waren die Themen, die Sie innerlich beschäftigt haben … Was haben Sie verändert … und was hat sich in Ihnen verändert … entwickelt … was waren die Geschenke des letzten Jahres … und was waren die Früchte Ihrer eigenen Bemühungen …«

Ab jetzt in 10-Jahres-Schritten zurückführen, beginnend mit dem jetzigen Lebensjahrzehnt. Man kann jeweils alle Fragen stellen oder eine Auswahl daraus, die in der Kenntnis der Biografie passend erscheint. Um den Trancetext zu individualisieren, bietet es sich an, markante, biografische Ereignisse der jeweiligen Lebensphase zu erwähnen, die aus der Anamnese oder den Therapiegesprächen bekannt sind, z. B. »damals, als Ihre Ehe gescheitert ist« oder »als Sie an soundso erkrankten« oder »als sie sich beruflich umorientierten« u. s. w. Weitere signifikante Lebensereignisse könnten ein Ortswechsel, Schulwechsel, Auslandsaufenthalte, Tod der Eltern, Verlust anderer wichtiger Personen, Heirat, Geburt der eigenen Kinder, Trennungen, Berufsbeginn u. s. w. sein. Alles sollte aus der Anamnese bekannt sein. Ist dies nicht der Fall, kann nochmals nachgefragt oder gegebenenfalls allgemeiner formuliert werden. Wichtig ist es, nach jeder Frage genügend Zeit für die »Suchprozesse« zu lassen.

Altersregression

> »Und Sie können nun in Ihrer Vorstellung weiter zurückgehen in Ihre 60er Jahre (signifikante Lebensereignisse erwähnen »…als Sie…«, Zeit lassen), lassen Sie sich wahrnehmen, wodurch diese Lebensphase geprägt war … welche Herausforderungen haben sich gestellt …. und wie sind Sie diesen Herausforderungen begegnet? … Welche Lösungen haben Sie gefunden? … Was war Ihnen wichtig in dieser Zeit Ihres Lebens, wo hat es Sie hingezogen? … Was hat das Leben Ihnen geschenkt, … aber auch zugemutet in jenen Jahren? … Woran sind Sie gescheitert… und was haben Sie daraus gelernt? … Welche Schwierigkeiten haben Sie überwunden … welche Stärke haben Sie daraus entwickelt … welche Fähigkeiten haben sie entdeckt? … Wovon mussten Sie sich verabschieden… was galt es zu betrauern?… Welche spezielle Qualität, welche Schönheit – oder auch welchen

Schmerz – finden Sie in jener Lebensphase … Was ist erwacht in Ihnen, was ist lebendig geworden?«

50er Jahre (signifikante Lebensereignisse erwähnen »…als Sie …«, Zeit lassen) nachfragen wie vorher.

40er Jahre (signifikante Lebensereignisse erwähnen »…als Sie …«, Zeit lassen) nachfragen wie vorher.

30er Jahre (signifikante Lebensereignisse erwähnen »…als Sie …«, Zeit lassen) nachfragen wie vorher.

die 2. Hälfte der 20er Jahre (signifikante Lebensereignisse erwähnen »…als Sie…«, Zeit lassen),

die 1. Hälfte der 20er Jahre und schauen, was die wichtigen Ereignisse waren (Zeit lassen).

»Lassen Sie sich wahrnehmen, wodurch diese Lebensphase geprägt war … welche Herausforderungen haben sich gestellt …. und wie sind Sie diesen Herausforderungen begegnet? … Welche Lösungen haben Sie gefunden? … Was war Ihnen wichtig in dieser Zeit Ihres Lebens, wo hat es Sie hingezogen? … Was hat das Leben Ihnen geschenkt, … aber auch zugemutet in jenen Jahren? … Woran sind Sie gescheitert… und was haben Sie gelernt daraus?… Welche Schwierigkeiten haben Sie überwunden … welche Stärke haben Sie daraus entwickelt… welche Fähigkeiten haben sie in sich entdeckt? … Welche spezielle Qualität, welche Schönheit – oder auch Tragik – finden Sie in jener Lebensphase … Was ist erwacht in Ihnen, lebendig geworden?…

Und Ihre späten Teenagerjahre, das Alter zwischen 15 und 20: Wie war Ihr Lebensgefühl in dieser Lebensphase … wie haben Sie sich in Ihrer Familie gefühlt … wodurch waren diese Jahre gekennzeichnet … welche Entwicklung haben Sie durchlaufen … welche Menschen waren Ihnen wichtig … welche Ideen, Dinge …

Weiter zurück in das Alter zwischen 10 und 15, als Sie in die weiterführende Schule gekommen sind … Als Sie vom Kind zum Jugendlichen wurden … Was haben diese Veränderungen für Sie bedeutet? Wie haben Sie sich gefühlt in dieser Zeit? … 5 bis 10 Jahre, als Sie in die Schule kamen… Was war das für ein Gefühl, in dieser Familie zu leben, wer gehörte alles dazu?

Weiter zurück in das Alter zwischen 1 und 5, vom Laufen lernen bis zum Kindergartenalter, (falls Sie in den Kindergarten gingen) … Wovon waren diese Jahre geprägt? Was war es für ein Gefühl, ein kleines Kind zu sein … die Welt zu entdecken … Welche Ängste haben Sie durchlebt … und welche Stärke ist Ihnen daraus erwachsen?

Noch weiter zurück, in ein Alter, an das Sie sich bewusst gar nicht mehr erinnern können, die Zeit Ihrer Geburt und Ihres Säuglingsalters: Wie mag es gewesen sein, in diese Welt, in diese Familie geboren zu werden … wie mögen Sie aufgenommen worden sein … welcher Platz war für Sie vorgesehen … wie mag es sich angefühlt haben, den Menschen nahe zu sein, die in Ihrer Nähe waren …

mit welchem Lebensgefühl haben Sie sich wohl herangetastet und eingerichtet in diesem Leben?

(Als Option) Ich lade Sie ein, noch weiter zurückzugehen, in die Zeit, in der Sie im Bauch Ihrer Mutter lebten ... was mag das für ein Gefühl gewesen sein, damals im Bauch Ihrer Mutter ... das Leben Ihrer Mutter in leicht gedämpfter Weise miterlebend ... freischwebend im Fruchtwasser ... zuerst noch sehr bequem ... versorgt über die Nabelschnur ... aber mit zunehmender Enge ahnend, dass etwas Nächstes auf Sie wartet. Wie mögen Sie sich damals gefühlt haben, in Erwartung Ihres eigenen Lebens?

(Als weitere Option) In manchen Kulturen hat man die Idee, dass die Seele in dieser vorgeburtlichen Zeit über ein Wissen verfügt darüber, welche Aufgaben im Leben auf sie wartet ... Und wenn Sie mögen, können Sie sich jetzt vorstellen, es hätte damals einen Moment gegeben, in dem Ihre Seele erkennt, welche Themen und welche Aufgaben auf sie zukommen werden ... und es hätte auch dieses tiefe Wissen gegeben, warum diese Themen richtig und passend für Sie sind ... und lassen Sie einen Augenblick lang auf sich wirken, was diese Lebensthemen und Aufgaben sind, die Ihr ganz persönliches Schicksal, Ihr Leben ausmachen und voranbringen ...«

Abschluss für alle

»Und Sie können von diesem Punkt am Beginn Ihres Lebens, in dieser leicht über den Dingen schwebenden Position, Ihr ganzes vor Ihnen liegendes Leben überblicken und schauen, ob es so etwas wie einen roten Faden gibt, dem Sie gefolgt sind und der Sie bis hierher gebracht hat...

(Falls auch die zweite Option gewählt wurde) und stellen Sie sich vor, es hätte diesen Moment gegeben, wo Ihre Seele Ja gesagt hat zu diesem Leben ... ein Ja zu allem, was dazu gehören würde, weil alles, was darin vorkommt, einen Sinn macht für Ihre Seele ... weil alles, was in diesem Leben enthalten ist, zu Ihrem Weg gehört ... unentbehrlich ...«

Reorientierung

»Nehmen Sie sich einen Moment Zeit, um zu überprüfen, ob Sie dieses Ja in sich finden können ... um dann wie im Zeitraffer Ihr ganzes bisheriges Leben, das Sie gerade rückwärts an sich haben vorbeiziehen lassen, nochmal vom Anfang bis zur Gegenwart zu überfliegen ... um schließlich hier bei sich anzukommen, in diesem Raum, zu dieser Zeit, den (Datum).«

Anschließende Fragen

»Haben Sie das Ja gefunden? Haben Sie ein Gefühl für Ihre Lebensthemen, den roten Faden?«

Hat die Therapeutin oder der Therapeut Zweifel, ob diese Fragen positiv beantwortet werden können, empfiehlt es sich, »kleinschrittiger« zu fragen: »Was könnte eine erste Idee in Richtung eines Ja zu diesem Leben sein? Welche ersten kleinen Schritte in Richtung eines Lebensthemas sind Ihnen heute schon aufgefallen?«

Modifikationen

Ein wie oben beschriebenes Vorgehen, das mehr auf kleine Schritte und den Prozess statt auf klare Ideen oder Lösungen abzielt, kann auch schon im Gespräch mit der Patientin oder dem Patienten vor dem Hypnoseteil der Sitzung und während der »Tranceinduktion« sinnvoll sein, wenn die Befürchtung besteht, Patientinnen oder Patienten könnten mit der eher hochgehängten Fragestellung »Sinnfindung« überfordert sein.

Siehe Onlinematerialien, Karteikarte 23.

6.12 Suizidalität

Ortwin Meiss und Claudia Wilhelm-Gößling

Thema:
Umgang mit Suizidalität und Re-Orientierung auf das Leben. Hypnotherapeutische Konzepte wie »Utilisation«, »Rapport« und »Pacing« sind nur scheinbar an Grenzen geraten, wenn Patientinnen und Patienten Suizidabsichten äußern. Wesentlicher Bestandteil ist das Entschlüsseln der impliziten (lebensbejahenden) Botschaft der lebensmüden Gedanken. »Pacing« mit Einfühlung in und Verständnis für die geäußerten Todeswünsche und späterem »Leading« mit dem Wieder-Ankoppeln an Interessen, Ziele und Weltbilder der Patientin oder des Patienten.
Wenn die Therapeutin oder derTherapeut sich zu sehr in der Verantwortung für die Patientin oder den Patienten sieht, kann sie oder er leicht unter Zeit- und Handlungsdruck geraten, wenn Suiziderwägungen im Raum stehen. Die therapeutische Handlungsmöglichkeit kann dann als eingeschränkt erlebt werden, ein problematisches Beziehungsmuster entstehen und die Therapeutin oder der Therapeut agiert womöglich entgegen der geäußerten Ziele und Interessen der Patientin oder des Patienten. Wie kann also der »Rapport« erhalten werden, wenn die Patientin oder der Patient suizidale Gedanken schildert oder sogar einen Suizid angekündigt hat? Wie können die Suizidgedanken aufgegriffen und gleichzeitig die Patientin oder der Patient für ein anderes Ziel, das implizit in der Suizidalität enthalten ist, motiviert werden? Wie kann der suizidalen Einengung entgegengewirkt werden? Um Suizidabsichten zu »utilisieren« und konstruktiv damit umzugehen, hilft es zu wissen, dass der Tod bzw. die Beendigung des Lebens i. d. R. nicht das »Ziel« von Suizidalität

ist. Als häufige Motive finden sich ein Wunsch nach Ruhe oder einer Pause im Konflikt, Flucht aus einer als unerträglich empfundenen Situation, Rache oder Strafe für (vermeintlich) erlittenes Unrecht.

Hinweise zur therapeutischen Haltung und Vorgehen

Um die Suizidalität ernst zu nehmen und gleichzeitig zu »entschärfen«, ist es günstig, Suizidalität nicht als Endpunkt einer unglücklichen Entwicklung zu sehen oder ein Scheitern der Therapie anzunehmen, sondern sie auch als eine zielgerichtete Überlegung zu interpretieren, die vollzogen wird, um etwas Bestimmtes zu erreichen. Die Art und Weise, wie dies geschieht, zeigt, dass die Patientin oder der Patient aktuell keine andere Möglichkeit sieht, die Probleme zu lösen und ein Suizid deshalb momentan als die beste/machbarste Lösung erscheint. Aus der Kenntnis der Patientin oder des Patienten lassen sich Hypothesen zum »Motiv« der Suizidalität ableiten und durch Fragen verifizieren.

Die folgenden Fragen sollten gut vorbereitet, mit wohlwollender, mitfühlender Haltung gestellt werden und im Sinne der Utilisierung der Suizidalität eine spätere Lösungstrance vorbereiten (▸ Kap. 3.5). Die Therapeutin oder der Therapeut sollte sich dabei seiner eigenen Gegenübertragungsgefühle gewahr sein, diese diagnostisch nutzen und nicht unüberlegt ausdrücken. Ärgerliche Gefühle können z. B. darauf hinweisen, dass der Patientin oder dem Patienten eigene Ärger- oder Wutgefühle nicht bewusst sind und diese auf die Therapeutin oder den Therapeuten übertragen werden. Auch eine Gefühlsansteckung von Sinn- und Hoffnungslosigkeit ist nicht selten. Abwehrende Gegenübertragungsgefühle sind bei Suizidalität häufig, wird doch dadurch die Wirkmächtigkeit der Therapie in Frage gestellt. Manchmal resultieren diese auch aus vorherigem Überengagement, wenn aus Mitleid mit der Patientin oder dem Patienten vielleicht auch eigene Grenzen überschritten wurden, die Therapeutin bzw. der Therapeut in der Behandlung z. B. viel aktiver war als die Patientin oder der Patient (»don't work harder than the client«). In diesem Fall wäre Zurückhaltung in Bezug auf die Übernahme von Verantwortung und Engagement wichtig. Gleichwohl liegt im Falle fortbestehender akuter Suizidalität die Verantwortung für die Sicherheit der Patientin oder des Patienten bei der Therapeutin oder dem Therapeuten (▸ Kap. 6.14).

Im Sinne einer Psychoedukation ist es günstig, der Patientin oder dem Patienten vorab zu vermitteln, dass Menschen alles, was sie tun, in Hinblick auf bestimmte Absichten und Ziele machen. Es hilft, ein Beispiel zu erzählen, warum Menschen an Suizid denken. Dann kann man fragen:

> »Was möchten Sie mit dem Suizid erreichen? Was genau soll sein, und was genau soll aufhören?«
>
> Oft kommen Aussagen wie: »Endlich nicht mehr kämpfen müssen, diesen Schmerz/diese Angst/Einsamkeit/Trauer nicht mehr spüren.« Wichtig ist, die Aussagen der Patientin oder des Patienten in ein positives Ziel umzuformulieren.
>
> »Ich höre, Sie möchten endlich mal wieder eine Zeitlang Ruhe haben.«
>
> Wenn das bestätigt wird, kann man fragen:

> »Ist es in Ordnung, dass wir schauen, wie sie dieses Ziel erreichen können und schauen, was Sie brauchen, um Ruhe zu empfinden?«

Sollte die Patientin oder der Patient »nein« sagen, wäre der Auftrag, das aktuelle Ziel zu klären und Zeit zu gewinnen. Dafür kann es wichtig sein, erneut und genereller zu klären, mit welchem Ziel die Patientin oder der Patient die Therapie in Anspruch nimmt. Was nicht immer unmittelbar möglich ist, da auch unbewusste Motive eine Rolle spielen können. In diesem Fall sollte die Therapeutin oder der Therapeut das Thema als wichtig markieren, vereinbaren, es beim nächsten Mal wieder anzusprechen und klären, was man als Therapeutin oder Therapeut im Augenblick tun kann, welche Gedanken und Gefühle gerade in Bezug auf die Suizidalität vorherrschen. Häufiger kommen dabei mehr oder weniger verdeckte Ärger- oder Wutgefühle der Patientin oder des Patienten zum Ausdruck, manchmal auch zur Sprache. Es kann angebracht sein, solche verdeckten Aggressionen explizit zu machen – ohne dabei selbst ärgerlich oder ungeduldig zu reagieren. Es empfiehlt sich, zunächst vorsichtig vorzufühlen, ob das Thema schon bewusstseinsnah ist, oder ob dazu vorher noch einige Dinge genauer zu betrachten sind (z. B. Loyalitäten, innere Konflikte, wie man mit schmerzlichen Gefühlen umgehen kann).

> Bei unbewusster Wut: »Wenn ich mir alles, was Sie gesagt haben, vor Augen halte, und ich mich jetzt versuche in Ihre Lage zu versetzen, dann könnte ich mir vorstellen, dass ich ärgerlich wäre, vielleicht sogar ziemliche Wut empfinden würde. Wie ist das bei Ihnen?« Falls die Patientin oder der Patient darauf einsteigt, kann weiter gefragt werden: »Haben Sie irgendeine Ahnung, gegen wen oder was sich diese Wut richtet?« Falls die Patientin oder der Patient Ärger völlig verneint oder vehement zurückweist, ist das i. d. R. ein Hinweis für ein bedeutsames Thema, was evtl. umkreist, noch indirekter angesprochen und als bedeutsam »markiert« wird (z. B.: »Ich könnte mir vorstellen, dass manche Menschen in so einer Situation ärgerliche Gefühle empfinden. Was meinen Sie dazu?« »Das klingt für mich gerade so, als dürften Sie gar nicht ärgerlich werden. Kann das sein?« »Mich würde noch genauer interessieren, was Sie dabei empfunden haben.« Oder eine passende Geschichte/Metapher erzählen, beginnend mit »Ich weiß auch nicht so genau, warum mir das jetzt gerade einfällt und ob das in irgendeiner Form für Sie passt, aber ich möchte Ihnen das nicht vorenthalten…«)
>
> Bei anderen Motiven der Suizidalität: »Das klingt so, als könnten Sie mal eine Pause gebrauchen, als wäre es gut, sich auszuruhen und Abstand zu gewinnen von diesem schwierigen Thema. Wie könnten Sie das hinbekommen?«
>
> Eine weitere Frage könnte sein: »Wie lange mögen Sie sich Zeit geben, um (mit meiner Hilfe) Ihrem Ziel näher zu kommen?« Komplett falsch wäre es zu fragen: »Wie viel Zeit geben Sie mir, um dieses Ziel zu erreichen?«

Damit würde die Therapeutin oder der Therapeut eine dominante Position einnehmen, die Fähigkeiten der Patientin oder des Patienten herabwürdigen und ein destruktives Beziehungsmuster schaffen, das die Patientin oder der Patient womöglich kennt. Das könnte eine Motivlage entstehen lassen mit dem Impuls, sich der Therapeutin oder dem Therapeuten zu widersetzen oder sich zu unterwerfen. Gibt sich jedoch die Patientin oder der Patient z. B. selbst ein halbes Jahr Zeit, ist eine beruhigende Basis für die Therapie geschaffen. Auch Rückfälle und Krisen werden mit dem Vorsatz, sich ein halbes Jahr Zeit zu geben, besser durchgehalten. Um »Suchprozesse« anzuregen, kann gefragt werden:

> »Woran genau würden Sie merken, dass Sie Ihrem Ziel nähergekommen sind?«

Durch die Frage entwickeln sich validierbare Kriterien für einen therapeutischen Fortschritt. Es wird leichter einzuschätzen, wo im Prozess man sich befindet, so dass sich Hilflosigkeit, die eine suizidale Patientin oder ein suizaler Patient bei der Therapeutin oder dem Therapeuten auslösen kann, vermindert.

> »Was meinen Sie, was können und was wollen Sie tun, um das (Ziel) zu erreichen?«

Diese Frage betont die Notwendigkeit der Mitarbeit und Verantwortung der Patientin oder des Patienten. Hier zeigt sich oft problematisches Beziehungsverhalten (»Ich habe schon alles probiert, jetzt muss ein Experte ran.«) oder eine Opferhaltung, die dem Leben entgegengebracht wird (»Es soll sich schon was ändern, aber ich kann nichts mehr machen«). Oft wird auch deutlich, wie ambivalent die Patientin oder der Patient trotz ihre bzw. seines offensichtlichen Leidens bezüglich eigentlich gewünschter Veränderungen ist, z. B., weil sie oder er mehr oder weniger unbewusst Angst vor den (befürchteten) Konsequenzen hat. Falls das angebracht erscheint, um das Thema noch zu vertiefen und zu verdeutlichen, dass Schritte zur Veränderung von der Patientin oder vom Patienten ausgehen müssten:

> »Gibt es denn etwas, von dem Sie denken, das sollten andere tun? Haben Sie das mit dieser Person schon mal besprochen? Haben Sie diese Person schon mal gefragt? Für wie realistisch halten Sie das?«

Manche Patientinnen und Patienten möchten mit dem phantasierten Suizid eine andere Person treffen (Rachephantasien: »Das hat sie nun davon, dass sie mich so schlecht behandelt hat!«) oder eigene Schuldgefühle können nicht ertragen/nicht wahrgenommen werden, und daher werden andere beschuldigt oder es gibt Loyalitätskonflikte oder Angst, verlassen zu werden.

Manchmal kann die Vorstellung von dem eigenen Begräbnis und den Reaktionen der anderen solche Wünsche verändern (»Krisenintervention« ▶ Kap. 6.14). In der Regel entwickelt sich dann die Erkenntnis, dass die anderen nicht so reagieren, wie man es sich gewünscht hätte und vielleicht sogar ärgerlich reagieren. Bei der therapeutisch angeleiteten »Imagination«, dass ein halbes Jahr vergangen ist, merken die Patientinnen und Patienten, dass ihr Suizid nicht das bewirkt hat, was sie erwartet haben (z. B., dass andere Dinge wichtig geworden sind und man sich mit dem Verlust arrangiert hat).

Die Nutzung von Geschichten: Eine Möglichkeit, auf kunstvolle Weise therapeutische Botschaften so zu verpacken, dass sie die bewussten Gedanken der Patientin oder des Patienten umgehen und keine Widerstände oder Abwehrreaktionen erzeugen, sind therapeutische Geschichten und Metaphern (siehe Onlinematerialien). Eine in dieser Weise verwendete Geschichte ist ein offenes Angebot, das der Angesprochene annehmen oder ablehnen kann.

Für ein Fallbeispiel zur Suizidalität siehe Onlinematerialien, Arbeitsblatt 20 und Karteikarte 24.

6.13 Neutralisieren von lebensfeindlichen Botschaften

Wolfram Dorrmann und Cornelie Schweizer

Zeitpunkt:
Spätestens in der darauffolgenden Sitzung, wenn zuvor suizidale Ideen geäußert wurden. Auch bei spontan auftretenden Suizidideen einsetzbar, dann kann es sein, dass der hier beschriebene Prozess gekürzt oder ggf. die Sitzungszeit etwas überzogen werden muss. Unabhängig von suizidalen Impulsen zu jedem Zeitpunkt der Behandlung einsetzbar.

Thema:
Bearbeitung ggf. vorhandener oder plötzlich auftretender suizidaler Ideen.

Indikation:
Bei Suizidideen und bei sehr resistenten depressiogenen, selbstabwertenden und pessimistischen Gedanken. Erweitert und modifiziert auch sehr gut anwendbar bei allen Arten von hinderlichen Kognitionen oder Emotionen: vorzugsweise dann, wenn Patientinnen und Patienten berichten, zwar irgendwie zu wissen oder zu spüren, dass ein bestimmter Gedanke oder ein bestimmtes Gefühl ihnen immer wieder im Weg steht, sie es jedoch nicht abschalten können.

Kontraindikation:
Akute Suizidalität mit konkreter Planung und Handlungsabsicht (Patientin oder Patient will die Behandlung abbrechen).

Verwendete Techniken:
»Utilisieren« von Suizidalität; Dekonstruktion von unbewussten Botschaften (Lebensregeln, Glaubenssätzen, Schemata, Plänen, dysfunktionalen Kognitionen) mit

Hilfe von Veränderungen der »Submodalitäten« insbesondere auf der auditiven Wahrnehmungsebene; Neukonstruktion von lebensbejahenden Kognitionen.

Ziele:
Die Patientin oder der Patient soll suizidale Impulse als Signal verstehen, dass »irgendetwas« im eigenen Leben unakzeptabel ist, die Suizidalität als einen Hinweis dafür nehmen, dass es wichtig ist, sich Zeit zu nehmen, um zu überprüfen: »Was brauche ich eigentlich, was habe ich zu kurz kommen lassen?«

- Selbsterkenntnis: Die Patientin oder der Patient soll neben den ggf. schon erkannten auch weitere Botschaften entdecken, die ihre oder seine Problematik gefördert haben.
- Selbstwahrnehmung (Blick nach innen): Die Patientin oder der Patient soll die individuellen inneren Repräsentationen anhand der unterschiedlichen »Submodalitäten« identifizieren.
- Selbsterfahrung: Die Patientin oder der Patient soll die direkten negativen Wirkungen dieser Botschaften auf die eigene Physiologie (körperliche Befindlichkeit) bewusst erfahren.
- Aufbau von Kontrollerwartungen:
  - durch willentliche Steuerung des automatischen bzw. unbewusst ablaufenden Denkmusters und
  - durch die Dekonstruktion dieser Botschaften mit Hilfe der Veränderung der spezifischen »Submodalitäten« und die Erfahrung der Veränderung auf körperlicher/physiologischer Ebene erfahren.
- Verbale kognitive Umstrukturierung: Die Patientin oder der Patient soll eine alternative, lebensbejahende Botschaft entwickeln, die sie oder er für sich als sinnvollere Möglichkeit des Denkens erkennt.
- Imaginative, emotionale Umstrukturierung: Die Patientin oder der Patient soll in Trance das neue Denkmuster unter Verwendung der identifizierten »Submodalitäten« als angenehm und körperlich wohltuend erleben.

Hinweise zur therapeutischen Haltung:
Die Therapeutin oder der Therapeut arbeitet mit dem von der Patientin oder vom Patienten entdeckten Material. (Analysieren oder Problematisieren der explorierten Denkmuster/Botschaften vermeiden.) Orientierung an den einzelnen Schritten der Intervention, wie sie in folgender Kurzform dargestellt sind:

Durchführung der Sitzung und zeitlicher Ablauf

Es ist auch möglich, die Intervention zu verkürzen und sie noch während einer schon begonnenen Sitzung (nach spätestens 20–25 Min.) einzusetzen.

Einleitung

Zunächst können die vorangehend (ggf. in der letzten Sitzung) explorierten Gefühle von Hoffnungslosigkeit, Resignation bis hin zu Suizidideen etc. angesprochen werden:

> »Das hört sich so an, als ob Sie auch gar keine Lust mehr am Leben haben … Ihnen durch diese Gedanken jede Lebensfreude genommen ist … Ich möchte heute die Sitzung dafür nutzen, Sie anzuleiten, einen (ersten) Schritt in Richtung einer Veränderung dieser Botschaften, die in solchen lebensmüden Gedanken oft enthalten sind, zu gehen.«

Intensivierung der bisherigen Exploration

> »Wenn Sie in sich hineinhören, gibt es gerade wieder irgendeinen Gedanken, der Ihnen sagt, dass es besser wäre nicht mehr da zu sein oder nicht mehr zu leben? Sie haben ja schon erzählt, dass Ihr Vater/Mutter eigentlich kein/en Jungen/Mädchen (anpassen) wollte. Wie sind Sie eigentlich darauf gekommen? … Was hat man Ihnen gesagt?«

Die Therapeutin oder der Therapeut schlägt der Patientin oder dem Patienten nach der Identifikation eines solchen Gedankens vor, sich mit einer hypnotherapeutischen Technik von der Wirkung dieses Satzes zu befreien.

Orientierung auf die Trance

Am besten sollten die bei der Patientin oder beim Patienten bisher wirksamen »Tranceinduktionstechniken« verwendet werden, um die Aufmerksamkeit nach innen, v. a. auf die Körperwahrnehmung zu richten.

Aktivieren der innerlich repräsentierten negativen Botschaft

> »Und nun hören Sie sich den Satz …. (z. B. »Aus Dir wird sowieso nix!«), für den Sie sich entschieden haben, an. Um die Wirkung, die dieser Satz auf Sie ausübt, deutlicher werden zu lassen, ist es manchmal gut, sich diesen Satz mehrmals vorzustellen, vielleicht sogar so wie bei einer Schallplatte, die einen Sprung hat oder bei der die Wiederholungstaste gedrückt ist und eine Endlosschleife entsteht.«

Fokussieren auf das (negative) Körpergefühl

Hier unbedingt auf die Körpersignale der Patientin oder des Patienten und die Befindlichkeit achten:

> »Was spüren Sie? Welche Empfindungen sind das? Oder sind das schon Gefühle, die Sie wahrnehmen können? Wo spüren Sie diese Empfindungen in Ihrem Körper? Wie stark spüren Sie das?«

Die Wahrnehmungen auf der körperlichen Ebene genau beschreiben lassen, mit kinästhetischen oder emotionellen Begriffen benennen. Dann der Patientin oder dem Patienten die eigene Beschreibung möglichst wortwörtlich spiegeln (ähnlich wie in einem Focusing-Prozess, vgl. dazu Gendlin und Wiltschko 1999). Die Patientin oder der Patient soll die Wirkung dieser negativen Botschaft oder Lebensregel bewusst erleben (Selbsterfahrung) und gleichzeitig die Erfahrung machen, dass es möglich ist, diese depressiven Gefühle bis hin zur Lebensmüdigkeit selbst zu erzeugen und ggf. sogar selbst zu verstärken (Kontrollerfahrung).

Analyse der Stimme durch Abfragen der Submodalitäten

> »Sie haben es geschafft, dieses negative Gefühl mit dieser inneren Stimme zu erzeugen. Deshalb möchte ich Sie nun bitten, auf ein paar Dinge genau zu achten … und mir dann Ihre Wahrnehmung mitzuteilen … Z. B., wie sich diese Stimme anhört … ist es eine laute oder eher leise Stimme?«
>
> Weitere Möglichkeiten für »Submodalitäten«: Hohe Tonlage oder tiefe, dunkle Stimmlage; schnell gesprochen vs. langsam gesprochen; weibliche Stimme vs. männliche Stimme; melodisch oder sachlich nüchtern. Weiter können Richtung und Entfernung erfragt werden: »Aus welcher Richtung kommt die Stimme? Von vorne/hinten, links/rechts, von oben oder unten? Wie weit ist die Stimme entfernt? Wenige Schritte oder noch näher? Oder weiter weg?«
>
> Wichtig: »Welche Stimmungen/Gefühle schwingen in der Stimme mit bzw. welche Gefühle löst sie aus? Ist das die Stimme einer bestimmten Person?«

Veränderung der Submodalitäten

Eine der »Submodalitäten« auswählen, die bedeutsam für eine mögliche positive Veränderung erscheint. Oft kann es u. a. das »schneller laufen lassen« des Satzes, die Reduzierung der Lautstärke durch »leiser drehen« oder z. B. die Verwandlung der Stimme in einen sachlich nüchternen Nachrichtensprecher-Tonfall sein:

> »Probieren Sie nun aus, was passiert, wenn Sie die Stimme schneller sprechen lassen … So, wie wenn Sie einen Knopf zum Drehen hätten und damit die Schallplatte, das Band oder die Datei schneller ablaufen lassen. … Lassen Sie die Stimme so schnell werden, dass Sie sie gerade noch verstehen können.
>
> Hören Sie sich die Veränderung an, immer wieder der gleiche Satz, jetzt nur schneller … Und beobachten Sie, ob und wie oder wo sich Ihr Körpergefühl dadurch verändert … Entsteht eine Veränderung der Körperempfindungen? Wo spüren Sie die Veränderung? Wie fühlt sich die Veränderung an?«

Gleichzeitig kann in Stichpunkten die Art der Veränderung notiert werden. Als Nächstes werden die weiteren Veränderungsmöglichkeiten angegangen: Entfernung, Richtung, Geschlecht, Alter, Dialekt ins Hochdeutsche oder umgekehrt das Hochdeutsche in einen geläufigen Dialekt, Muttersprache in eine andere, gelernte Sprache, den Satz singen lassen, den Satz visualisieren, als Schrift auf eine Kinoleinwand projizieren etc.

Sollte eine negative Veränderung, also eine Intensivierung des negativen Körpergefühls bei der Patientin oder beim Patienten eintreten, dann kann es sinnvoll sein, sie oder ihn die Art der Veränderung wieder zurücknehmen zu lassen, so dass der Satz wieder im Originalzustand zu hören ist. Danach ggf. eine Veränderung in eine alternative Richtung vorschlagen (z. B. den Satz langsamer laufen lassen oder ihn von einem Komiker sprechen lassen). Dies erzeugt meist eine Reduktion der negativen Gefühle.

Überprüfung der bisherigen Veränderung

Ist das Ziel einer (zumindest) Neutralisierung des negativen Körpergefühls erreicht, dann wird die Patientin oder der Patient angeleitet, sich den Satz noch einmal im Original anzuhören:

> »Wenn Sie jetzt den ursprünglichen Satz noch mal innerlich anhören, die gleiche Stimme ... Wie hören Sie den Satz? Genauso wie zu Beginn, wie Sie ihn kennen?«

In der Regel gelingt es der Patientin oder den Patienten nun schwer, diesen Satz noch einmal in der gleichen Weise zu reaktivieren und auch die negativen Körpergefühle sind oft kaum mehr in der ursprünglichen Weise wieder erlebbar. Wichtig ist es, der Patientin oder dem Patienten diese Veränderung bewusst zu machen und als positiv zu bewerten, wenn noch Zweifel da sein sollten. Dies ist die Basis, auf der dann eine neue Botschaft, ein neuer Glaubenssatz etabliert werden kann.

Veränderung des Inhalts der Botschaft

a) Erarbeitung einer alternativen lebensbejahenden Botschaft

> »Wenn Sie den Satz (Beispiel siehe »Aktivieren der innerlich repräsentierten negativen Botschaft«) »Aus dir wird sowieso nix!« jetzt noch mal so hören, mit dieser Distanz, die Sie jetzt vielleicht auch gewonnen haben ... Gibt es einen Satz, den Sie gerne an seiner Stelle für Ihre Zukunft zur Verfügung hätten?«

Die Patientin oder der Patient soll sich möglichst auf einen solchen neu konstruierten Satz, der sich für sie bzw. ihn stimmig und realistisch anhört/anfühlt, festlegen. Wenn die Patientin oder der Patient spontan keine Einfälle äußert, kann sie bzw. er auch in diesem Findungsprozess unterstützt werden, z. B. indem naheliegende Formulierungen angeboten werden (z. B. »Das ist mein Leben!«).

b) Übung und Verfestigung

Nun für den neuen Satz zwei bis drei der »Submodalitäten« auswählen, die sich im bisherigen Verlauf bei der Patientin oder dem Patienten als besonders effektiv gezeigt haben.

> »Und hören Sie den neuen Satz mit dieser veränderten Stimme wieder – genauso, in dieser Endlosschleife – immer wieder an«

c) Trancevertiefung und Überprüfung der Wirkung

Dann wird die Wahrnehmung der Patientin oder des Patienten auf die entstehenden positiven Körperempfindungen gelenkt, diese werden verbalisiert und positive Veränderungen in der Körperhaltung werden unterstützt.

> »Möglicherweise können Sie diese angenehmen Gefühle noch deutlicher spüren, wenn Sie sich aufrichten… Achten Sie auf den freieren Atem, der Ihren Brustkorb bewegt.«

Reorientierung und Utilisierung der Tranceerfahrungen

Das Bedürfnis nach Erhaltung des positiven Gefühls für den Alltag wird suggeriert und dafür werden hilfreiche Techniken vorgeschlagen.

> »Wenn Sie nun gerne dieses Gefühl mit nach Hause nehmen wollen, dann bewegen Sie sich am besten gar nicht viel.«

Nachbesprechung und Auftrag für die Zeit bis zur nächsten Sitzung

Am Ende werden Hinweise für die Übungen zum Auffrischen und Training der erzielten Effekte gegeben.

> »Machen Sie diese Übung ab heute 1 x am Abend und 1 x am Morgen. Es reichen dafür nur 1–5 Minuten. Sie können das auf der Fahrt zur Arbeit in der U-Bahn oder auch schon beim Zähneputzen machen.«

Eine ausformulierte Sitzung mit ausführlicher Anleitung und Kommentaren siehe Onlinematerialien, Arbeitsblatt 21 und Karteikarte 25.

6.14 Krisenintervention: akute Suizidalität

Wolfram Dorrmann

Zeitpunkt:
Wenn die Patientin oder der Patient keine Bereitschaft zeigt, einzulenken und die eigene Entscheidung zum Suizid nicht aufschieben oder ihre bzw. seine suizidalen Impulse nicht kontrollieren kann/will.

Thema:
Konfrontation mit den emotionalen und konkreten Konsequenzen einer Entscheidung zum Suizid.

Indikation: Akute Suizidalität, die Patientin oder der Patient ist für rationale Disputation nicht (mehr) zugänglich.

Kontraindikation:
Patientin oder Patient will die Behandlung abbrechen.

Verwendete Techniken:
»Tranceinduktion« durch die sog. »Konversationstrance«, »Zeitprogression«, Konfrontation in sensu, Trancevertiefung über »VAKOG« und »Submodalitäten«, »Assoziieren« im Vorstellungsbild, Verbalisierungen im Präsens, Arbeit mit »hot cognitions«, Schaffung von kognitiven Dissonanzen, Provokation und Intensivierung von (negativen) Affekten und Fokussierung auf die negativen Perspektiven durch Vertiefung des Tranceerlebens und durch »Externalisierung« des Widerstands, positive Konnotation und »Reframing« der Zielrichtung der erlebten Emotionen, »Seedings« (Einstreuungen), »Konfusionstechniken«.

Ziele:

- Einsicht v. a. in die negativen Perspektiven eines Suizids. Die Patientin oder der Patient soll die Konsequenzen seiner Handlung konkret und detailliert erleben.
- Realisierung des eigenen Sterbevorgangs (Vergiftungsprozess/verbrennen/verbluten/zerschmettert werden)
- Wahrnehmung der aversiven Reize (Schmerzen, Blut, Zerstückelung, ekelige Stimuli, Erkalten des Körpers …)
- Patientin oder Patient soll intensive Emotionen von Trauer, Selbstmitleid, Verzweiflung oder Angst, Furcht, Ekel, Entsetzen oder Ärger, ggf. auch Aggressionen, Wut zulassen können.
- Kognitive Dissonanz durch das Erkennen, dass die Patientin oder der Patient doch noch nicht an alles gedacht hat (Mögliches Versagen der Methode, unerwünschte negative Entwicklungen nach seinem Ableben etc.), dass die Entscheidung also noch gar nicht »reif« ist.

- Einsicht der Patientin oder des Patienten in seine lebensbejahenden Emotionen durch »Reframing« und positive Konnotationen.

Hinweise zur therapeutischen Haltung:
Ruhig und sachlich bleiben in der Präsentation der Fragen und »Suggestionen«. Die Patientin oder der Patient (nicht Therapeutin oder Therapeut) soll emotional reagieren. Die Therapeutin oder der Therapeut zeigt sich dennoch fürsorglich und verantwortungsvoll. Das Problematisieren oder Reflektieren der Schilderungen der Patientin oder des Patienten vermeiden. Ihre bzw. seine Verbalisierungen möglichst neutral und leidenschaftslos spiegeln und diese verwenden, um die imaginierte Situation noch plastischer und lebendiger werden zu lassen. Sich an den einzelnen Schritten der Intervention orientieren, die obenstehende Ziele verfolgt.

Durchführung und zeitlicher Ablauf

Insgesamt dauert diese Intervention ca. 30 Minuten.

Einleitung

Die letzten Äußerungen der Patientin oder des Patienten zu seiner suizidalen Absicht werden zusammengefasst, z. B.: »So sicher, dass Sie wirklich sterben wollen, habe ich Sie bisher nicht erlebt.«

Einleiten und Moderieren einer Zeitprogression in die nahe Zukunft

Die Patientin oder der Patient wird mit geeigneten Fragen, verbalem Spiegeln und Reformulierungen zu einer möglichst genauen Vorstellung gelenkt, im besten Falle soll sie bzw. er sich sogar ein inneres Bild (»Konversationstrance«) davon machen, wie das Leben weitergeht, wenn sie oder er selbst nicht mehr existiert: »Wenn Sie jetzt gehen und sich dann umbringen, wie werden Sie sterben? Was werden Sie als Erstes tun, wenn Sie zuhause ankommen?«

a) Vertiefung des Tranceerlebens durch Fokussieren auf Submodalitäten

Die von der Patientin oder vom Patienten beschriebene Situation mit geeigneten »Submodalitäten« ansprechen: »Wie ist der Geschmack, wenn Sie jetzt die Flüssigkeit trinken?«

b) Aktivieren der Vorstellungen vom Sterbeprozess

Den geplanten oder auch den sich spontan entwickelnden Verlauf beschreiben lassen: »Sie legen sich auf das Bett. Sicher spüren Sie noch, wie sich das Bett anfühlt?«

c) Konfrontation mit aversiven Reizen und Affekten

Jetzt sollten v. a. die mit der Suizidmethode verbundenen aversiven Stimuli angesprochen werden. Dabei immer auf die Formulierung im Präsens achten: »Wie schnell wirkt das Gift? Was können Sie davon in Ihrem Körper spüren? Welches Organ wird als erstes versagen?«

d) Konfrontation mit der Entwicklung des Geschehens nach dem Eintritt des Todes

Nach allen möglichen Details fragen, die das Geschehen nach dem Eintritt des Todes betreffen: »Wie lange wird es dauern, bis man Sie findet? Gibt es einen Abschiedsbrief? Wird man den finden? Wer wird Ihren Angehörigen, die Partnerin bzw. den Partner informieren?«

e) Konfrontation mit der Entwicklung des Geschehens bei der Bestattung

Nach relevanten Rahmenbedingungen und Vermutungen fragen, die sich auf die Bestattung der Patientin oder des Patienten beziehen: »Wie werden sich Ihre Angehörigen und Freunde von Ihnen verabschieden? … Wer wird die Todesanzeige schreiben?«

Förderung des emotionalen Erlebens

Die Schilderungen und »Imagination« des Geschehens bei der Bestattung können jetzt in ihrem emotionalen Gehalt und ihrer emotionalen Bedeutung durch gezielte Fragen intensiviert werden: »Wer wird auf keinen Fall weinen, wenn er die Nachricht erhält? Wer wird weinen? Werden das ehrliche Tränen sein? Welche Musikstücke wird man für die Trauerfeier aussuchen?« etc.

Förderung kognitiver Dissonanzen und Konfusion

Mit dem Bewusstmachen und Bewusstwerden von unerwünschten Entwicklungen in die weitere und ferne Zukunft (»Zeitprogression«) können bei der Patientin oder dem Patienten kognitive Dissonanzen bis hin zur »Konfusion« gefördert werden: »Wie wird Ihre Frau bzw. Ihr Mann zehn Jahre nach Ihrem Tod leben? Was glauben Sie ist sicherer, dass Ihr Leben keinen Sinn mehr macht oder dass es kein Leben nach dem Tod gibt?« etc.

Psychotherapeutische Bearbeitung der erzeugten Wirkungen

a) Wut, Ärger und Aggressionen

Wichtig ist es, mögliche Patientenäußerungen zu akzeptieren, wie z. B. »Ich habe überhaupt keine Lust, mir das vorzustellen!« Jedoch sollten deren Implikationen problematisiert werden: »Das ist sicher nicht leicht, sich das alles so anzusehen, aber andererseits wird das passieren und Sie sagten ja, Sie haben schon alles durchdacht!?«

Fürsorgliche/verantwortungsvolle professionelle Haltung gegenüber der Patientin oder dem Patienten bei möglichen Äußerungen wie: »Lassen Sie mich doch damit in Ruhe!«, zeigen: »Was würden Sie von mir halten, wenn ich Sie in Ruhe lassen würde? Würden Sie dann denken, dass ich eine ernstzunehmende, gute, verantwortungsvolle Therapeutin bzw. ein ernstzunehmender, guter, verantwortungsvoller Therapeut bin?«

b) Angst, Furcht, Ekel und Entsetzen

Akzeptieren möglicher Äußerungen wie: »Das ist ja schrecklich! Ich kann gar nicht hinschauen …« und betonen: »Stimmt, das ist wirklich schrecklich … aber das wird genauso passieren, wie Sie das gerade erleben.«

c) Trauer, Selbstmitleid und Verzweiflung

Wenn die Patientin oder der Patient weint oder still wird oder sich der Kommunikation entzieht, dann sollten diese Gefühle mit Verbalisierungen gefördert werden, die den Widerstand externalisieren, und auf ein »Reframing« der entstandenen »negativen« Gefühle hingearbeitet werden: »Eigentlich wissen Sie sehr gut, wie befreiend es sein kann, die Tränen einfach laufen zu lassen. Nach dem Motto: Ich gehe mit Ihnen bis an den tiefsten Punkt Ihrer Verzweiflung, um dort mit Ihnen den Grund Ihres Schmerzes zu finden.«

d) Keine bedeutsame emotionale Betroffenheit

Wenn diese Interventionen nicht hinreichend sind, um die Patientin oder den Patienten mit ihren oder seinen Gefühlen in Kontakt zu bringen, dann kann darauf aufmerksam gemacht werden, wie sie bzw. er in dieser Situation auf die Therapeutin oder den Therapeuten wirkt: »Ich weiß nicht, was in Ihnen vorgeht, wenn Sie an Ihr eigenes Sterben denken. … Ob das Trauer oder Enttäuschung ist … oder Wut …« Wenn auch nun keine Reaktion kommt, weiter zum nächsten Schritt.

Beendigung der Sitzung

a) Klärung der Perspektiven für die weitere Behandlung

Wenn der Therapeutin oder dem Therapeuten jetzt schon klar ist, dass aufgrund des bisherigen Verlaufs dieser Intervention eine stationäre Unterbringung unumgänglich scheint, dann sollte die Entscheidung sofort getroffen werden. In diesem Fall wird der nächste Punkt übersprungen, und es geht weiter mit Punkt b) Einleitung einer stationären Unterbringung.

Wenn die Therapeutin oder der Therapeut für die Patientin oder den Patienten noch eine Chance für eine Weiterbehandlung im ambulanten Setting sehen sollte, dann macht sie bzw. er eine Zusammenfassung des bisherigen Verlaufs und betont die für die Entscheidung relevanten Aspekte: »Sie merken, dass die Lage doch nicht so eindeutig ist!?«

Mit der Patientin oder dem Patienten kann dann zusammen zwischen diesen Ambivalenzen »geschaukelt« werden: »Mal denken Sie so und dann wieder so, zusätzlich wechseln auch noch die Gefühle … Vielleicht können Sie ja jetzt das Angebot zu einem weiteren Gespräch annehmen …«

Die Therapeutin oder der Therapeut lässt sich von der Patientin oder vom Patienten zusichern, dass sie bzw. er zum nächsten Termin in jedem Fall kommen wird. Wenn nötig, wird mit der Patientin oder dem Patienten ein Non-Suizid-Vertrag erarbeitet (z. B. nach Dorrmann 2018 oder insbesondere nach Dorrmann 2013). Ist dies nicht möglich, dann geht es zum nächsten Schritt.

b) Einleitung einer stationären Unterbringung

Hiermit wird die Patientin oder der Patient auf eine möglicherweise sogar unfreiwillige Einweisung vorbereitet: »Also für mich ist die Situation nun wirklich viel klarer geworden und ich bin sicher, dass die Entscheidung, die jetzt notwendig ist, wirklich die richtige ist.«

Am besten kann das Symbol eines im Moment »nicht seetauglichen Schiffes« verwendet werden: »Das wäre, als wenn man ein Schiff, das eigentlich repariert werden muss, wieder raus in den Sturm aufs Meer schickt. «

Nun bestehen, je nachdem, ob die Patientin oder der Patienten bereit ist sich freiwillig in stationäre Behandlung zu begeben, verschiedene Möglichkeiten:

1. die sofortige Einweisung mit einem Krankentransport in die nächstgelegene psychiatrische Klinik, um bei akuter Suizidalität für ausreichende Sicherheit zu sorgen
2. die Kontaktaufnahmen mit dem Gesundheits- oder Ordnungsamt
3. die Kontaktaufnahme mit der Polizei

Jede ambulant tätige Psychotherapeutin bzw. jeder Psychotherapeut sollte über die örtlichen Gegebenheiten und die aktuell geltenden rechtlichen Vorschriften für diesen Fall informiert sein, denn die Unterbringungsgesetze (UBG bzw. VerwahrungsG oder PsychKG) sind Ländersache.

Für eine ausformulierte Sitzung mit konkreten Formulierungsvorschlägen und Kommentaren siehe Onlinematerialien, Arbeitsblatt 22 und Karteikarte 26.

7 Zwischenstand

Das folgende Modul kann gut in der Mitte der Behandlung angewandt werden, um anzuschauen, was bisher in der Behandlung thematisiert wurde, was sich bereits verändert hat oder was noch wichtig ist, angesichts der Ziele, die zu Beginn vereinbart wurden.

7.1 Bestandsaufnahme – Zwischenresümee

Wolfram Dorrmann

Zeitpunkt:
Etwa in der Mitte der Behandlung. Bei Überlegungen zum Abbruch der Behandlung zu jedem Zeitpunkt der Therapie einsetzbar.

Thema:
Bilanz – »Die Landschaft des Lebens«.

Indikation:

- Als Zwischenbilanz zur Überprüfung des Verlaufs und ggf. Anpassung der Ziele etwa in der Mitte der Behandlung.
- Patientin oder Patient ist bzgl. der Ziele oder bzgl. des bisherigen und/oder weiteren Verlaufs der Therapie unsicher.
- Patientin oder Patient hegt Gedanken an Abbruch der Behandlung.

Die Patientin oder der Patient erhält zu Beginn der Therapie die Information, dass eine Zwischenbilanz erfolgen wird und diese etwa eine Sitzung zuvor angekündigt werden wird.

Verwendete Techniken:
»Tranceinduktion«, »Zeitregression«, »Zeitlinien«, direkte und indirekte »Suggestionen«, »Bewusst-Unbewusst-Dissoziation«, Intensivierung des inneren Erlebens über die Hauptsinneskanäle (»VAKOG« und »Submodalitäten«), »Zeitprogression«, differenzierter Einsatz von Präsens und Imperfekt, »Konfusionstechniken«, Über-

raschung, Nutzung idiolektischer Metaphern und Sprachmuster.
Literatur siehe Bindernagel et al. (2012) und Gordon (1961).

Verwendete Symbole:
Berg-Metapher als Halbzeitsymbol (»Bergfest«); Landschaft als Lebensraum; Weg als Therapiezeit; Fernblick als Zukunftsperspektiven.

Ziele:

- Überprüfung/Reflexion des Erreichten, der entstandenen Veränderungen.
- Vergleich mit den Erwartungen, bei Bedarf Ziele anpassen.
- Entwicklung von langfristigeren Lebensperspektiven und weiteren Schritten für die aktuelle Behandlung.
- Ggf. »Utilisieren« von Zweifeln und Abbruchgedanken, die eine gute Gelegenheit sind, Ambivalenzen zu thematisieren und zu reflektieren.
- Aufdecken von etwaiger Unzufriedenheit, Ungeduld und/oder ärgerlichen Gefühlen bezogen auf die Behandlung.

Hinweise zur therapeutischen Haltung:

- Zweifel an der Therapie, bzw. Abbruchgedanken werden als »willkommene Möglichkeit« verstanden, deren Hintergründe zu beleuchten, um wesentliche Motive der Patientin oder des Patienten besser zu verstehen und die therapeutische Beziehung zu vertiefen.
- Möglichst enge Begleitung der Patientin oder des Patienten durch nur kurze Pausen zwischen den Induktionen. Die Mimik, Atmung und andere nonverbalen Signale genau beobachten, um zu intervenieren, wenn diese sich konträr zu den »Suggestionen« entwickeln. Die Patientin oder den Patienten durch kontinuierlichen Kontakt begleiten, um einem »Abkoppeln« in einen »autonomen Imaginationsprozess« entgegen zu wirken, damit sie oder er nicht (insbesondere bei Abbruchgedanken) »ihre bzw. seine eigene Reise« unternimmt.
- Flexibilität: Hier wird die »Berg-Metapher« vorgeschlagen. Evtl. empfiehlt sich die Verwendung einer (ideolektischen) Metapher, die der Patientin oder dem Patienten schon vertraut ist, um das »Ankoppeln« zu unterstützen.

Durchführung der Sitzung und zeitlicher Ablauf

Insgesamt dauert diese Intervention ca. 30–40 Minuten.

Einleitung

Die Therapeutin oder der Therapeut spricht das Thema »Halbzeit der Behandlung« oder Zweifel am Therapieerfolg/Abbruchgedanken der Patientin oder des Patienten an. Die Bereitschaft zu solch einer Bestandsaufnahme sollte vor der Anwendung des Moduls abgeklärt werden.

Einleiten und Erzeugen einer allgemeinen Ruhetrance zur Vorbereitung auf die Imagination

Tranceinduktionstechniken zur körperlichen Entspannung. Mentale Ruhe oder »innere Leere« (Offenheit) entwickeln und Neugier wecken. Evtl. den inneren »Sicheren Ort« als Ausgangspunkt wählen.

Präsentation der Imagination

> »Ich schlage vor, dass Sie sich einen Berg vorstellen und gehen Sie an den Ort, an dem Sie alles überblicken können, aber sich auch sicher fühlen … suchen Sie sich einen guten Standort, an dem Sie vielleicht auch bequem sitzen oder sogar liegen können und von dort aus alles überblicken können …«

a) Rückblick auf die Vergangenheit

Durch entsprechende Induktionen wird eine »Bewusst-Unbewusst-Dissoziation« eingeleitet, um das Erleben von verschiedenen Aspekten der Wahrnehmung in Hinblick auf Therapieverlauf und Therapieziele zu ermöglichen und eine »Beurteilung« von unterschiedlichen Bewertungsinstanzen erfahrbar zu machen.

> »Sie können bewusst den Worten zuhören und unbewusst auf der Suche sein; Sie können bewusst Dinge beurteilen und unbewusst Dinge verknüpfen, Sie können bewusst ja oder nein sagen und unbewusst begonnen haben, etwas zu lernen. Und ich weiß nicht, ob Sie unbewusst mehr von dem lernen, was Sie bewusst entschieden haben oder bewusst davon gelernt haben, was sie unbewusst richtig machen …«
>
> »Schauen Sie nun mit Ihrem bewussten Denken zurück, um in Ihrem Inneren den Weg zu sehen, den Sie bisher gegangen sind … bei dem wir kurze Strecken gemeinsam, aber die längsten Strecken dann wieder Sie alleine gegangen sind … vielleicht sogar mit Ihrem unbewussten Denken, mit Ihrem Bauchgefühl ganz intuitiv die Entscheidungen getroffen haben, die sich günstig für Ihr Leben oder Ihren Alltag ausgewirkt haben – die guten Gefühle wieder zu erleben, an den Orten, an denen Sie auch mal Rast gemacht haben … Wiesen, Landschaften, Häuser oder andere Plätze … an denen man sich entspannen kann …«

b) Rückblick auf die bisherige Therapiezeit

> »Jetzt können Sie von diesem guten und sicheren Standpunkt hier auf dem Berg alles überblicken … und sich dann mit Ihrem Bewusstsein den Ort in der Ferne genauer ansehen, an dem diese Reise begonnen hat, … wo sich Hoffnungen auf Verbesserung entwickelt haben, Erwartungen von Hilfe, die sich vielleicht aufgedrängt haben … Wünsche und Sehnsüchte nach einem guten Leben entstan-

> den sind ... und beobachten Sie, wie Ihr unbewusstes Denken auch durch die Bilder dieser Wünsche Sehnsüchte vor Ihrem inneren Auge entstehen lässt ...«

Insbesondere bei Abbruchgedanken kann erfragt werden, ob es in der Landschaft ein Hindernis gibt, das als nicht oder schwer zu überwinden erscheint (ggf. entsprechende Anregungen: »Wenn da ein unüberwindliches Hindernis wäre, was wäre das? Wie groß wäre das? Wie weit Abstand haben Sie davon? Wie könnte es dorthin gekommen sein?«)

Vergleich der Ergebnisse mit den ursprünglichen Therapiezielen

> »Während Sie all diese Dinge sehen, vielleicht auch Geräusche hören oder sogar Gerüche wahrnehmen, können Sie jetzt mit Ihrem bewussten Denken alles vergleichen und sich ansehen, wie Ihr Leben jetzt gerade verläuft ... Ihr Leben, Ihr Alltag, wie er heute aussieht, einfach die Gegenwart wahrnehmen – jetzt! Betrachten Sie es von hier aus, von Ihrem heutigen Standpunkt aus ... Und lassen Sie die Bilder, die entstehen, auf sich wirken ... Beobachten Sie, welche Veränderungen schon eingetreten sind und welchen Zielen Sie nähergekommen sind ... lassen Sie die Unterschiede auf sich wirken ... Ihr bewusstes Denken wird erkennen, welche Unterschiede es gibt, welche Erwartungen sich erfüllt haben und Ihr *Unbewusstes* wird spüren, wo noch Probleme liegen. Welche Hoffnungen und Wünsche noch da sind ... Prüfen Sie, wie weit Sie von Ihren Zielen entfernt sind, und Ihr bewusstes Denken hat die Möglichkeit zu entscheiden, welchen Vorstellungen Sie vielleicht schon näher gekommen sind ... während andere noch weiter entfernt liegen ... wie stark die Sehnsüchte nach einer besseren Zeit sind ...«

Fernblick in die Zukunft

Erzeugung eines Überraschungseffekts, der den unbewussten Prozessen die Chance gibt, sich in konstruktiven Symbolen oder konkreten Hinweisen zum weiteren Vorgehen in der Behandlung »zu äußern«:

> »... entdecken Sie vielleicht, dass es hinter Ihnen noch eine andere Sicht, eine andere Welt gibt ... eine Welt, die noch verborgen ist und sich erst zeigt, wenn Sie sich hier auf diesem Berg jetzt umdrehen und in die andere Richtung, in die Ferne, in Ihre Zukunft schauen – jetzt! (Längere Pause machen) Was sehen Sie? Haben Sie vielleicht sogar etwas gehört? Was geht in Ihnen jetzt vor? Was sehen Sie gerade? Wo sind Sie gerade? Was beschäftigt Sie?«

Lösungen und Erkenntnisse

> Auf die entwickelten Lösungen fokussieren lassen: »Auch wenn es mehrere Ideen sind, die Sie mitnehmen möchten von diesem Ausflug ... (Vielleicht aufzählen)

... dann wählen Sie gut aus, bevor Sie sich von Ihrer Innenwelt verabschieden. ... Manche Entscheidung mag hier leichtfallen, andere müssen auch vom unbewussten Denken geprüft werden ...«

Die Therapeutin oder der Therapeut beginnt mit der Patientin oder dem Patienten ggf. einen Problemlöseprozess (im Sinne des Synektik-Konzepts nach Gordon 1961 mit Analogien aus der Natur, aus dem persönlichen Umfeld etc.), z. B.: »Stellen Sie sich vor, Sie sehen ein Tier, das Sie bedroht. Versetzen Sie sich einfach mal in seine Lage. Was will es wirklich? « und »Wenn so ein starker Gegenwind weht, ist ja sehr viel Energie im Spiel, wie ließe sich diese nutzen? « sowie »Was könnte dieses/r Wort/Begriff/Spruch für Sie ganz persönlich bedeuten?«

Reorientierung und Utilisierung der Tranceerfahrungen

Am Ende wird die Patientin oder der Patient in der gewohnten Art mit dem jeweiligen hypnotherapeutischen Handwerkszeug angeleitet, den Trancezustand zu beenden.

Ein ausformulierter Sitzungsablauf mit Kommentaren siehe Onlinematerialien, Arbeitsblatt 23.

8 Abschluss der Therapie

Für die letzten Sitzungen der Therapie eigenen sich die folgenden Module.

8.1 Rückfallprophylaxe 1 – Selbsthypnose Aufbaumodul/Ziele verwirklichen

Martin Braun

Zeitpunkt:
Zum Ende der Therapie hin, nachdem mehrfach mit hypnotischen Trancen gearbeitet wurde und die Patientin oder der Patient mit Trance vertraut ist. Nachdem »Selbsthypnose« gelernt wurde (▶ Kap. 5.9) und die Patientin oder der Patient antidepressive Verhaltensweisen und positive Glaubenssätze auf der bewussten und auf der unbewussten Ebene weitgehend verinnerlicht hat.

Thema:
Das Modul zielt darauf ab, positives Zielverhalten und positive Glaubenssätze in Bezug auf ein Ziel oder eine Zielsituation suggestiv zu bahnen und zu »verankern«, um auch nach Ende der Therapie darauf zurückgreifen zu können. Die Patientin oder der Patient lernt, ein lösungsorientiertes Mentaltraining für das Zielverhalten durchzuführen und auf eine »selbsthypnotische Übung« zu übertragen.

Indikation:
Wird im zweiten Teil des Therapieverlaufs geprüft, ist prinzipiell für alle Patientinnen und Patienten geeignet.

Verwendete Techniken:
Zur Anwendung kommt das suggestive Angebot eines ruhigen, positiven und »Sicheren Ortes« in Trance und eines weiteren nachgelagerten Mentaltraining-Ortes in vertiefter Trance. An diesem Ort wird ein Mentaltraining zu positivem Zielverhalten und zu positiven Glaubenssätzen und deren Umsetzungen suggestiv eingesetzt. Die Nutzung dieses Trainings wird im Rahmen einer »selbsthypnotischen Übung«

vermittelt. Parallel reaktiviert dieses Vorgehen das Wahrnehmen eigener Handlungsfähigkeit. Zur Anwendung kommt »VAKOG«.

Ziele:
Die Patientin oder der Patient soll mit einem selbst durchführbaren mentalen Training innerhalb der gelernten »Selbsthypnose« antidepressive Verhaltensweisen, gewünschtes Zielverhalten und positive Glaubenssätze auf der unbewussten Ebene erfahren, einüben und implementieren. Mit dem gewählten Vorgehen des Einbindens des Mentaltrainings im Rahmen einer »Selbsthypnose« soll die eigene Handlungsfähigkeit erfahren und gestärkt werden.

Hinweise zur therapeutischen Haltung:
Die Therapeutin oder der Therapeut sollte in der Durchführung eines mentalen Trainings im Rahmen eigener »Selbsthypnosen« geübt sein. Sie bzw. er sollte Souveränität und Sicherheit im Umgang mit dieser Übung ausstrahlen.

Durchführung und zeitlicher Ablauf

Fünf Minuten zu Beginn der Sitzung können genutzt werden, um Aktuelles zu klären. Die Hinführung zur Trance und die allgemeine Erklärung zum Ablauf benötigen ca. fünf Minuten. Die Trance dauert ca. 30 Minuten. Zehn Minuten werden zur Nachbesprechung und für eine mögliche Aufgabenstellung genutzt.

Hinführung und Erklärung

Die Patientin oder der Patient soll die Struktur der Trance vor Augen haben (Einleitung der Trance – positives Bild – »Sicherer Ort« – Kompetenz-Ort für die gewünschte Veränderung und wieder in umgekehrter Reihenfolge zurück bis Ausleitung der Trance). Es bleibt Raum für evtl. Fragen.

Die Therapeutin oder der Therapeut setzt sich so hin, dass sie bzw. er die Patientin oder den Patienten gut wahrnehmen kann und bemüht sich, an die Sprachmuster der Patientin oder des Patienten anzuknüpfen. Die Therapeutin oder der Therapeut beginnt mit bewussten Wahrnehmungen (z.B. »VAKOG – Wahrnehmungen« zu Hilfe nehmen). Das fördert die Fokussierung, auch für den späteren Wechsel hinein in die unbewusste/vertiefte Wahrnehmung. Die Therapeutin oder der Therapeut beginnt mit der »Tranceinduktion«. Sie bzw. er führt die Patientin oder den Patienten hin zu einem positiven inneren Bild, dann im 2. Schritt hin zu einem positiven entspannten »Sicheren Ort«, dann im 3. Schritt hin zu einem positiven Mentaltrainingsort, an dem positive Glaubenssätze und weiteres Zielverhalten imaginiert/trainiert werden. Danach führt sie bzw. er die Patientin oder den Patienten zurück zum »Sicheren Ort«, danach zurück zum positiven Bild, danach hin zur »Reorientierung« in das bewusste Wahrnehmen.

Nachbesprechung

Entstandene Fragen können hier beantwortet werden.

Selbsthypnose anleiten

Danach geht es darum, die Trance in eine selbsthypnotische Mentaltrainingsübung zu übertragen. Der Grobablauf kann dafür auf einem Flipchart aufgezeichnet werden, das man später evtl. der Patientin oder dem Patienten mitgibt – zusammen mit einer Zusammenstellung möglicher Ziele und Aufgaben.

Die Therapeutin oder der Therapeut fragt die Patientin oder den Patienten nach seinen oder ihren Erfahrungen, erörtert diese mit ihr bzw. ihm und gibt Raum für allgemeine und spezielle Fragen, die sie bzw. er beantwortet. Die Therapeutin oder der Therapeut beschreibt zusammengefasst die Trance, visualisiert den Ablauf auf einem Flipchart, beschreibt detailliert das Vorgehen am Mentaltrainingsort und erklärt das Einbinden dieses Vorgehens in eine »Selbsthypnose-Übung«:

1. Bewusste Wahrnehmung im Raum
2. Visuelle Fixierung eines angenehmen Punkts im Raum
3. Trancebeginn: Schließen der Augen
4. Trancevertiefung: positives Bild – Wahrnehmung, Atmung
5. Trancevertiefung: ruhiger, positiver, entspannter, sicherer Ort – Wahrnehmung
6. Trancevertiefung: Mentaltrainingsort – Ort, an dem antidepressive Verhaltensmuster, neue Glaubenssätze oder entsprechende weitergehende Ziele mit stärkenden Hintergrundbildern vertieft werden können, genau vorstellbar über »VAKOG«,
7. Trance: ruhiger, positiver, entspannter, sicherer Ort – Wahrnehmung
8. Tracereduzierung: positives Bild – Wahrnehmung, Atmung
9. Reorientierung ins bewusste Wahrnehmen
10. Gesamtzeit ca. 35 Minuten

Danach wird mit der Patientin oder dem Patienten der Verlauf besprochen und mögliche Fragen werden beantwortet.

Die Therapeutin oder der Therapeut gibt der Patientin bzw. dem Patienten die Seite der Skizzierung des Ablaufs der »Selbsthypnose« mit und regt an, dass die Patientin oder der Patient bis zur nächsten Sitzung das Mentaltraining, wie besprochen, in eine »Selbsthypnose« einbettet und einübt und ihre bzw. seine Erfahrungen und möglichen Fragen in der nächsten Sitzung einbringen kann.

In vorherigen ressourcenorientierten Sitzungen sind mögliche negative Glaubenssätze (wie z. B. »Ich bin schwach.«, »Ich kann mich nicht durchsetzen.«, »Ich bin schlecht.«) zusammen mit der Patientin oder dem Patienten erkannt, beleuchtet und zielorientiert positiv modifiziert und an die Realität der Patientin oder des Patienten angepasst worden: »Ich habe Stärken (X) und ich habe Schwächen, an denen ich arbeiten werde. Ich setze mir Ziele für Veränderungen in meinem Verhalten und richte mich positiv aus. Mein Selbstvertrauen kann mehr und mehr wachsen und sich festigen.« Diese zielorientierten positiven Glaubenssätze und das damit verbundene Zielverhalten werden konkret in Trance aktiviert und mit Inhalt gefüllt. Das positive Zielverhalten wird mit »VAKOG – Wahrnehmung« konkret vorstellbar und im Rahmen eines mentalen Trainings in »Selbsthypnose« eingeübt und für zukünftig ggf. erneut oder neu auftauchende Themen verankert.

Ende der Sitzung

Ausformulierte Trance siehe Onlinematerialien, Arbeitsblatt 24 und Karteikarte 28.

8.2 Rückfallprophylaxe 2 – Zeitprogression nahe Zukunft

Claudia Wilhelm-Gößling

Zeitpunkt:
Am Ende der Therapie, ggf. als Alternative zum Modul »Abschlusssitzung« (▶ Kap. 8.3).

Thema:
Menschen mit erhöhter Vulnerabilität für Depressionen sind in individuell unterschiedlichen Situationen/Konstellationen gefährdet, in negative Gedanken, Stimmungen und Verhaltensweisen und/oder Erschöpfung hinein zu geraten. Was von der Patientin oder vom Patienten dagegen unternommen wird, hat häufig Ziele wie

a) das Selbstwertgefühl zu stabilisieren (die Anstrengungen/Bemühungen werden erhöht)
b) Harmonie herzustellen (die eigene Meinung/das eigene Bedürfnis wird nicht vertreten, Entscheidungen werden nicht getroffen)
c) sich von Anforderungen zu entlasten (sich zurückziehen, sich krankschreiben lassen, nicht mehr aus dem Haus gehen)

Diese Maßnahmen wirken sich allerdings oft gegenteilig aus und am Ende einer solchen »Abwärts-Spirale« kann sich eine manifeste Depression entwickeln. Daher ist es günstig, solche Situationen zu erkennen und über diese Bescheid zu wissen, um mit dem zur Verfügung stehenden Repertoire und den gefundenen Ressourcen (u. a. das, was in der Therapie aktiviert, verstärkt und erweitert wurde) möglichst umgehend gegensteuern zu können (»Aufwärts-Spirale«) oder sich schon vor einer schwierigen Situation zu wappnen.

Generell bezieht sich das Modul auf zwei Aspekte:

1. Es wird eine kommende (Belastungs-)Situation vorweggenommen, die früheren Auslösesituationen ähnelt und als möglicher erneuter Auslöser für eine depressive Entwicklung fungieren könnte. In diese Situation werden in Trance gefundene Möglichkeiten/Ressourcen eingefügt, intensiviert, »verankert« und ein anderer Ausgang imaginiert.
2. Eine beginnende, konkrete depressive Symptomatik, die in der Vergangenheit am Anfang einer depressiven Entwicklung aufgetreten ist (sog. Frühwarnsymptome), wird in Trance direkt als Auslöser – affektive, kognitive, körperliche Ebene wird aufgefächert – für gefundene Möglichkeiten/Ressourcen der Patientin oder des Patienten etabliert bzw. damit verkoppelt. Das kann, ggf. mehrfach, in a) eingefügt werden.

Indikation:
Für alle Patientinnen und Patienten geeignet. Sollte irgendwann zum Ende der Therapie hin, ggf. mehrfach, angewendet werden. Eignet sich in leicht modifizierter Form auch als Therapie-Abschluss.

Verwendete Techniken:
»Reframing«, »Zeitprogression«, assoziative Erlebensintensivierung von Ressourcen, »Ankertechniken«, »Posthypnotische Suggestionen«, Rückbezug auf »Ressourcenaktivierungen« und Symptomentstehung, die z. B. mit »Zeitregression« oder »Affektbrücken« nachvollzogen/»verstanden« wurde. Nicht alles davon wird in diesem Modul ausformuliert, da dies individuell sehr verschieden sein kann. Manchmal ist es ausreichend, die Dinge in der Trance auch nur einzuflechten.

Ziele:
Auslösesituationen für depressive Symptome bzw. deren Beginn noch besser kennen, wahrnehmen, verstehen und darauf mit selbstfürsorglichem und/oder »antidepressivem Verhalten« reagieren können. Dies entweder schon vorher, direkt in der Auslösesituation oder nach entsprechenden Belastungssituationen einsetzen zu können, um z. B. Insuffizienz-, Scham- und Schuldgefühle zu begrenzen. Bemerken, wenn die negative Spirale begonnen hat, um sie zu unterbrechen/zu beenden.
Die beginnenden depressiven Symptome als Auslöser für »antidepressives« Verhalten zu nutzen und/oder mit einem sich selbst wertschätzenden, tröstenden, aufmunternden und/oder beruhigenden inneren Dialog zu reagieren. Die jeweilige depressive Symptomatik wird als »Coach« für selbstfürsorgliches Verhalten etabliert und letzteres stabilisiert.

Hinweise zur therapeutischen Haltung:
In der depressiven Symptomatik wird ein hilfreicher, selbstfürsorglicher Aspekt gesehen, der aber einen hohen Preis hat. Dabei ist es wichtig, insbesondere zu Beginn der Therapie, die darin enthaltene Aufforderung zu einer Verhaltensänderung und damit zu mehr Selbstwirksamkeit nicht zu stark oder zu rasch zu betonen. Es ist zwar langfristig eine wichtige, aber nicht in jedem Fall sofort hilfreiche Möglichkeit, zumal oft auch unterschiedliche Loyalitäten u. a. zu berücksichtigen sind. Auch ist bei depressiv strukturierten Menschen deren Perfektionismus einzu-

beziehen, mit der Möglichkeit noch stärkerer bzw. wiedereinsetzender Selbstbeschuldigungen, wenn es nicht gleich »richtig-richtig« klappt. Weniger ist manchmal mehr, die zweit- oder drittbesten Lösungen oft die günstigere Wahl.

Durchführung und zeitlicher Ablauf

Die Durchführung wird hier nur skizziert und in der Therapie jeweils an die individuelle Symptomatik/Situation sowie an die schon gefundenen antidepressiven Lösungen adaptiert.

Am Anfang wird der Fokus auf die Zeit nach Ende der Behandlung gelenkt und dabei werden in der näheren Zukunft schon bekannte aber auch mögliche neue Herausforderungen bzw. Belastungssituationen thematisiert.

Zudem werden die mittlerweile bekannten »Frühwarnzeichen« bzw. die »Schutz-Hinweise des Organismus«, die in der Vergangenheit in eine depressive Entwicklung geführt haben, in Erinnerung geholt.

Die Patientin oder der Patient wird gefragt, was bereits für den (zukünftigen) Umgang mit beginnenden Symptomen und/oder schwierigen Situationen gefunden wurde. Die Therapeutin oder der Therapeut ergänzt ggf. Fähigkeiten, die sie bzw. er bei der Patientin oder beim Patienten wahrgenommen hat und solche, die sich in der Therapie als günstig herauskristallisiert haben (das wird i. d. R. der Fall sein, denn depressiv strukturierte Menschen erleben ihre Stärken und Fähigkeiten meist als selbstverständlich, während sie ihre Unzulänglichkeiten und Schwächen sehr viel stärker in den Blick nehmen).

> Falls das bislang noch nicht geschehen ist, kann jetzt erfragt werden: »Wenn Sie jetzt an die Zeit zurückdenken, als das bei Ihnen begonnen hat … Was war da los in Ihrem Leben? Gab es Dinge, die das Ganze ausgelöst haben könnten? Welche Symptome haben Sie zuerst bemerkt? Wann haben Sie erstmals gedacht, dass Sie vielleicht depressiv sein könnten, dass das nicht mehr Ihrem üblichen Stimmungszustand entspricht, nicht nur schlechte Laune ist?«

Ansonsten fragen, welche ersten Symptome die Patientin oder der Patient noch erinnert, und die Therapeutin oder der Therapeut ergänzt nachfragend bei Bedarf.

An dieser Stelle können auch die (auslösenden) Bedingungen, die bei der Genese der depressiven Störung eine Rolle gespielt haben, genauer betrachtet werden (falls das schon vorher Thema gewesen ist, wird es noch einmal zusammengefasst und ggf. ergänzt).

Häufige externe Auslöser sind Partnertrennung, befürchtete Trennung bei Konflikt, Über- und Unterforderung, eigene Erkrankung, tiefgreifende Veränderungen der Lebensumstände. Zwar sind auch innere auslösende Bedingungen (biografisch sowie (epi-)genetisch erworbene Vulnerabilität) mit hoher Aufopferungsbereitschaft, hoher Trennungsempfindlichkeit bedeutsam. Bei Depressiven, die dazu neigen »den Zeiger der Schuld« auf sich selbst zu richten, empfiehlt es sich jedoch, die äußeren Faktoren angemessen zu würdigen sowie eine Gewichtung innerer und äußerer, früherer und aktueller Faktoren vornehmen zu lassen.

»Was meinen Sie, wieviel Prozent der aktuellen Belastung, die Sie gerade empfinden, entspringt Ihrer Biografie, ist also »alt« und wie viel Prozent davon kommt durch die heutige (Auslöse-)Situation zustande?«

Weitere antidepressive Lösungen bahnende Fragen:

»Was meinen Sie, wie könnten Sie auf Frühwarn-Symptome oder auf Belastungen reagieren? Was war bislang hier in der Therapie für Sie hilfreich? Was hat Ihnen geholfen, die Depression zu bewältigen? Was würde sich günstig auf Ihre Stimmung und Ihr Verhalten auswirken? Gibt es dabei etwas, von dem Sie meinen, das wäre besonders gut – etwas, was Ihnen auch einigermaßen gut gelingen würde?
Sie haben in Trance Situationen in der Vergangenheit aufgesucht, in denen Sie angenehme Empfindungen und Gefühle gespürt und wiedererlebt haben (Ressourcen benennen, z. B. Heiterkeit). Könnte das auch zukünftig wieder gut für Sie sein, sich daran ganz intensiv zu erinnern?

Wenn Sie sich gleich in Trance in die schwierige Situation, die in einer Woche auf Sie zukommen wird, begeben – dann stellen Sie sich diese Heiterkeit vor, die Person, die sie selbst damals waren, wie sie damit umgeht. Anschließend imaginieren Sie sich als die Person ein Jahr später, wenn die Ressourcen schon vollständig integriert sind, und blicken dann von dort zurück.
Die Trance wird Sie also zunächst in die Zukunft führen und Ihnen Angebote zum Probehandeln unterbreiten. Sie können sich so darauf vorbereiten, wie sie damit umgehen, falls in der Zukunft wieder Auslöser und Symptome (hier individuelle benennen) auftreten, die für Sie in der Vergangenheit problematisch waren. Dadurch können Sie gegensteuern und vielleicht sogar verhindern, dass ihre Stimmung wieder ganz abrutscht und Sie sich wieder …« (hier individuelle Formulierungen der Patientin oder des Patienten einfügen). »Haben Sie dazu noch Fragen?« (Evtl. auftauchende Fragen beantworten.)

Ausformulierte Trance siehe Onlinematerialien, Arbeitsblatt 25 und Karteikarte 29.

8.3 Abschlusssitzung

Cornelie Schweizer

Zeitpunkt im Therapieverlauf:
Das Modul ist als letzte Sitzung zum Therapieabschluss konzipiert.

Thema des Moduls:
Die Trance beschreibt den Besuch eines Museums oder einer Galerie, die einzelnen

Räume, Bilder, Skulpturen etc. versinnbildlichen zusammenfassend die Bereiche, die im Behandlungsverlauf thematisiert wurden.

Indikation:
Das Abschlussmodul ist für alle Patientinnen und Patienten geeignet, es sei denn, sie haben eine Aversion gegen bildende Kunst.

Verwendete Techniken:
Es handelt sich um eine Sitzung mit einem langen, eher nicht dialogischen und durch die zeitliche Länge häufig tiefem Tranceanteil.

Ziele des Moduls:
Das Modul dient zur abschließenden Zusammenfassung, Reaktivierung, »Ankerung« und weiteren Nutzbarmachung des in der Therapie Erreichten.

Hinweise zur therapeutischen Haltung:
In der Trance sollten nur diejenigen Komponenten angesprochen werden, die bei der jeweiligen Patientin oder beim jeweiligen Patienten tatsächlich genutzt worden sind. Die Reihenfolge der einzelnen Räume (= Module) wird optimalerweise so gewählt, wie die Bearbeitung der Themen auch tatsächlich in der Therapie stattfand. Die »Suggestionen« können im Wortlaut aus den Onlinematerialien heruntergeladen werden (vgl. Arbeitsblatt 26). Worte und Sätze, die durch Stimmlage, Lautstärke oder Sprechrichtung hervorgehoben werden sollen, sind unterstrichen. »SIE« wird als direkte Anrede großgeschrieben, wenn die Patientinnen und Patienten sich dadurch besonders angesprochen fühlen sollen.

Durchführung

Ankommen und Begrüßung

Frage nach der aktuellen Befindlichkeit, bei instabilen Patientinnen oder Patienten Abklärung, welche Hilfsangebote weiter möglich sind.

Info zum Ablauf dieser Sitzung und Einleitung der Trance

> »… für diese letzte Sitzung kann es nützlich sein, wenn Sie sich nochmal anschauen, was Sie sich hier an Hilfreichem erarbeitet haben… was es für Themen gibt, bei denen Sie sich sagen: Das lässt Du nun endgültig hinter Dir! Ich würde Ihnen vorschlagen, dass Sie sich das alles wieder in einer Trance erlebbar werden lassen… Ein ganz schönes Bild, sich so was vorzustellen, ist eine Art Galerie oder Museum… wo man sich einzelne Räume anschauen oder sie durchschreiten kann, die für einzelne Themen stehen. Haben Sie schon so ein Bild von einem Museum oder einer kleinen Ausstellung, wo Sie mal waren?« (Schildern lassen.)

Trance

Einleitung: »Sie haben in der Zeit, seit wir uns treffen, unterschiedliche Arten kennengelernt, sich in einen speziellen Zustand zu begeben. Sie können Ihre Art auswählen… Sie wissen, wie Sie diesen Zustand besonders gut erreichen können. Meine Stimme begleitet Sie, egal, ob Sie den Worten zuhören oder ob Sie sich von meiner Stimme einfach begleiten lassen wie von einem Rauschen, während Sie Ihre eigenen Wege gehen. Man kann sich so etwas vorstellen wie ein Haus mit vielen Bildern und unterschiedlichen Räumen. In jedem Raum gibt es Bilder an den Wänden, vielleicht auch die eine oder andere Skulptur. Ich weiß nicht, ob das in Ihrer Vorstellung eher so etwas ist wie eine edle Galerie, mit moderner Architektur und klaren Räumen, oder eher so etwas ist wie ein gemütliches Museum mit alten Holzböden, diesen dicken roten Seilen mit Troddeln an den goldenen Absperrständern … oder irgendwie eine ganz andere Art von Gebäude…«

Motivierung und Basisinformation: »Vielleicht wollen Sie, wenn Sie so durch diese Räume gehen, noch mal ganz an den Anfang gehen, als Sie das erste Mal hierherkamen, der Raum 1 sozusagen, direkt nach dem Eingangsbereich. Sie können diesen Raum betreten und die Bilder betrachten, die an den Wänden hängen.«

Erste Trance-Erfahrung: »Wenn Sie rüber gehen in den nächsten Raum, dann wissen Sie schon, da hängen die Bilder Ihrer ersten Tranceerfahrung… so wie ein Besuch in so einer Galerie etwas hinterlässt, wenn man da wieder raus geht… Genau so können Sie auch hier innerlich etwas aus dieser ersten Erfahrung mitnehmen.«

Sicherer Ort: »Wenn Sie weitergehen, in Ihrem Tempo, fällt Ihnen möglicherweise an einer bestimmten Stelle diese eine Tür auf… man fragt sich, was ist das für ein ganz besonderer Raum hinter dieser Tür? Ein besonders sicherer Raum, um sich besonders wohl zu fühlen… der dieses ganz besondere ausstrahlt, diese besondere Sicherheit, wenn man die Tür öffnet…«

Tieftrance und Posthypnotische Suggestion: »Manchmal gibt es auch diese ganz besonderen Räume in Museen oder Galerien, die man sieht und nicht sieht und erinnert und nicht erinnert…«

Ressourcenaktivierung: »Da kommt was Neues… vielleicht sogar ein ganzes Stockwerk mit wichtigen Räumen. Man merkt es schon an der Ausschilderung, an der Größe, wie viel Raum für diesen Teil zur Verfügung steht, eine Flucht von Räumen, weite Durchgänge… während Sie hindurchgehen, macht man sich vielleicht Gedanken… wie erstaunlich ist es, was Menschen alles können… plötzlich diese Erinnerungen, was Sie schon alles können, diese besonderen Fähigkeiten…«

Kinotechnik: »Wahrscheinlich waren Sie auch schon mal in einem Museum, wo es einen Kinoraum gab… ich weiß nicht, ob es jetzt für Sie passend ist, diesen Raum zu betreten, den Film, der läuft, zu betrachten. Vielleicht reicht es auch, einfach nur zu wissen, dass es da diesem Raum, diesen Lösungsraum… gab und gibt.«

Ich-Stärkung/-Aktivierung – Genug-Ort: »Dann gibt es andere Räume, in denen geht es nicht so sehr um das Betrachten der einzelnen Werke. Da geht es um das aktive Mitmachen, die Mitmachräume. Man kann sich fragen, was hat es mit dem eigenen Tun zu tun, wenn man diese Räume betritt, in denen es um das Selberaktivsein geht. Manchmal kann man was an der Beleuchtung verändern oder bestimmte Hebel in Bewegung setzen.«

Ich-Stärkung/-Aktivierung – Ballonfahrt: »Immer wieder ist es überraschend, was sich plötzlich verändert, wie die Dinge in ein anderes Licht gerückt werden, und es gibt dieses Museum in Berlin, wo ein Ballon hängt, da fahren lauter erstaunliche Gestalten mit…«

Ich-Stärkung – Ziele verwirklichen: »Oder Sie gehen weiter in den Raum, wo es darum geht, echte Schätze zu finden. Man folgt den Wegweisern zu diesen Räumen. Manchmal fragt man sich, wo geht's lang und legt den Weg neu fest. Vielleicht fragt man sich auch, sind das echte Schätze, die gehoben werden können?«

Biografische Arbeit – Kindheitserfahrungen: »Nach und nach geht man weiter und entdeckt einen neuen Raum und da hängen Kinderbilder. Viele moderne Museen haben ja diese Abteilungen für Kinder. Da hängen die Kinderbilder. Man kann sich mit diesem Abstand noch mal fragen, was tut so einem Kind gut? Was macht aus so einem Kind einen zufriedenen, zuversichtlichen Erwachsenen?«

Biografische Arbeit – Kompetenzerfahrung: »Ein Raum, der eindeutig aufgeteilt ist. Da gibt es die Entscheidungen in der einen Richtung und die in der anderen. Vielleicht sieht man sogar an den Wänden, dass sie in unterschiedlichen Farben gestrichen sind und dort unterschiedliche Bilder hängen. Ich weiß nicht, ob das tatsächlich zwei unterschiedliche Formen sind und zwei Arten von Bildern oder ob es dazwischen Mischtöne gibt und Mischbilder, in denen vielleicht beides ist oder keins von beiden oder auch davon das Gegenteil oder etwas ganz anderes?«

Indirekte Arbeit – Stellvertreter-Technik: »Man sich fragen, was für ein Raum das sein könnte, in dem nur Skulpturen stehen. Vielleicht Skulpturen, die Menschen darstellen oder solche, wo man gar nicht so richtig weiß, ist es ein menschliches Wesen oder doch was anderes?«

Sinnfindung: »Immer mal wieder gibt es auch Museen, die verfügen über so eine spezielle Aussichtsplattform oder manchmal ist es auch ein Raum im Inneren, von dem aus Sie noch mal alles überblicken können. Manchmal kann man die spezielle Anordnung ja nur nachvollziehen, wenn man nochmal mit Abstand drauf schaut.«

Bestandsaufnahme – Zwischensitzung: »Man beguckt sich vielleicht einen Lageplan und überlegt sich, welchen Raum möchte ich als nächstes aufsuchen? Wo zieht's mich hin?«

Interaktionsmuster: »Manche gehen in den Raum, wo die ganzen Werke hängen über die Art, wie Menschen miteinander umgehen. Auch die Art, wie sie Gespräche führen oder wie sie ohne Worte miteinander sprechen.«

Schlafstörungen: »Sie können weitergehen und kommen vielleicht an einem Raum vorbei, der liegt im Halbdunkeln. Das ist der Ruheraum, wo es einfach um das völlig erholsame Ruhen geht.«

Vom Grübeln zum Handeln: »Dann kommen Sie vielleicht noch an dem Raum vorbei, den man vorher gar nicht bemerkt hat ... Vielleicht denkt man an diese Skulptur von Rodin, »Der Denker«. Man sieht, dass das jemand ist, der einerseits in dieser nachdenklichen Haltung dasitzt, aber andererseits sind da diese starken Muskeln, die einem sagen, sicherlich ist das jemand, der nach dem Denken ins Tun kommt und der aktiv handelt.«

Suizidalität: »Schließlich gibt's da noch so einen kleinen Raum, den nicht jeder betritt, und das ist auch ganz gut so... Der spezielle Raum, dessen Thema die speziellen Krisen sind.«

Neutralisieren von lebensfeindlichen Botschaften: »Manche Künstler arbeiten mit diesen Techniken – SIE wissen ganz genau, wie man ein Bild, das vielleicht erst mal wenig gelungen, irgendwie nicht rund oder womöglich richtig übel daherkommt, wie SIE das doch verändern können... man wundert sich, wie das geht, einfach diese ganz speziellen Möglichkeiten anwenden, die nur SIE kennen.«

Krisenintervention und Rückfallprophylaxe: »Da sind ein paar kleinere, aber wichtige Räume, in denen es darum geht, die Bilder zu sehen, die hilfreich sind, wenn man das Gefühl hat im Leben, wieder an diesem schwierigen Punkt angekommen zu sein. Manche sagen, ich drehe mich im Kreis. Aber andere stellen sich eher vor, dass es so etwas ist wie eine Spirale... immer mal wieder kommt man an einen Punkt, der einem bekannt vorkommt.«

Rückführung: »Wenn Sie schließlich mit dieser speziellen Entspanntheit und dieser speziellen Wachheit... sich einfach strecken, tief durchatmen, die Spannung der Muskulatur fühlen, dann wissen Sie ganz genau, was Sie mitnehmen, was bewusst-unbewusst die Dinge sind, die Sie für die Zukunft mitnehmen... Die man weiter behalten kann, so wie die Eintrittskarte von einem Museumsbesuch, lange und sein ganzes Leben.«

Nachbesprechung, kurze Rückmeldung

Frage an die Patientin oder den Patienten: »Was war hilfreich – in dieser Sitzung und insgesamt?« Kurze wertschätzende Rückmeldung der Therapeutin oder des Therapeuten: »Warum ich mit Ihnen gern zusammengearbeitet habe, was mich an Ihnen beeindruckt hat, Danke für die Offenheit und das Teilhabenlassen. Alles Gute für die Zukunft...«

Verabschiedung.

Ausformulierte Trance siehe Onlinematerialien, Arbeitsblatt 26.

Die Online-Zusatzmaterialien sind unter folgendem Link für Sie verfügbar[19]:

https://dl.kohlhammer.de/978-3-17-044091-3.

19 Wichtiger urheberrechtlicher Hinweis: Alle zusätzlichen Materialien, die im Download-Bereich zur Verfügung gestellt werden, sind urheberrechtlich geschützt. Ihre Verwendung ist nur zum persönlichen und nichtgewerblichen Gebrauch erlaubt. Jede Verwendung außerhalb der engen Grenzen des Urheberrechts ist ohne Zustimmung des Verlags unzulässig und strafbar. Das gilt insbesondere für Vervielfältigungen, Übersetzungen, Mikroverfilmungen und für die Einspeicherung und Verarbeitung in elektronischen Systemen.

Teil C Verzeichnisse

Literatur

Alladin A, Alibhai A (2007) Cognitive Hypnotherapy for Depression: An Empirical Investigation. Int J Clin Exp Hyp 55(2):147–166.

American Psychiatric Association (2013) Diagnostic and statistical manual of mental disorders, fifth edition (DSM-5®). Washington, DC: American Psychiatric Publisher.

Arbeitskreis OPD (2009) Operationalisierte Psychodynamische Diagnostik OPD-2. Das Manual für Diagnostik und Therapieplanung. 2. Aufl. Bern: Hans Huber.

Arbeitskreis OPD (Hrsg.) (2023) Operationalisierte Psychodynamische Diagnostik OPD-3. Das Manual für Diagnostik und Therapieplanung. 1. Aufl. Bern: Hogrefe

Arieti S, Bemporad J (1978) Depression. Krankheitsbild, Entstehung, Dynamik und psychotherapeutische Behandlung. Dt. 1983. Stuttgart: Klett-Cotta.

Bargh JA, Chen M, Burrows L (1996) Automaticity of social behavior: Direct effects of trait construct and stereotype activation on action. J Pers Soc Psychol 71(2): 230–244.

Bekanntmachungen (2006) Wissenschaftlicher Beirat Psychotherapie nach § 11 PsychThG – Gutachten zur wissenschaftlichen Anerkennung der Hypnotherapie. Dtsch Arztebl 6: 285–287.

Belsher G, Costello CG (1988) Relapse after recovery from unipolar depression: a critical review. Psychol Bull, 104(1): 84–96.

Bindernagel D, Krüger E, Rentel T, Winkler P (Hrsg.) (2012) Schlüsselworte: Idiolektische Gesprächsführung in Therapie, Beratung und Coaching. Heidelberg: Carl Auer.

Bongartz W, Bongartz B (2000) Hypnosetherapie. Göttingen: Hogrefe.

Bundesärztekammer (BÄK), Kassenärztliche Bundesvereinigung (KBV), Arbeitsgemeinschaft der Wissenschaftlichen Medizinischen Fachgesellschaften (AWMF). Nationale VersorgungsLeitlinie Unipolare Depression – Langfassung, Version 3.2. 2022. (https://www.leitlinien.de/themen/depression; Zugriff am 16. 10. 2023).

Butler LD, Waelde LC, Hastings, Chen XH, Symons B, Marshall J, Kaufman A, Nagy TF, Blasey CM, Seibert EO, Spiegel D (2008) Meditation with yoga, group therapy with hypnosis, and psychoeducation for long-term depressed mood: a randomized pilot trial. J Clin Psychol, 64(7): 806–820.

COVID-19 Mental Disorders Collaborators (2021) Global prevalence and burden of depressive and anxiety disorders in 204 countries and territories in 2020 due to the COVID-19 pandemic. Lancet 398(10312): 1700–1712.

Crits-Christoph P (1992) The efficacy of brief dynamic psychotherapy: A meta-analysis. Am J Psychiatr 149(2): 151–158.

Cuijpers P, Clignet F, Van Meijel B, Straten A, Li J, Andersson G (2011) Psychological treatment of depression in inpatients: a systematic review and meta-analysis. Clin Psychol Rev 31: 353–360.

DGPPN, BÄK, KBV, AWMF, AkdÄ, BPtK, BApK, DAGSHG, DEGAM, DGPM, DGPs, DGRW (Hrsg.) für die Leitliniengruppe Unipolare Depression*. S3-Leitlinie/Nationale VersorgungsLeitlinie Unipolare Depression – Langfassung, 2. Auflage. 2015. Version 2. (www.depression.versorgungsleitlinien.de, Zugriff am 16. 10. 2017).

Dorrmann W (2018) Suizid. Therapeutische Interventionen bei Selbsttötungsabsichten (9. Aufl.). Stuttgart: Klett-Cotta.

Dorrmann W (2013) Hesselbacher Colloquium 2012 – Hypnotherapie in der Suizidprophylaxe. Hypnotherapeutische Gesprächsführung bei Patienten/innen in suizidalen Krisen. Formulierungsbeispiele für hypnotherapeutische Kommunikationsmuster. Hypnose-ZHH 8(1+2): 183–198.

Driessen E, Van HL, Don FJ, Peen J, Kool S, Westra D, Hendriksen M, Schoevers R, Cuijpers P, Twisk JW, Dekker JJ (2014) The efficacy of cognitive-behavioral therapy and psychodynamic therapy in the outpatient treatment of major depression: a randomized clinical trial. FOCUS 12(3): 324–335.

Elman D (1964) Hypnotherapy. Glendale: CA, Westwood.

Erickson MH, Kubie LS (1941) The successful treatment of a case of acute hysterical depression by a return under hypnosis to a critical phase of childhood. The Psychoanalytic Quarterly 10(4): 583–609.

Erickson MH, Rossi EL (2006) Hypnotherapie. Aufbau, Beispiele, Forschungen. Stuttgart: Klett-Cotta.

Ferenci S (1909) Introjektion und Übertragung. In: Balint M (Hrsg.) Schriften zur Psychoanalyse (II). Frankfurt a. M.: Fischer: 12–47.

Flammer E, Bongartz W (2003) On the efficacy of hypnosis: a meta-analytic study. Contemporary Hypnosis 20(4): 179–197.

Freud S (1975) Sigmund Freud: Studienausgabe Bd. III: Psychologie des Unbewussten. Frankfurt am Main: Fischer.

Fuhr K, Meisner C Broch A, Cyrny B, Hinkel J, Jaberg J, Petrasch M, Schweizer C, Stiegler A, Zeep C, Batra A (2021) Efficacy of hypnotherapy compared to cognitive behavioral therapy for mild to moderate depression – Results of a randomized controlled rater-blind clinical trial. J Affect Disord 286: 166–173.

Fuhr K, Schweizer C, Meisner C, Batra A (2017) Efficacy of hypnotherapy compared to cognitive-behavioural therapy for mild-to-moderate depression: study protocol of a randomised-controlled rater-blind trial (WIKI-D). BMJ Open, 7:e016978.

Fuhr K, Hagl M, Drujan M, Batra A (2022) Treating Depression with Hypnotherapy: A Systematic Review of Randomized Controlled Trials. Minerva Psychiat 63: 197–207.

Fuhr K, Beier VM, Meisner C, Batra A (2023) Hypnotherapie und Verhaltenstherapie bei Depressionen – Ergebnisse der Dreieinhalb-Jahres-Katamnese einer randomisiert-kontrollierten Nicht-Unterlegenheitsstudie. Psychother Psych Med online first: 24. 07. 2023.

Gaffan EA, Tsaousis I, Kemp-Wheeler SM (1995) Researcher allegiance and meta-analysis: The case of cognitive therapy for depression. J Consult Clin Psychol 63(6): 966–980.

GBD 2019 Mental Disorders Collaborators (2022). Global, regional, and national burden of 12 mental disorders in 204 countries and territories, 1990–2019: a systematic analysis for the Global Burden of Disease Study 2019. Lancet Psychiatry 9(2): 137–150.

Gemeinsamer Bundesausschuss (G-BA) (2020) Richtlinie des Gemeinsamen Bundesauschusses über die Durchführung der Psychotherapie (Psychotherapie-Richtlinie). Bundesanzeiger (BAnz AT 17. 02. 2021 B1).

Gendlin ET, Wiltschko J (1999) Focusing in der Praxis: Eine schulenübergreifende Methode für Psychotherapie und Alltag. Stuttgart: Pfeiffer bei Klett-Cotta.

Global Health Estimates (2015) Disease burden by Cause, Age, Sex, by Country and by Region, 2000–2015. Geneva: World Health Organization.

Gloaguen V, Cottraux J, Cucherata M, Blackburn IM (1998) A meta-analysis of the effects of cognitive therapy in depressed patients. J Affect Disord 49(1): 59–72.

González-Ramírez E, Carrillo-Montoya T, García-Vega ML, Hart CE, Zavala-Norzagaray AA, Ley-Quiñónez CP (2017) Effectiveness of hypnosis therapy and Gestalt therapy as depression treatments. Clínica y Salud 28(1): 33–37.

Gordon W (1961) Synectics: The development of creative capacity. New York: Harper.

Greenberg LS, Watson JC (2006) Emotion-focused therapy for depression. Washington: American Psychological Association.

Haley J (1978) Die Psychotherapie Milton H. Ericksons. Stuttgart: Klett-Cotta.

Hagl M (2016) Studien zur Wirksamkeit von klinischer Hypnose und Hypnotherapie im Jahre 2015. Hypnose-ZHH 11(1+2):177–190.

Hall JA (1982) Arbeit mit Träumen in Klinik und Praxis. Paderborn: Junfermann

Hautzinger M, de Jong-Meyer R (2003) Depressionen. In: Reinecker H (Hrsg.) Lehrbuch der Klinischen Psychologie und Psychotherapie. Göttingen: Hogrefe.

Haley J (1978) Die Psychotherapie Milton H. Ericksons. München: Pfeiffer.

Hole G (1992) Die endo-neurotische Depression. Notwendigkeit und Ärgernis einer begrifflichen Aussage. Fortschr Neurol Psyc 60(11): 420–36.

Hollon SD, DeRubeis RJ, Shelton RC, Amsterdam JD, Salomon RM, O'Reardon JP, Lovett ML, Young PR, Haman KL, Freeman BB, Gallop R (2005) Prevention of relapse following cognitive therapy vs medications in moderate to severe depression. Arch Gen Psychiat 62(4):417–422.

Hoppe F (1983) Schmerzbeeinflussung mit der hypnotischen Einstreutechnik: Eine Untersuchung zur Verarbeitung eingestreuter Suggestionen bei chronischen Schmerzpatienten. Z Exp Angew Psychol 30: 232–262.

Huber D, Klug G (2012) Psychodynamische Therapie der Depression. Psychiatrie und Psychotherapie up2date 6(2): 85–96.

Huber D (2022) Depression: psychodynamische Erklärungsmodelle und Therapieansätze. Vortrag gehalten am 1.12.2022 Universität Hamburg – Institut für Psychotherapie.

Jacobi F, Höfler M, Strehle J, Mack S, Gerschler A, Scholl L, Busch MA, Maske U, Hapke U, Gaebel W, Maier W, Wagner W, Zielasek J, Wittchen HU (2014) Psychische Störungen in der Allgemeinbevölkerung: Studie zur Gesundheit Erwachsener in Deutschland und ihr Zusatzmodul Psychische Gesundheit (DEGS1-MH)(Originalien). Nervenarzt 85(1):77–87.

Jacobi F, Klose F, Wittchen H (2004) Psychische Störungen in der deutschen Allgemeinbevölkerung: Inanspruchnahme von Gesundheitsleistungen und Ausfalltage. Bundesgesundheitsbla 47(8): 736–744.

Jacobson NS, Dobson KS, Truax PA, Addis ME, Koerner K, Gollan JK, Gortner E, Prince SE (1996) A component analysis of cognitive-behavioral treatment for depression. J Consult Clin Psychol 64: 295–305.

Jung CG (1921). Psychologische Typen. Gesammelte Werke. Band 6. Zürich: Rascher Verlag.

Kessler RC, Berglung P, Demler O (2003) The Epidemiology of Major Depressive Disorder: Results From the National Comorbidity Survey Replication (NCS-R). JAMA 290:3095–3105.

Kessler RC, Petukhova M, Sampson NA, Zaslavsky AM, Wittchen HU (2012) Twelve-month and lifetime prevalence and lifetime morbid risk of anxiety and mood disorders in the United States. Int J Meth Psych Res 21(3): 169–184.

Kirsch I, Montgomery G, Sapirstein G (1995) Hypnosis as an Adjunct to Cognitive-Behavioral Psychotherapy: A Meta-Analysis. J Consult Clin Psychol 63(2): 214–220.

Kurtz G (1997) Metapher, Allegorie, Symbol. Göttingen: Vandenhoeck & Ruprecht.

Lankton S, Lankton CH (1983) The Answer Within: A Clinical Framework of Ericksonian Hypnotherapy. New York: Brunner/Mazel Publishers.

Laukkonen RE, Slagter HA (2021) From many to (n)one: Meditation and the plasticity of the predictive mind. Neurosci Biobehav Rev128: 199–217.

Leichsenring F (2001) Comparative effects of short-term psychodynamic psychotherapy and cognitive-behavioral therapy in depression: A meta-analytic approach. Clin Psychol Rev 21(3): 401–419.

Linares J, Campo C (2003) Familientherapie bei Depressionen. Heidelberg: Carl Auer.

Luty SE, Carter JD, McKenzie JM, Rae AM, Frampton CM, Mulder RT, Joyce PR (2007) Randomised controlled trial of interpersonal psychotherapy and cognitive-behavioural therapy for depression. Br J Psychiatr 190: 496–502.

Mazzucchelli T, Kane R, Rees C (2009) Behavioral Activation Treatments for Depression in Adults: A Meta-analysis and Review. Clin Psychol: Sci Pract 16: 383–411.

McCullough JP (2006) Treating Chronic Depression with Disciplined Personal Invovement. Cognite Behavioral Analysis System of Psychotherapy (CBASP). New York: Springer.

McMullen LM, Conway JB (2002) Conventional metaphors for depression. In: Fussell SR (Hrsg.) Verbal communication of emotions: Interdisciplinary perspectives, New York: Lawrence Erlbaum Associates, 167–181.

Meiss O (2017) Hypnosystemische Therapie bei Depression und Burnout. Heidelberg: Carl-Auer. 48–65.

Mentzos S (2011) Depression und Manie – Psychodynamik und Therapie affektiver Störungen. 5. Aufl. Göttingen: Vandenhoeck & Ruprecht.

Michalak J, Rohde K, Troje NK (2015) How we walk affects what we remember: Gait modifications through biofeedback change negative affective memory bias. J Behav Ther Experiment Psychiatr 49: 121–125.

Milling LS, Valentine KE, McCarley HS, LoStimolo LM (2019) A meta-analysis of hypnotic interventions for depression symptoms: High hopes for hypnosis? Am J Clin Hypn 61: 227–243.

Orlinsky DE, Kenneth I, Howard KI (1987) A generic model of psychotherapy. Journal of Integrative & Eclectic Psychotherapy. 6(1): 6–27.

Peter P, Revenstorf D (2018) Hypnotherapie. Stuttgart: Kohlhammer.

Polanyi M (1985) Implizites Wissen. Frankfurt a. M.: Suhrkamp

Ramondo N, Gignac GE, Pestell CF, Byrne SM (2021) Clinical hypnosis as an adjunct to cognitive behavior therapy: An updated meta-analysis. Int J Clin Exp Hypn 69(2): 169–202.

Reckert H (2009) Spezifische Phobie. In: Revenstorf D, Peter B (Hrsg.) Hypnose in Psychotherapie, Psychosomatik und Medizin (2. Aufl.), Berlin: Springer, 460–465.

Reddemann L (2001) Imagination als heilsame Kraft. Stuttgart: Klett-Cotta.

Revenstorf D (2011) Schaden durch Hypnose. Zeitschrift für Hypnose und Hypnotherapie 6: 142–164.

Revenstorf D (2017) Hypnotherapie und Hypnose. Tübingen: Psychotherapieverlag.

Revenstorf D, Peter B, Rasch B (Hrsg.) (2023) Hypnose in der Psychotherapie, Medizin und Psychosomatik (3. Aufl.). Heidelberg: Springer.

Rodenbeck A (2007) Chronobiologie. In: Peter H, Penzel T, Peter JH (Hrsg.) Enzyklopädie der Schlafmedizin. Heidelberg: Springer Medizin, 212–217.

Rudolf G (2000). Der depressive Grundkonflikt und seine Verarbeitungen. Krankheitsbilder in der Folge des depressiven Grundkonflikts. In: Rudolf G, Hennigsen P (Hrsg.) Psychotherapeutische Medizin und Psychosomatik. Stuttgart: Thieme. S. 149–207.

Rudolf G (2020) Strukturbezogene Psychotherapie – Leitfaden zur psychodynamischen Therapie struktureller Störungen. 4. Aufl. Stuttgart: Schattauer.

Schmidt G (1985) Systemische Familientherapie als zirkuläre Hypnotherapie. Familiendynamik 10(3): 242–264.

Schwartz RC (1997) Systemische Therapie mit der inneren Familie. München: Pfeiffer Verlag.

Shih M, Yang YH, Koo M (2009) A meta-analysis of hypnosis in the treatment of depressive symptoms: a brief communication. Int J Clin Experiment Hypnosis 57(4): 431–442.

Shinohara K, Honyashiki M, Imai H, Hunot V, Caldwell DM, Davies P, Moore TH, Furukawa TA, Churchill R (2013) Behavioural therapies versus other psychological therapies for depression. Cochrane Db Syst Rev 10: 1465–1858.

Short D., Weinspach C (2007) Hoffnung und Resilienz. Therapeutische Strategien von Milton H. Erickson. Heidelberg: Carl-Auer.

Steinmann M, Watzke B, Lehmann C, Härter M (2012) Epidemiologie depressiver Störungen. In: Freitag CM, Barocka A, Fehr C, Grube M, Hampel H. (Hrsg.) Depressive Störungen über die Lebensspanne. Stuttgart: Kohlhammer. S. 17–28.

Streek U (2018) Psychoanalytisch interaktionelle Therapie struktureller Störungen. Göttingen: Vandenhoeck und Ruprecht.

Turner EH, Matthews AM, Linardatos E, Tell RA, Rosenthal R (2008) Selective publication of antidepressant trials and its influence on apparent efficacy. N Engl J Med 358(3): 252–60.

Watzlawick P, Weakland JH, Fisch R (1974) Lösungen. Zur Theorie und Praxis menschlichen Wandels. Bern: Huber.

Wilhelm-Gößling C (2017) Das Hypnose-Depressionstherapie-Manual – Hypnotherapie im klinischen Kontext (1. Teil). Hypnose ZHH 12(1+2): 7–21.

Wissenschaftlicher Beirat Psychotherapie (2006) Bekanntmachungen: Wissenschaftlicher Beirat Psychotherapie nach § 11 PsychThG – Gutachten zur wissenschaftlichen Anerkennung der Hypnotherapie. Dtsch Ärztebl Int 5: 285–287.

Wolpe J (1969) The Practice of Behavior Therapy. New York: Pergamon Press.

World Health Organization (2017) Depression and Other Common Mental Disorders: Global Health Estimates. Geneva: Licence: CC BY-NC-SA 3.0 IGO.

World Health Organization (1993) The ICD-10 Classification of Mental and Behavioural Disorders. Genève, Switzerland: World Health Organization.

World Health Organization (2019/2021) International Classification of Diseases, Eleventh Revision (ICD-11). Licensed under Creative Commons Attribution-NoDerivatives 3.0 IGO licence (CC BY-ND 3.0 IGO). https://icd.who.int/browse11 (Zugriff am 06.02.2024).

Yapko M (2010) Hypnotically catalyzing experiential learning across treatments for depression: Actions can speak louder than moods. Int J Clin Exp Hyp 58(2): 186–201.

Yexley MJ (2007) Treating postpartum depression with hypnosis: Addressing specific symptoms presented by the client. Am J Clin Hypn 49(3): 219–223.

Young JE, Mattila DE (2007) Schema-focused therapy for depression. In: Reinecke MA, Davison MR (Hrsg.) Depression: A Practitioner's Guide to Comparative Treatments. New York: Springer. S. 291–313.

Young JE, Klosko JS, Weishaar M E (2003) Schema therapy: A practitioner's guide. New York: Guilford Press.

Zindel J (2015) Hypnoanalyse. In: Revenstorf D, Peter B (Hrsg.) Hypnose in Psychotherapie, Psychosomatik und Medizin. Springer, Berlin, Heidelberg. S. 297–304.

Stichwortverzeichnis

M

N

P

R

S

T

U

V

Y

Z

Verzeichnis der Autorinnen und Autoren

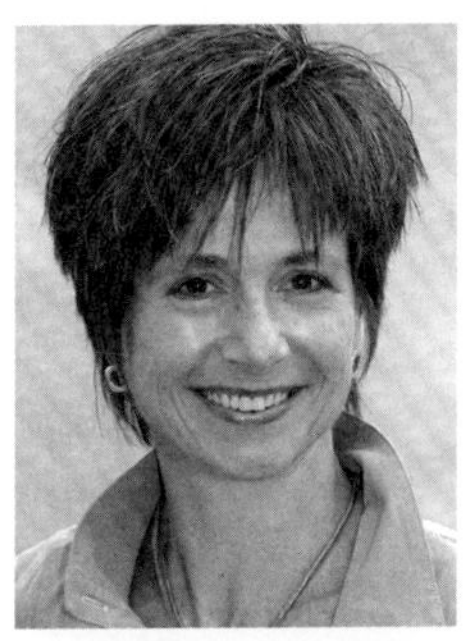

Dr. med. Claudia Wilhelm-Gößling
Fachärztin für Psychiatrie und Psychotherapie, Chefärztin der Klinik für Suchtmedizin am Klinikum Region Hannover. Vormals Leitung des Psychotherapeutischen Ausbildungsinstituts der Medizinischen Hochschule Hannover, ehemals Vizepräsidentin der M.E.G. für klinische Hypnose. Zahlreiche Fach- und Buchbeiträge, Dozentin und Supervisorin mit Schwerpunkt Psychodynamik und Hypnotherapie im Bereich der Psychiatrie und Psychotherapie.

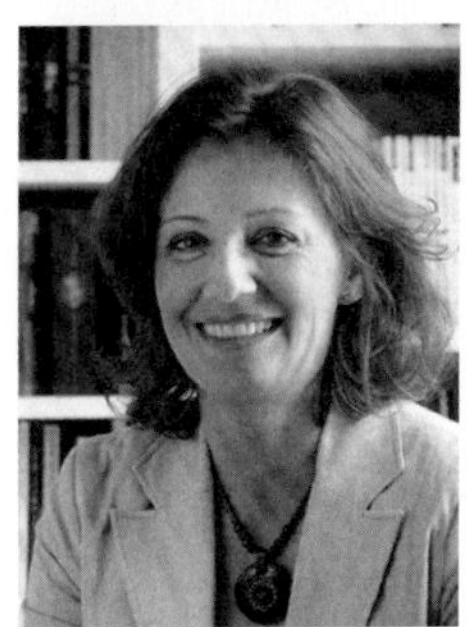

Dr. rer. nat. Cornelie Schweizer
Diplompsychologin, Ausbilderin und Supervisorin der M.E.G., Hypnotherapeutin, systemische Paar- und Familientherapeutin und Supervisorin in eigener Praxis. Arbeit mit traumatisierten Geflüchteten und bei ubf in Tübingen im Bereich Stressmanagement, Kommunikation, Gesundheitsentwicklung. Vorständin der M.E.G. für klinische Hypnose.

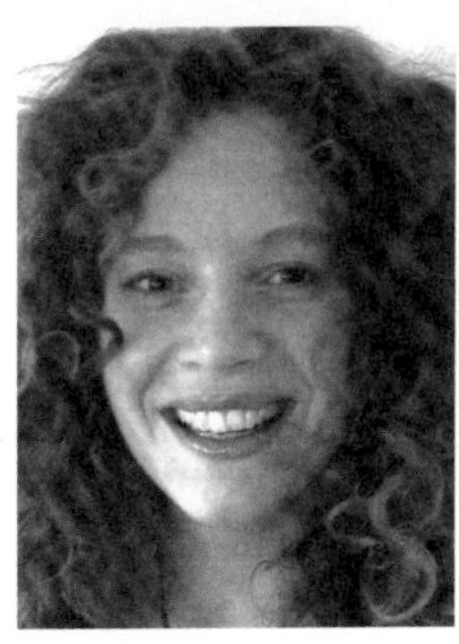

Dipl.-Psych. Charlotte Dürr
Psychologische Psychotherapeutin (Tiefenpsychologisch fundierte Psychotherapie), Hypnotherapeutin M.E.G. Tübingen. Paartherapeutin und im Lehrteam der Europäischen Akademie für Paartherapie mit Dirk Revenstorf und Halko Weiss. Enge Zusammenarbeit in Achtsamkeitszentrierter Körperpsychotherapie mit Halko Weiss.

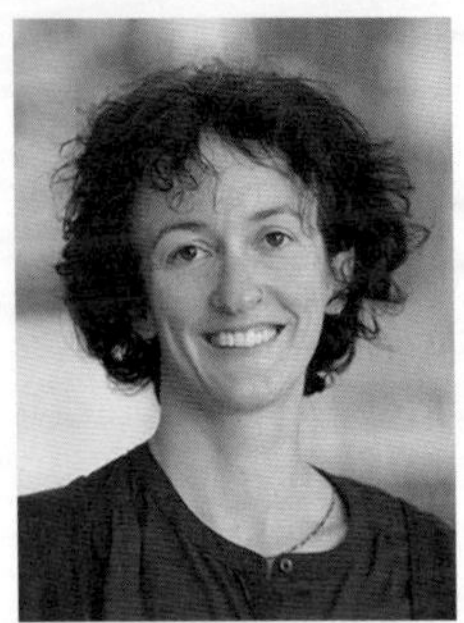

Dr. rer. nat. Dipl.-Psych. Kristina Fuhr
Psychologische Psychotherapeutin (Verhaltenstherapie) mit hälftiger Kassenzulassung seit 2020, Hypnotherapeutin (M.E.G.). Wissenschaftliche Mitarbeiterin an der Klinik für Psychiatrie und Psychotherapie Tübingen seit 2014. Wissenschaftliche Mitarbeiterin und Dozentin am Fachbereich Psychologie, Universität Tübingen, zwischen 2008–2019. (Fotografin: Verena Müller, © Universitätsklinikum Tübingen)

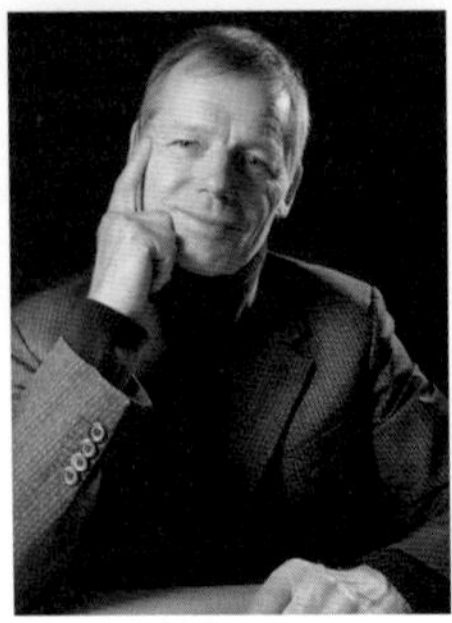

Prof. Dr. Dirk Revenstorf
Prof. für Psychologie, Universitäten Tübingen, Puebla (Mexiko); Gestalt-, Hypno- und Körpertherapie sowie Verhaltenstherapie. Vormals in der Landes- und Bundespsychotherapeutenkammer, Präsident der M.E.G., Gründungsmitglied der Deutsch-Chinesischen Akademie für Psychotherapie. 20 Bücher und 200 wiss. Artikel.